# 精神看護キーワード

多職種間で理解を共有するために
知っておきたい119用語

川野雅資：総編集

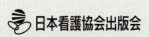
日本看護協会出版会

## 総編集・編集・執筆者

●総編集
川野雅資（奈良学園大学看護学部精神看護学教授）

●編集（五十音順）
安藤満代（聖マリア学院大学看護学部　教授）
下里誠二（信州大学医学部保健学科　教授）
萩　典子（四日市看護医療大学看護学部　教授）
森　千鶴（筑波大学医学医療系　教授）

●執筆者（五十音順）
安藤　愛
安藤満代
池田　智
石川博康
伊藤桂子
大熊恵子
大平肇子
川野雅資
木戸芳史
熊本勝治
下里誠二
菅原裕美
瀬戸屋希
高橋寛光
高橋理沙
多喜田恵子
田中留伊
谷多江子
中村裕美
萩　典子
八谷美絵
益子友恵
松枝美智子
松本敦子
水野正延
宮﨑　初
森　千鶴
山本智之

## まえがき～編集にあたって～

　国際的な変動に後れを取りながらも、我が国の精神医療は入院中心医療から地域精神医療へと変化してきた。入院患者数は若干減少しているもののまだまだ多いと考えられる。

　一方、地域精神医療は、この5年間の変化を見ると、精神科病院の外来患者数は約10％増加し、精神科病院の訪問看護実施件数は約170％増加している。更に、精神科診療所等の受診者数は約60％増加し、精神科診療所等の訪問看護実施件数は約160％増加している。そして、精神科病院のデイケア延べ利用者数は約43％増加している。精神障害が5大疾病に加わったことは、社会的認知が高まったことの表れかもしれない。例えば、精神障害者保健福祉手帳所持者数（1級～3級）が約120％増加していることなどもその1つと見ることができる。

　精神保健の対象は、家庭から、学校や職場までと範囲が広がり、一般住民、施設、身体疾患の患者、地域住民、地域社会へと拡大している。

　精神保健医療福祉・看護は、元々多職種チームアプローチが常とうであった。地域精神医療が推進されて、その実態が更に広がり、強固になった。多職種チームアプローチを担うそれぞれの職種は、それぞれの教育背景を持ち、それぞれで役割と機能を果たしている。その中で形成された用語があり、同一用語でもその中で意味をもたらす用語になっている。

　この様に、精神医療の状況が大きな変貌を遂げ、精神看護の分野では聞きなれない用語や聞いたことはあるものの正確には理解できていない用語が多く使用されている。たとえ、看護教育者であっても精神保健医療福祉・看護の分野で使用する新しい用語の出現には追いついていない。

　本書は、これから学ぶ看護学生を始めとして、入院の場と地域の場でケアを担う看護職者、看護教育者、そして看護職以外の他職種の専門家、非専門家にも必要な「聞きなれない用語や聞いたことはあるものの正確には理解できていない用語」をわかりやすく解説するものである。特に、知識として知るだけでなく、実践時にはどういう使い方をするか、認識のズレが生じやすい用語の正確な理解を促すものである。

　用語の選出にあたっては、看護学の代表的な精神看護学の教科書5冊の索引、精神医学の教科書2冊の索引を検討し、更に、入院と地域精神医療の場で働く看護師5名と、本書の主旨に沿う用語の抽出の対話の会を設けた。

その結果、以下の5つのことがわかった。

①日本語の用語だと多少の推論がつくが、外国語になるとその用語の意味を正確に理解しないと推論が及ばないために、例えば、「レジリエンス」や「メンタルヘルスリテラシー」のように正確に理解できていないカタカナ用語がある。

②専門的に教育を受けていない教育者、臨床看護師、学生が、例えば、「共感」や「傾聴」のように一般通念的な理解で用語を使用する場合があるために、聞いたことはあるが正確に理解できていない用語がある。

③臨床で発展した用語、例えば、「クライシスプラン」のように精神看護の臨床、しかも医療観察法の病棟で一般的に使用されているが、一般精神科医療の臨床や地域精神医療の臨床ではまだ浸透していない用語がある。

④例えば、「発達障害」のように、臨床看護師はアスペルガー障害や広汎性発達障害を想定しているが、訪問看護師は、軽度知的障害と理解している用語がある。

⑤例えば、「リエゾン」と「コンサルテーション」のようにある程度は理解しているが正確にその内容まで理解していない、あるいは違いを説明できない用語がある。

これらのことから、精神看護の広範囲にわたる用語の中から将来の精神医療の方向を踏まえ、解説の必要度の高さなどを考慮して119の用語を精選した。そして、精選した用語を理解し、臨床で活用できるようにすることをねらいとした。

そのためにできるだけ詳しい説明を心がけつつ、背景、状況、必要性などの視点で専門家がわかりやすく記述することとした。可能な限りエビデンスに基づいて解説を試みる点も本書の特徴である。活用しやすいように、1つの用語について2ページの構成とした。そのために、文字の制限上引用文献の全てを記述できない場合は著者名だけになっている。

精神保健医療福祉・看護は、ますますその対象、場、必要性が拡大していくことであろう。本書が、精神保健医療福祉・看護を学ぶ学生、臨床家、教育者、そして様々な職種の人たちが共通言語として活用できることの一助となることを願っている。

最近、長い間身体的な疾患患者の看護をしていた看護師が、精神看護に携わることになり、使っている言葉が全くわからなくて仕事を続けられるのか心配になった、という相談を受けたばかりである。この様に、精神看護の領域に新たに加わっていただける看護師にとっても活用しやすい用語集になり、少しでも心配なく仕

事が続けられるようになれば幸いである。

　読者の皆様から様々な場で活用していただき、用語についてご指導、ご鞭撻を頂ければありがたく思う。最後になったが、用語の抽出会議に参加していただいた5名の臨床看護職者、用語の編集のサブグループとして編集を担当していたただいた5名の教育者の方々に感謝申し上げる。
　そしてなによりも本書の作成に編集会議から用語の選出、そして編集業務まで粘り強く努力していただいた日本看護協会出版会の青野昌幸氏に深謝する。


2017年5月吉日
総編集者　川野雅資

# 目 次

| | |
|---|---|
| アウトリーチと ACT …………… 2 | クライシスプラン …………… 60 |
| アサーション ………………… 4 | グリーフ ……………………… 62 |
| アディクション ……………… 6 | 傾聴 …………………………… 64 |
| アルコール依存症 …………… 8 | 幻覚 …………………………… 66 |
| アレキシサイミア …………… 10 | 誤嚥 …………………………… 68 |
| アンガーコントロール ……… 12 | 攻撃 …………………………… 70 |
| EE（感情表出） ……………… 14 | 抗精神病薬 …………………… 72 |
| 意識 …………………………… 16 | 行動制限 ……………………… 74 |
| 居場所 ………………………… 18 | 行動療法 ……………………… 76 |
| 意欲 …………………………… 20 | 興奮 …………………………… 78 |
| 医療観察法 …………………… 22 | 子育てネットワーク ………… 80 |
| インフォームドコンセントとシェアード | 子ども虐待 …………………… 82 |
| 　　ディシジョンメイキング … 24 | コンサルテーション ………… 84 |
| うつ病 ………………………… 26 | サイコオンコロジー ………… 86 |
| SST …………………………… 28 | 作業療法 ……………………… 88 |
| エンパワメント ……………… 30 | 産業カウンセラー …………… 90 |
| カウンセリング ……………… 32 | 産後うつ病 …………………… 92 |
| 学習症 ………………………… 34 | 自我 …………………………… 94 |
| 隔離と拘束 …………………… 36 | 自殺 …………………………… 96 |
| 家族療法 ……………………… 38 | 施設症 ………………………… 98 |
| GAF …………………………… 40 | 自尊感情 ……………………… 100 |
| 環境療法 ……………………… 42 | 自閉スペクトラム症 ………… 102 |
| 危機 …………………………… 44 | 司法精神看護 ………………… 104 |
| 危険ドラッグ ………………… 46 | 社会学習理論 ………………… 106 |
| 共感 …………………………… 48 | 集団療法と集団力動 ………… 108 |
| 行政の窓口 …………………… 50 | 障害者基本法 ………………… 110 |
| 強迫 …………………………… 52 | 女性管理職のメンタルヘルス …… 112 |
| 恐怖症 ………………………… 54 | 人権擁護 ……………………… 114 |
| 拒絶 …………………………… 56 | 身体表現性障害 ……………… 116 |
| 金銭管理 ……………………… 58 | 心理教育 ……………………… 118 |

| | | | |
|---|---|---|---|
| 睡眠障害 | 120 | 人間関係論 | 182 |
| スーパービジョン | 122 | 認知行動療法 | 184 |
| スクールカウンセラー | 124 | 認知症 | 186 |
| ストレス | 126 | 脳内ホルモン | 188 |
| ストレングスモデル | 128 | バーンアウトシンドローム | 190 |
| 生活支援と活動支援 | 130 | 発達モデル | 192 |
| 生活療法 | 132 | 犯罪加害者のメンタルヘルス | 194 |
| 精神科救急 | 134 | 犯罪被害者のメンタルヘルス | 196 |
| 精神科デイケア | 136 | ひきこもり | 198 |
| 精神科ナイトケア | 138 | PTSD | 200 |
| 精神科リハビリテーション | 140 | 非言語的コミュニケーション | 202 |
| 精神看護専門看護師 | 142 | 不安 | 204 |
| 性同一性障害 | 144 | 服薬管理 | 206 |
| セルフヘルプグループ | 146 | プロセスレコード | 208 |
| せん妄 | 148 | 包括的暴力防止プログラム | 210 |
| 早期介入 | 150 | 防衛機制 | 212 |
| 退院支援 | 152 | マインドフルネス | 214 |
| 多職種チーム | 154 | メタ認知 | 216 |
| 地域移行 | 156 | メンタルヘルスリテラシー | 218 |
| 地域移行機能強化病棟 | 158 | 妄想 | 220 |
| 地域活動支援センター | 160 | 薬物依存症 | 222 |
| 知的能力障害 | 162 | リエゾン精神看護 | 224 |
| 注意欠如／多動性障害（ADHD） | | リカバリモデル | 226 |
| | 164 | リラクセーション | 228 |
| 治療共同体 | 166 | リワーク | 230 |
| 治療的コミュニケーション | 168 | 臨界期 | 232 |
| 適応 | 170 | レクリエーション | 234 |
| 転移と逆転移 | 172 | レジリエンス | 236 |
| 統合失調症 | 174 | 労働者のメンタルヘルス | 238 |
| ドメスティックバイオレンス | 176 | | |
| トラウマインフォームドケア | 178 | | |
| 難治性精神障害 | 180 | | |

# アウトリーチと ACT

Outreach　　Assertive Community Treatment

【関連項目】精神科重症患者早期集中支援管理料、GAF

## ▷アウトリーチ

「アウトリーチ」（Outreach）とは「手を差しのべる」という意味を持ち、幅広く用いられている用語であり、精神保健福祉の領域では、病院や施設ではなく対象者の生活の場に出向いて、支援ニーズを持つ人を見つけたり、実質的な支援を提供する手法をさす。特に、既存のサービスを継続して利用することが難しい人、ニーズはあるが支援を得られていない人を対象として、多職種から成るチームが、対象者の生活の場（地域）で、包括的な支援を 24 時間体制で提供するものを「アウトリーチ型サービス」などと呼ぶ。

アウトリーチの手法を用いたサービスにはさまざまな形態があり、日本では往診や訪問看護、ホームヘルプ、相談支援、保健師による訪問などを行っている。近年、地域ケアの必要性が高く認識されているものの、医療やサービスを継続して利用することが難しい人が多く、そのような人の入院を防ぐためにも、アウトリーチによるサービスは地域で継続的な支援を提供するものとして、期待されている。

ACT（Assertive Community Treatment）は、アウトリーチによって重い精神障害を持つ人の地域生活を支えるケアマネジメントの 1 つで、その有効性から世界的に実践が広がっている。日本では「包括的地域生活支援プログラム」等と訳したり、通称「アクト」と呼んで取り組みが広がっている。また 2014 年には、「精神科重症患者早期集中支援管理料」が診療報酬に加えられ、退院後に治療やサービスを継続することが困難な人を対象とした、アウトリーチによる支援が位置づけられた。

## ▷ACT の理念と支援の特徴

ACT は、本人が希望と自尊心を持って主体的に地域生活を送れること（リカバリー）を目標としている。支援者は本人の希望や思いを傾聴し、目標に向けて必要な支援をともに考え、本人や環境の持つ強み（ストレングス）を伸ばすようかかわる姿勢（エンパワメント）を大切にしている。

ACT の対象は主として、重い精神障害を抱え、既存のサービスを十分に活用

することが難しい人々である。多職種によるチーム（医師、看護師、精神保健福祉士、作業療法士、臨床心理士、職業リハビリテーション専門家、当事者スタッフ、家族スタッフなど）が、処方や精神療法などの治療的かかわり、危機介入、日常生活の支援、カウンセリング、心理教育、経済的支援の利用、就労支援、家族支援、ケアマネジメントなどの幅広い支援を提供する。ケアの調整だけでなく、ほとんどの援助サービスを ACT チームが直接提供することが特徴である。また、利用者の生活の場（居宅や職場、活動の場など）で、24 時間体制で支援することを基本としている。スタッフ 1 人あたりの利用者数が限られており、スタッフ全員で利用者のケアを分担・共有するなどチーム全体で利用者を支援する。[1]

## ▷ 精神科重症患者早期集中支援管理料

1 年以上の長期入院から退院した人および入院を繰り返す人（過去 3 カ月以内に措置入院や医療保護入院を繰り返した人）が対象となる。さらに、退院時の GAF（Global Assessment of Functioning：GAF の項参照）尺度による判定が 40 以下であること、精神科医療機関への通院が困難なこと、障害福祉サービスを利用していないこと等の基準が設けられている。

多職種チーム（精神保健指定医、看護師または保健師、精神保健福祉士、作業療法士）が、医療機関を拠点に、あるいは訪問看護ステーションと連携して、利用者の生活の場で医療・保健・福祉の幅広い援助を提供する。退院後 6 カ月以内に、月 1 回以上の訪問診療、週 2 回以上の精神科訪問看護、精神科訪問看護・指導を提供する。全スタッフによる週 1 回以上のカンファレンス、保健所または精神保健福祉センター等と共同した月 1 回以上の会議を行う。

## ▷ アウトリーチと看護職

入院中心の医療から地域ケアへという大きな流れのなかで、アウトリーチの手法を用いたサービスに期待される役割は大きい。看護職はチームの一員として、精神症状・身体状態のアセスメントと支援、服薬行動の支援、薬の効果と副作用のアセスメント、症状や副作用に対する本人の対処能力を高める支援、セルフケアの支援など、専門性を活かして、対象者の主体的な地域生活を支えると同時に、対象者を生活する人として多面的に捉え、生活全般にわたる幅広いかかわりを担う。

アウトリーチは、地域で直接援助を提供するだけでなく、地域に潜在しているニーズを見つけ、地域全体のサービス体制を構築・調整する役割もあり、個別の支援を通じて地域全体の状況を把握し、ネットワークづくりを進めることも重要である。
（瀬戸屋希）

【文献】
1）西尾雅明：ACT 入門. 金剛出版. 2004.

# アサーション

## Assertion

【関連項目】コミュニケーション

### ▷ 自己表現の種類

　アサーションとは、自分の意見や考え、欲求、気持ちなどを率直に、かつその場の状況に合った適切な方法で述べる自己表現のあり方を指す。

　アサーションでは人とのコミュニケーションの方法に、「非主張的(ノン・アサーティブ：non-assertive)」「攻撃的（アグレッシブ：aggressive)」「アサーティブ：assertive」の３つのタイプがあると考える[1]。

　「非主張的」な自己表現は、相手の気持ちや状況を優先して、自分の意見や気持ちを率直に表現しない、あるいは遠回しに伝えようとする表現方法である。言い訳がましくいったり、消極的な態度や小さい声でいうことも含まれる。自分の意見が十分に伝わらないため、相手に理解されず劣等感やあきらめを感じたり、頼まれたことを断れず、過度に自分の責任を感じて悩みを抱えこむことがある。また相手に対して「譲ってあげたのに」という思いをいだく場合もある。見た目には相手に配慮しているように見えるが、自分の気持ちに正直でないため、相手に対しても率直でない表現方法である。

　「攻撃的」な自己表現は、自分の意見や考え、気持ちをはっきりいい、自分の主張は明確に伝えるものの、相手の気持ちや状況に十分配慮しない表現である。嫌味や皮肉をいう、発言を無視する、自分の思うように相手を操ろうとする、相手の話を聞かずに説教をするという態度が含まれる。責任感が強く、熱心な人が時としてこのような表現を用いやすくなる。

　「アサーティブ」な自己表現は、自分の考えや気持ちを率直に伝えると同時に、相手の立場や意見を尊重しようとする姿勢を持つかかわり方である。相手と自分は異なる意見や考えを持っているということを前提に、「自分はこう思う、こうしたい」が、「あなたはどう思うか、どんな気持ちか」を常に聞き、理解しようとする表現方法である。当然、互いの意見が一致しない場合が多くあるが、互いの意見を出しあって、譲ったり譲りあったりしながら、互いに納得のいく結論を出そうとするかかわり方をいう。

このうち、どのような表現方法を用いて他者と接しているかは、相手や状況によって異なる。そのため、自分が特定の場面や相手において、どのような自己表現を用いているかを知ることがまず大切である。アサーティブな言動には、日頃のものの捉え方や考え方が影響しており、アサーティブな自己表現には出来事をどう受け止めるか、どう考えるかということが大きくかかわっている。表現には言語的・非言語的なものがあり、伝えるスキルと同時に聞くスキルも重要である[1]。

自分の弱点を認め、誰かに頼ったり相談することもアサーティブな自己主張であり、自分自身の長所も短所も含めてそれを尊重する姿勢が大切である。アサーションは単なるコミュニケーションのスキルではなく、「人は誰しも尊重される権利を持ち、自分の気持ちや意見を自己表現してよい」という権利を認識することが基盤になっている[2]。

## ▷ 看護職とアサーション

アサーショントレーニングは1950年代にウォルピが始めたのが起源とされ、その後アメリカの人権回復運動などを背景に広く発展し、一般の人から医療職や教育職など対人援助の専門職にも広がっている。

一般のアサーショントレーニングは通常、理論編と実践編から構成されており、実践力を高めるアドバンスコースや、アサーションのトレーナーになるためのア

サーショントレーナートレーニングなどがある。対人関係や自己表現の悩みについて個別に支援を提供する場合には、「アサーションカウンセリング（セラピー）」として1対1のカウンセリングを通じて行われる。

看護職は、患者との信頼関係を基盤に、日々コミュニケーションを通じて患者・家族に看護援助を提供している。相手と自分の気持ちを尊重するかかわりは、信頼関係を形成する上で重要である。また、家族や他者とのかかわりの中で困難を感じている患者が多く、自己表現のあり方を共に考えたり、看護師の自己表現がモデルとなることがある。

看護師は看護チームや医療チームの一員として、多様な人々と協働してケアを提供している。特に、近年では多職種によるチーム医療が重要になっており、専門性や立場、活動の場が異なる多様な人々と協働する機会が増えている。他の専門職の立場や意見を尊重し、自分の意見を伝えることは、協働関係を築く上で欠かせない。

（瀬戸屋希）

【文献】
1) 平木典子：改訂版アサーション・トレーニング. 日本・精神技術研究所. 2009.
2) 野末武義（坂田三允総編集）：他職種との協働のためのサポート アサーションと看護. 精神看護エクスペール9 ケアの評価とナースサポート. pp.114-130. 中山書店. 2005.

# アディクション

## Addiction

【 関連項目 】 薬物依存症

### ▷アディクションとは

　その人にとって利益をもたらしていた習慣を続けていくうちに、自己調整できない状態となり、不利益をもたらすためにやめたいと思っても、その習慣から抜けだせなくなる状態や行動がアディクションである。つまり、ある物質や一定の行為にひどくのめりこみ、日常生活に害があるとわかっていながら、自分ではコントロールができない、そうせざるをえない不健康な習慣への耽溺がアディクションである。日本語では嗜癖（しへき）である。

### ▷ICD-10 の診断分類 [1]

　ICD-10 では、精神作用物質使用による精神および行動の障害の下位分類として、急性中毒、有害な使用、依存症候群、離脱状態、せん妄を伴う離脱状態、精神病性障害、健忘症候群などがある。

### ▷アディクションの種類

　3種類に分けられる。**物質嗜癖**は、特定の物質の摂取に関する嗜癖で、アルコールや覚せい剤、大麻などの規制薬物、向精神薬が対象である。詳細は薬物依存症を参照されたい。

　**行動嗜癖**は、精神作用物質ではなく、ある特定の行動や一連の行動過程に執着する嗜癖で、病的ギャンブリングやインターネット、ゲーム、性行為、ショッピング、窃盗、自傷、過食・嘔吐などがある。

　**関係嗜癖**は、人や対人関係に対する嗜癖で、恋愛依存、共依存などがある。共依存は、自分のことより他人の世話をすることに夢中になり、他人から依存されることに無意識のうちに自己の存在価値を見いだし、他人がとるべき責任を自分がとり、他人をコントロールし自身の心の平安を保とうとする。

### ▷アディクションの病態

　物質嗜癖と行動嗜癖を同じカテゴリーに含めるかということに関しては、専門家の間でも様々な議論があるが、同じ脳内回路の異常が指摘されており、その主なものが脳内報酬系回路である。詳細は薬物依存症の項を参照されたい。

　依存性物質や食行動、性行為などの快情動をもたらす因子は、腹側被蓋野から側坐核へ一過性のドーパミン放出を誘発することで、報酬系を活性化させる。ただし、行動嗜癖は依存性物質と異なり、

直接中枢の神経細胞に作用し、ドーパミン神経系を混乱させることはないため、幻覚や妄想などの精神症状や認知機能の障害などは起こさないと考えられる。

行動嗜癖は、物質嗜癖における渇望に似た強い衝動が認められ、自己コントロールが困難である。更に、その行動の後には、精神的緊張からの解放感や安堵感をもたらし、薬物依存症と共通するのが特徴である。

## ▷アディクションの特徴

アディクションは「否認の病」といわれるほど、自分の心が病んでいる意識の欠如と強い否認が特徴である。否認とは、患者が何かに依存している現状を認めようとしないことである。また、その背景には、漠然とした空虚感やさみしさなどの心理的問題が存在し、本人は、それを解消するための対処行動であり、自己治療であると考えている。自分が抱えているつらさから逃れ、何かに夢中になることで空虚感や孤独を埋め、自己治療にはまっていく。その結果家族や周りの者を巻き込み、関係を壊していく。また、共依存や家庭内暴力などの別の嗜癖の問題を含んでいる場合もある。このように、アディクションの問題は、薬物依存に代表される物質嗜癖だけではなく、健康や社会的関係を壊す習慣や行為にまで広がりを見せる。これらより、アディクションという考え方は精神科医療や精神科看護に留まらず、全ての医療において必要な考え方である。

## ▷アディクションの治療

アディクションは慢性の疾患であり、進行性の行動障害である。アルコールを中心とした物質嗜癖に関しては専門的な治療や医療が進んでいるが、行動嗜癖に対して認可された治療薬はなく、精神療法や行動療法を併用して治療を行うのが現状である。行動嗜癖の中には12ステッププログラムを中心としたセルフヘルプグループがあり、独自の支援活動を行っている。

例えば、病的ギャンブリングはGamblers Anonymous（G.A.）、摂食障害はOvereaters Anonymous（O.A.）や日本アノレキシア・ブリミア協会（NABA）などである。また、平井愼二医師が開発した、パヴロフ学説が示すヒトの行動原理に基づく技法（条件反射制御法）が、物質嗜癖や病的ギャンブリング、ストーカーなどの習慣行動を矯正する新療法として注目されている。　　　　（田中留伊）

【文献】
1) WHO：ICD-10 精神および行動の障害―臨床記述と診断ガイドライン. 融道男他監訳. 医学書院. 2005.
2) 平井愼二. 長谷川直実：条件反射制御法入門. 星和書店. 2015.

# アルコール依存症

Alcohol Dependence

【 関連項目 】耐性、離脱症候群、否認

アルコール依存症とは、アルコール飲酒によって得られる精神的、肉体的な薬理作用に強くとらわれ、自らの意思で飲酒行動をコントロールできなくなり、強迫的に飲酒行為を繰り返す精神疾患である。

多くは機会飲酒から始まり、数年以上の習慣飲酒の期間を経て、アルコールに対する耐性が形成され、アルコール依存症に発展する。アルコール依存症に至った患者は、再び飲酒を適正にコントロールすることが困難であり、断酒を継続することが必要になる。

▷ 耐性

耐性とは、ある量以上のアルコールを反復して使用するうちに、アルコールに対する抵抗性を獲得してその効果が減弱することをいう。耐性が生じると、ある一定の酔いを得るために飲酒量が増加し、多量飲酒へと移行する。

▷ 精神依存と離脱症候群

長期のアルコール摂取により、耐性と共に精神依存が形成され、最終的には身体依存である離脱症状が出現する。[1]

精神依存とは、アルコールの薬効が切れると飲酒したいという強烈な欲求である渇望（craving）が湧き、その渇望をコントロールできない状態をいう。渇望が生じると依存物質に対する衝動が絶えず心を占め、集中力、注意力、判断力の低下や落ち着きのなさ、焦燥感が出現し、酒を求めて家の中を探し回るといった薬物探索行動が現れる。

身体依存は、長年の飲酒により生じた人体の馴化の結果であり、体内のアルコール濃度の低下に伴い、様々な離脱症状が出現する状態をいい、発症する時期によって、早期離脱症候群と後期離脱症候群に分かれる。

早期離脱症候群（小離脱）は飲酒を止めて数時間から 48 時間に多く現れ、イライラ感や不安、抑うつ気分、また心悸亢進、発汗（特に寝汗）、体温変化などの自律神経症状、手や眼瞼、体幹の振戦、時にてんかん様の大発作、幻視や幻聴などの一過性の幻覚、軽い見当識障害が出現する。後期離脱症候群（大離脱）は飲酒を止めて 72 〜 96 時間に多く現れ、3 〜 4 日続くもので、粗大な四肢の振戦、自律神経機能亢進、精神運動興奮、幻覚

（小動物幻視や幻触など）、見当識障害が主症状の振戦せん妄が出現する。

### ▷否認

アルコール依存症は「否認の病」ともいわれる。患者は飲酒問題について、主観的な認知ができず、問題を過小に評価することから、現実に起きている飲酒問題を認められないことが多い。否認が強いとアルコール依存症を自覚できず、治療が進まないばかりか治療中断につながる。

### ▷離脱期の治療と看護

患者は、自ら飲酒中断することが困難なため、入院直後は離脱症状が出現する可能性がある。離脱症状には、アルコールに対して交叉耐性のあるベンゾジアゼピン系薬剤（ジアゼパム）を入院初日から投与して、強い離脱症状の発現を予防する[2]。同時に、合併症に注意し、十分な栄養摂取と睡眠、落ち着ける環境の確保など、精神面から身体面まで全般的なサポートを行う。

### ▷リハビリテーション期の治療と看護

アルコール依存症におけるリハビリテーションは、患者の断酒意欲を向上し退院後に断酒を継続できるように支援することが目標である。患者がアルコール依存症という病気を理解し、自らに起きている身体的問題や家族との問題、社会的な問題を振り返る機会を持ち、断酒継続の重要性を自覚できるように心理教育を実施する。更に、認知行動療法によって飲酒に対する認知（考え方・捉え方）

の偏りを自覚し、飲酒につながる悪循環のパターンを理解し、断酒のためのスキルを獲得できるように支援する。また、集団療法で他の患者の話を聞く体験から自身の問題を振り返り、共に断酒を目ざす仲間を得ることも有効だと伝える。

再飲酒を予防するために、抗酒剤や断酒補助薬（acamprosate）を用いた薬物療法を利用する。抗酒剤は数十年前から使用されており、アセトアルデヒド脱水素酵素の分解を阻害して、飲酒時にアセトアルデヒドの血中濃度を高め不快な悪酔い状態を引き起こすものである[3]。また、断酒補助薬は、グルタミン酸系の活動を阻害することで不均衡を是正して、飲酒欲求を抑制する。しかし、断酒は薬物療法のみで達成できるものではなく、心理教育や精神療法、自助グループへの参加などを併用することが重要である。

入院中から地域の断酒会やAA（アルコーホリック・アノニマス）などの自助グループに参加し、退院後にも継続できるように促す。また、家族療法を行い、家族が気づかぬうちに飲酒を助けたり、飲酒へ導く対応をしてしまうイネーブリングに気づき、適切な家族役割の理解を促し、家族の回復を目ざすことが必要である。

（伊藤桂子）

【文献】
1）和田清（「精神科治療学」編集委員会編）
2）遠藤光一（「精神科治療学」編集委員会編）
3）佐久間寛之. 樋口進（「精神科治療学」編集委員会編）

# アレキシサイミア

Alexithymia

alexithymia（アレキシサイミア）は、米国の精神科医であるシフネオスやネマイヤによって1970年代に提唱された概念で、"感情を表す言葉の欠如"という意味である。語源的には、「感情の言語化障害」という意味であり、ギリシャ語の「a：非、lexis：言葉、thymos：感情」からつくられた造語であるとされている。日本語では、「失感情症」「失感情言語症」などと訳される。

## ▷アレキシサイミアの生理的メカニズム

感覚や感情をつかさどる脳幹部や大脳辺縁系と、認知や言語機能に関与する大脳皮質との伝達機能を果たす帯状回などの機能障害が関係しているという仮説や、感情を認知することに関与する右半球と言語に関与する左半球の機能の解離を要因とする説などがある[1]。

## ▷アレキシサイミアの心理的特徴

アレキシサイミアの特徴として、自分の感情や身体の感覚に気づいたり、区別することが困難であり、自己の内面を洞察し、感情を表現することが難しく、空想力・想像力に欠ける傾向にあるとされる。また、自己の内面よりも外的な事実へ関心が向かう（機械的思考）などの心理的特徴が挙げられる[2]。

また、「自分の感情を表現する言葉を見つけるのが難しい」という言葉のとおり、葛藤状況やストレス環境下においては特に、内省したり困難に適切に対処することが難しく、むしろそれを避けるための行動をとることも特徴の一つである。

## ▷アレキシサイミアの評価

アレキシサイミアを評価する尺度としてMMPI-AS（Minnesota Multiphasic Personality Inventory-Alexithymia Scale）や、TAS（Toronto Alexithymia Scale）初版、SSPS-R（Schalling-Sifneos Personality Scale-Revised）などの自己記述式質問用紙がある[2]。

近年においては、テイラーらが開発した、TAS-20が世界的に最も有用性の高い自記式評価尺度の一つとされている。TAS-20は、先述のTAS（26質問項目）を簡略化した20質問項目から成り、①感情の同定困難、②感情伝達困難、③外的志向の3因子を評価するものである。

具体的には、

1．自分の感情がどのようなものであるか言葉で表現したり、感情と身体の感覚とを区別することが困難であること
2．感情を他人に言葉で表すことが困難であること
3．自己の内面よりも、外的な事実へ関心が向かう認知の傾向

の3因子を問い、第1因子7項目、第2因子5項目、第3因子8項目で構成している。

TAS-20の回答では、「全くあてはまらない」、「あまりあてはまらない」、「どちらともいえない」、「ややあてはまる」、「非常にあてはまる」の5段階で回答を求め、上記の順で1～5点で採点を行うが、逆転項目が含まれているため、その場合、「全くあてはまらない」が5点となる。

この採点方法で、総得点が61点以上でAlexithymic（アレキシサイミア傾向）、51点以下でnon- Alexithymic、その中間の得点ではborder-lineと判定する。TAS-20の得点は、不安や抑うつの強さに影響を受ける傾向があるとされているため、実際にこれと並行し面接を行うなど慎重な対応が求められる[3]。

## ▷アレキシサイミアとその関連疾患

アレキシサイミアは、一般に心身症患者（心因の影響が大きい身体疾患）の特徴を示す概念として知られている。しかし、心身症以外に、身体表現性障害、アルコール依存症、うつ病、摂食障害などの精神疾患においても一部でアレキシサイミアが関係していると報告されている。特に摂食障害との関連性は従来より指摘されている。

例えば、神経性食欲不振症患者は、空腹感、満足感、情緒的状態という身体内部の感覚を正しく同定し反応することが難しく、感情表現に乏しい。また、神経性過食症の患者は、過食行動が起こる時の感情を特定することが困難である、と言われている[4]。

このように、アレキシサイミアは、情動・身体と言語の持つ意味を改めて考えさせる概念である。

## ▷アレキシサイミアの治療

集団精神療法を通し、同じ傾向をもつ者同士で互いに感情をフィードバックする方法がある。また、日常生活の中で起こった出来事に付随した自分の感情や身体感覚を書き出すことで、自分の感情に気づくことができるようになると考えられている。その過程で、自分自身が「感情の認知が難しい」傾向があることを自覚することが重要である。　　（中村裕美）

【文献】
1）西村良二（野村総一郎他編）：心身症. 標準精神医学 第5版. 医学書院. p.235. 2012.
2）小牧元. 前田基成. 有村達之他：日本語版 The 20-item Toronto Alexithymia Scale（TAS-20）の信頼性―因子的妥当性の検討. 心身医学 43（12）. p.840. 2003.
3）小牧元：TAS-20（トロントアレキシサイミアスケール-20）. 日本心療内科学会誌. 16（2）. p.51. 2012.
4）Goodsitt,A.：Self-regulatory disturbances in eating disorders. International Journal Eating Disorders. 2（3）. p.51-60. 1983.

# アンガーコントロール

## Anger Control

【 関連項目 】 基本感情

### ▷アンガーコントロールとは

　怒りの感情をコントロールする心理技術である。医療の現場だけでなく、企業や学校でも取り入れられている。

　我が国では2005年7月、「医療観察法」が施行され、怒りの問題と向き合っていく目的で治療プログラムに導入され普及した。

　「医療観察法」における医療では、他害行為の再発を防ぐために対象者の怒りの問題といかに向き合っていくかが1つの重要課題である。

### ▷基本感情としての怒り

　怒りは基本感情の1つである。怒りは、ごく普通のありふれた適応的な側面も兼ね備えた感情である。エクマン[1]は、恐れ、驚き、怒り、嫌悪、悲しみ、喜びの6種類の感情を、社会・文化の違いによらず、普遍的に観察される生得的なものであるとしている（基本感情説）。

　基本感情説に立つイザード[2]は、怒りについて「ヒトが行いたいと望んでいることを身体的あるいは心理的に抑制されていることに対する、ある程度原始的な反応の表出」と定義している。一方、感情

の認知説は、「自己を貶める攻撃と評価された出来事に対して生じる感情」と定義している。

### ▷怒りによって生じる問題

　怒りのコントロールに深刻な問題を抱える人に生じる最大の問題は、統制されない怒りが暴力行為の引き金になることである。家庭、学校、職場、路上など日常の場面で、怒りの感情に起因して、相手を脅す、傷つける、精神的・身体的暴力を行うという深刻な問題が生じている。

　慢性的な怒りは、人格、気分、解離、衝動コントロール障害、PTSD、パラノイド、妄想性障害という臨床状況に現れ、しばしば対応困難になる。また、心臓疾患、高血圧、頭部損傷や慢性疼痛なども怒りを生じる要素である。

### ▷アンガーコントロールの目標

　アンガーコントロールの目標は、全ての怒りを取り除くことではなく、怒りの結果として現れてくる攻撃行動を未然に防ぐことである。

　ウィリアムズとバーロウは幅広い福祉サービスの専門家に対し、クライエント

の怒りのコントロールのための実践的なプログラム「アンガーコントロールトレーニング（Anger Control Training：ACT）」を提供している[3]。これは、認知行動理論に根差した技法で、怒りと攻撃的行動の治療を必要とするクライエントの思考、感情、行動を変えるのを援助する包括的プログラムである。ACT は、怒りを破壊的ではない、生産的な行動に導くための方法を学習することを目的とする。

アンガーコントロールを行うにあたって最も重要なことは、プログラムへの導入時に、クライエントとの間で怒りと攻撃的行動の問題の治療に取り組むことについて合意に達することである。

### ▷ ACT の原理

ACT の理論的枠組みは、社会学習理論、認知行動理論、再発防止理論に基づいており、バンデューラ、ベック、ナバコが、長年にわたり開発修正を行ってきたものである。

**社会学習理論**[3]：バンデューラが「社会的行動は他者の行動とその結果の観察を通じて獲得、維持される」と主張した理論である。認知的評価（ある状況でどう考え、どう感じるか）が、その人がどう反応するかに影響し、怒りを引き起こす際に重要な役割を果たす。また、攻撃性は、その人が否定的な感情を経験した時に起こりやすく、怒りが攻撃性を誘発する情緒として重要なものであることも主張した。このことから、認知的再評価を行うことで、攻撃的衝動をコントロールする有用なツールとなることを示唆している。

**認知行動理論**[3]：1970 年代にベックがうつ病に対する精神療法として認知療法を開発した。人間の気分や行動が認知のあり方（ものの考え方や受け取り方）の影響を受けることから認知の偏りを修正し、問題解決を手助けすることによって精神疾患を治療する手法である。認知行動理論では、信念、情緒、認知、覚醒、行動の間のつながりに着目する。

ナバコはこれらの理論を組み合わせ怒りのコントロールと攻撃的行動の分野において、実践の効果を検証した。

**再発防止理論**[3]：マーラットとゴードンが、最初に嗜癖行動（アルコール、薬物乱用）の分野で提案した再発防止の理論である。現在は、攻撃性を含むあらゆる嗜癖行動で用いている。ACT プログラムは、怒りと攻撃的行動の社会、感情、認知、行動の各側面を検証し、クライエントは認知−行動アプローチによって、自分の思考、感情、行動が関係していることに気づき、自分の行動を修正できる実践的スキルを身につける。（石川博康）

【文献】
1) P. エクマン, W.P フリーマン
2) イザード C.E
3) エマ・ウィリアムズ, レベッカ・バーロウ

# EE（感情表出）

## Expressed Emotion

......................................................

### ▷ EE（感情表出）が注目された研究

　EE（感情表出）は 1956 年にブラウンが 155 人の、男性で統合失調症と診断された退院患者の面接調査を行ったことから注目された。退院後の生活環境が再発と再入院に関係しており、もっともその傾向が強いのが、親および妻と暮らす生活で、兄弟または下宿で暮らすほうが再発と再入院の傾向が少なく、さらに、母親が仕事で不在なほうが、母親がずっと一緒よりも同様に再発と再入院の傾向が少ないことを明らかにした。すなわち、家族の感情表出が強いほど、再発や再入院が起こりやすくなる。

　そして、家族の感情表出には、「批判的な意見」、「敵対心」、「情緒的巻きこまれ」、「肯定的言葉かけ（対応）」、「温かさ」の 5 つの要素があることを明らかにした。

　1976 年にヴォーンとレフは 128 人の統合失調症者を対象とした退院 9 カ月後の研究を行った。感情表出の高い家族が高 EE（51%）、低い家族が低 EE（13%）で残りは中間的家族であった。低 EE の家族で規則的に服薬している退院患者（カテゴリ 1）の再発率は 12% で、規則的に服薬していない退院患者（カテゴリ 2）の再発率は 15% であった。高 EE の家族と退院患者との接触時間から見てみると、週 35 時間未満の家族が 28% で、週 35 時間以上接触がある家族が 69% であった。週 35 時間未満の接触で規則的服薬の退院患者（カテゴリ 3）の再発率は 15% で、規則的に服薬していない退院患者（カテゴリ 4）の再発率は 42% であった。

　週 35 時間以上の接触で規則的に服薬している退院患者（カテゴリ 5）の再発率は 53% で、服薬が不規則な退院患者（カテゴリ 6）は 92% の再発率であった。このことから、低 EE の家族の元に退院した場合、規則的に服薬しても不規則の服薬でも再発率が低く、かつあまり変わらない。高 EE の家族の元に退院しても、接触時間が週 35 時間未満で、規則的に服薬していれば、低 EE の服薬不規則と同じである。このことから、高 EE の家族の元に退院して、例えば、退院患者がデイケアや仕事についている、あるいは家族が仕事などで家をあけているという

図1 合計128人の統合失調症者の退院9カ月後の再発率

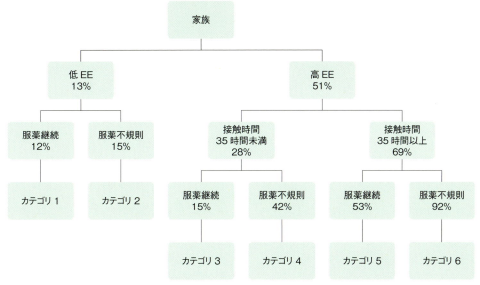

C.E.Vaughn and J.P.Leff : The Influence of family and Social Factors on the Course of Psychiatric Illness, Brit.J.Psychiat, 129, p.132. 1976

ように接触時間が短ければ、かなりの再発は防げるといえる。

▷EEの判定（測定）方法

EEを判定（測定）するには、半構成的面接のCamberwell Family Interview（CFI）、5分間のスピーチを分析するFive Minute Speech Sample（FMSS）、60項目の質問に回答するLevel of Expressed Emotion Scale（LEE）、30項目の質問に回答するFamily Attitude Scale（FAS）、そして1分で終了する1つの質問に10ポイントのリッカートスケールで回答するPerceived Criticism（PC）などがある。

▷EEと精神疾患、文化との関係

EEと再発、再入院の関係は、統合失調症だけでなく、気分障害、アルコール依存症、学習障害で証明され、英国、米国、オーストラリア、インド、中国、日本、そして少数民族の社会でも明らかになっている。

▷高EEの要因と低減方法

家族のパーソナリティ要因、病気への理解、患者に対する行動のコントロール、ストレス脆弱性などが高EEに関与していると考えられ、家族心理教育（サイコエデュケーション）が高EEを低減するのに有用な方法である。　　（川野雅資）

【文献】
1) Brown,G.: Experience of discharged chronic schizophrenic mental hospital patients in various types of living groups, The Millbank Memorial Fund. Quarterly.37(2). p.105-131.1959.
2) Vaughn,C.E. Leff,J.P.: The Influence of family and Social Factors on the Course of Psychiatric Illness. A Comparison of Schizophrenic and Depressed Neurotic Patients.The British Journal of Psychiatry.129(2). p.132.1976.

# 意識
## Consciousness

【 関連項目 】前意識、無意識、意識障害、せん妄

意識という用語はかなり多義的であり、哲学、心理学、生物学の分野で用いて様々に定義している。医学的には現在の瞬間における精神生活の全体を指すものであり、外界からの刺激を受け入れ、自己を外界に表出する心的機能であるとされている。[1] 精神科領域では主に主観的な現象としての「意識」と同時に、脳の活動水準、覚醒水準といった客観的、生物学的意味での「意識」という用語を用いている。

意識が清明であるとは、外部からの刺激への十分な注意と適切かつ敏速な反応、現在状況への正しい認識（見当識）、誤りのない印象づけ（記銘）、周囲の出来事や質問の意味の正しい理解（了解）などが可能な場合をいう。

▷ **意識の構造**

精神分析学を創始したフロイトは、人間の心は「意識」、「前意識」、「無意識」の3層から成り立っているとしている。

人間の心を氷山に例えると、水面上に現れて見えている意識は心のほんの一部にすぎず、それ以外の心の大部分は水面下の見えない所に隠されている無意識の領域である。その中でも、ある努力によって意識化できる部分は前意識と呼ばれる。無意識の領域には、様々な本能的衝動や、感情を伴った観念や記憶が抑圧されていて、意識の中に入り込もうとする強い力を持っており、人の精神生活や行動は、これらの無意識的な力によって操られることが多いとされている。

▷ **意識障害**

覚醒していて外界と自己の知覚と認知が正常に保たれている状態を意識清明といい、開眼、言葉、動作などで外界からの刺激や情報に反応することができる。覚醒状態の維持には脳幹網様体賦活系が関与している。[2] これに対し、なんらかの形で意識清明でなくなった状態を意識障害という。

意識障害は、意識の清明度（覚醒レベル）が低下している意識混濁と、意識の視野が狭まる意識狭窄、意識混濁に加えて幻覚、錯覚、不安、夢幻状態、興奮などを伴うせん妄や妄想状態などの意識変容がある。

▷ **意識混濁**

意識混濁では、思考や知覚などの精神

機能が障害される。意識混濁の程度は、軽度（昏蒙：浅眠状態でぼんやりしている）、中等度（昏眠：刺激が加わらないと眠り込む）、高度（昏睡：刺激が加わっても覚醒しない）に分けられる。昏蒙より軽度のものを明識困難状態、昏蒙と昏眠の間で睡眠に陥る傾向の強いものを傾眠という。

意識障害の程度の評価に広く用いられるものに、呼びかけ・痛み刺激に対する反応の程度で分類するジャパン・コーマ・スケール（Japan Coma Scale：JCS、表1）、呼びかけ・痛み刺激に対する運動反応、言語反応で評点するグラスゴー・コーマ・スケール（Glasgow Coma Scale：GCS）がある。

## ▷ 複雑な意識障害（意識変容、意識狭窄）

意識変容は意識混濁に感情、知覚、思考の障害などが加わって、複雑状態像を呈する。状態によりせん妄、アメンチア、もうろう状態に分類される。

せん妄は、軽度〜中等度の意識混濁に活発な精神運動興奮が加わった状態であり、幻視を中心とした幻覚、錯覚などの知覚の障害や強い不安、妄想などが現れる。認知症高齢者にしばしば見られる夜間せん妄、アルコール精神病で見られる作業せん妄（仕事に従事している動作を繰り返す）、手術後に見られる術後せん妄などがある。

アメンチアは意識障害としては軽度の明識困難状態であるが、思考錯乱が特徴で、そのために周囲の状況を十分に理解できず、まとまりのない行動を呈する。内分泌障害や代謝障害、中毒性障害などで見られる。

もうろう状態は意識野の狭窄している状態であり、精神運動興奮の程度はせん妄に比べると軽度であり、ある程度まとまった行動がとれる。突然始まることが多く、室内を意味もなく歩き回ったり、興奮や衝動行為などを示すが、急速に回復する。この間のことを思い出すのは困難で健忘を残すことが多い。急性アルコール中毒、てんかん、解離性障害などで多く見られる。

（伊藤桂子）

### 表1　JCSによる意識障害の分類

| Ⅲ | 刺激をしても覚醒しない状態 |
|---|---|
| 300 | 痛み刺激に全く反応しない |
| 200 | 痛み刺激で少し手足を動かしたり、顔をしかめる |
| 100 | 痛み刺激に対し、払いのけるような動作をする |

| Ⅱ | 刺激すると覚醒するが刺激をやめると眠り込む状態 |
|---|---|
| 30 | 痛み刺激を加えつつ呼びかけを繰り返すと、かろうじて開眼する |
| 20 | 大きな声または体を揺さぶることにより開眼する |
| 10 | 普通の呼びかけで容易に開眼する |

| Ⅰ | 刺激しないでも覚醒している状態 |
|---|---|
| 3 | 自分の名前、生年月日が言えない |
| 2 | 見当識障害がある |
| 1 | 意識清明とは言えない |

＊R：Restlessness（不穏状態）、Ｉ：Incontinence（失禁）、A：Akinetic mutism（無動性無言）またはApallic state（失外套症候群）などの付加情報をつけて、JCS 200-Iなどと表す。

【文献】
1）野村総一郎他編：標準精神医学 第5版. 医学書院. p.42-44. 2012.
2）Stephen, M. Stahl（仙波純一. 松浦雅人. 太田克也監訳）：ストール精神薬理学エセンシャルズ 神経科学的基礎と応用 第4版. メディカル・サイエンス・インターナショナル. p.482-486. 2015.

# 居場所
Whereabouts

【 関連項目 】 心の拠り所

2004 年に厚生労働省が提示した「精神保健医療福祉の改革ビジョン」により、日本の精神医療を入院医療中心から地域生活支援中心へと大きく転換させようと様々な施策を行ってきた。しかし、依然として 1 年以上の長期入院患者は 20 万人を超えている。精神障害者が、その人らしい充実した地域生活を送れるような包括的支援が望まれると同時に、精神障害者自身が不安や悩みを相談できて安心して過ごすことのできる「居場所」を獲得することが非常に重要であると考えられている。

居場所には、「いるところ、いどころ」という物理的な意味と、「自分がそこにいてもいい場所、自分らしくいられる場」[1] という心理的な意味がある。身近にある、[2] たまり場のような居場所は精神障害者に限らず地域住民の誰にとっても必要である。高齢者、障害者、子育てをしている親、児童などが多様な関係づくりができるような地域の拠点が重要である。

▷ 様々な居場所

小・中・高・特別支援学校を合わせた調査によると、いじめの認知件数は 12 万件にのぼり、サイバー型いじめなどの新しいタイプのいじめが登場し、不幸な事件が後を絶たない。いじめを受けたり、発達上の問題を抱えたり、学校の中に居場所を感じられない子どもたちにとっては、スクールカウンセリング室、フリースクール、フリースペースが居場所になっている。中学生や高校生にとっては、部活動や習い事も居場所である。また、現代の中・高生に特徴的な、インターネット上で友人関係を築き居場所を感じているという報告もある。

大学生は、部活動・サークル活動、ボランティアへの参加、アルバイトなどにより居場所を獲得している。高齢者の居場所づくりにおいては、地域住民が主体的にデイサービスセンターや小規模多機能型居宅介護施設を開設したり、デイサービスを充実させたりして、地域の高齢者の暮らしを支えている。近隣の大学生ボランティアの力を借りながらイベントを開催している地域もある。

▷ 居場所の要因

濱田らの研究によると、精神障害者は自宅、職場、社会復帰施設・病院、地域

活動の場を居場所と捉えている。[3]

## 1）自宅

自宅は、生活の基盤であり自分なりの過ごし方ができ、自分のペースを保てる場として捉えている。居場所が空間として保証されていることによって、安心感を得ていると考えられる。

## 2）職場

職場は、労働を通し自己の役割を見いだし、他者から尊重される場である。居場所には、他者とのつながりや他者から存在価値を認められることが重要である。また、自己を受け入れられることにより、他者への感謝の感情を培うこともできる場になる。

## 3）社会復帰施設・病院

社会復帰施設や病院には、生活にメリハリをつけ生活リズムを整えるという居場所と、ストレスを発散し気分転換できるという居場所の2つの意味がある。社会復帰施設に通い続けることは、時には苦痛に思うこともあるが新たな時間の活用法に気づき、張り合いのある生活になる。

## 4）地域活動の場

地域活動の場は、社会とのつながりを感じられる場である。いまだ世間に根強く残るスティグマによって、地域での居場所を見いだすことが困難な時も、社会の中に存在していると自覚できる場があることにより精神障害者は安心感を得ることができる。

また、上記以外にデイケアを居場所と捉えている精神障害者は少なくない。6万人以上の精神疾患患者が精神科デイケアを利用しており、生活リズムの獲得、単身生活の維持、余暇活動としてのレクリエーション、居場所の獲得、就労支援などを目的として通所している。

## ▶居場所感の測定

國方らは、居場所感を「自分がそこにいてもいい場であり、自分らしくいられる場であり、自分がありのままにそこにいてもいいと認識し得る感覚」と定義し、[4]精神障害者の居場所感尺度を開発した。尺度は8項目からなり、質問項目に対し4件法で評定を求め、高得点ほど居場所感があると感じていることを示している。得点範囲は8点から32点である。

「居場所」は、個人の思考や感情に伴い様々な形に変化すると考えられるため、多種多様である。自分にとっては居場所となる場が、他の人にとっては居場所ではない場合もある。したがって、自分が自分らしく安心して存在していられる居場所を獲得することが、居場所感を高める要因になる。（八谷美絵・安藤満代）

【文献】
1）広辞苑第五版. 岩波書店. 1998.
2）中原睦美：病体と居場所感―脳卒中・がんを抱える人を中心に（心理臨床学モノグラフ第2巻）. 創元社. 2003.
3）濱田恭子. 堤由美子：心の病を持つ人の地域における居場所と心の拠り所の獲得の実態. 日本精神保健看護学会誌. 19（2）. p.22-32. 2011.
4）國方弘子. 茅原路代. 土岐弘美：精神に病を持つ人の居場所感尺度の検討. 厚生の指標. 56（13）. p.40-47. 2009.

# 意欲
## Willingness

### ▷意欲とは

人間がある行動をしようとする時に生じる「動機（モチベーション）」や気持ちを行動に変換するのが、意欲である。意欲はいわゆる "やる気" を指すことが多い。しかし "やる気" は、人間が環境に適応するための行動をおこそうとする時に生じる気持ちである[1]。

一方、「意欲」は生命を維持するために「欲求」を行動に変換させているととらえることができる。例えば、生命を維持するために栄養補給が必要になるとき、人間は「何かを食べたい」という欲求が生じ、食事を摂取するという行動になる。このように、人間の生命を維持するために必要になるのが「欲求」であり、その「欲求」を行動に変換するのが「意欲」である。

### ▷意欲の中枢

脳内神経伝達物質であるドパミン（大脳皮質系ドパミン回路）は、「動機づけ」に関係していると考えられている[2]。先述の「食事」を例に挙げると、欲求に沿って食事を摂ることで人間の生命維持のための食欲が満たされたことにより、心地よさを感じ、ドパミンが放出され、快感を得ることになる[1]。このようにドパミンが放出され快感を得ることは、「報酬」を得たと脳が学習し、さらに「報酬」を得るために、同じ行動を何度も繰り返すことになる[1,2]。「報酬」を得るために行動を引き起こすことが意欲となる。「報酬」は、大脳の腹側被蓋野から側坐核につながる報酬系のドパミン回路が関与しており、大脳辺縁系の側挫核が喜びや興味の中枢である[3]。

### ▷意欲の向上

人は快感を得た時の行動を記憶し、その記憶した行動を繰り返すことになる。生まれてからこれまでに経験してきた行動について快感をもたらした順にランクづけし、快感が強かった行動を意図的に欲することになる[1]。このように快感の強い行動を繰り返すようになることを依存という。ギャンブルなどのように負けるリスクがあっても、行動として繰り返されるのは、リスクの分だけ勝ったときの快感が大きく、報酬系が強く刺激されているためである。したがって依存症は自分の意志で止めることができない状態で

ある。

また躁状態にある人が様々な行動をするのは、意欲が亢進しているためではなく、脳内ホルモンのバランスの影響により気分が高揚し、誇大的になり、自尊心が肥大し「なんでもできるような気になる」ためである。躁状態にある人は行動が先行してしまい、意欲が伴わないために行動が空回りすることが多い。また活動性が亢進するために、他者とのトラブルを起こしやすくなる。ナースは、躁状態にある人に対し、休息と活動のバランスを整え、落ち着いて生活できるように関わることが重要である。また患者の自尊心を傷つけないように誘導する。

▷ **意欲の低下**

「無為」や「無気力」など意欲が乏しい陰性症状のある統合失調症者は、ドパミン機能の異常によって、楽しさや喜びなどの快感が乏しくなるばかりか、快感を得ようとする「動機づけ」も乏しい状態となる[3]。また、他の脳内ホルモンの影響によって神経認知機能が低下するために、先のことがイメージできず、戸惑いや不安が大きく、意欲の低下に拍車がかかる。統合失調症者が"作業療法などになかなか行きたがらない"ということも多く認められ、ドパミンなどの脳内ホルモンの影響により、興味や関心が乏しくなったことよると考えられている[3]。

何日も同じ服を着ているなど身の回りに関心が向かないこともある。この状態は、意欲の低下と共に自己を見つめる機能が乏しくなっているためと考えられている。ナースは、このような患者が成功体験を積み重ねることができるように、目標設定を小さく区切ったり、成功したことを共に喜ぶことによって患者が快感を得、意欲を高めることができるよう援助を工夫する。

「意欲の低下」が顕著に見られる患者は、情動の障害によって感情の変化に伴って表情が乏しくなり、他者との情緒的交流を避け、内的世界に閉じこもる傾向がある。そのため、家族や周囲の人から、意欲の低下が症状であると思われずに、「怠けている」あるいは「消極的な性格」によるものと誤解を受けることが多い。しかし、実際には症状であるため、患者は思うように生活できないことに対する辛さの他に、誤解を受けている辛さを抱いていると考えられる。ナースは、その患者が抱く生活のし辛さを理解することや、患者の家族や周囲の人に対し、意欲が低下している状況や本人が抱えている辛さを伝えることも必要になる。また、患者の家族や周囲の人にどのように接すると意欲が向上するのか、支援方法を伝えることも重要である。　（菅原裕美）

【文献】
1）池谷裕二監修
2）マーク・Fベアー，バリー・W・コノーズ，マイケル・A・パラディーソ（加藤宏司監）
3）スティーヴン・M.スタール

# 医療観察法

## Medical Care and Supervision Act

【 関連項目 】司法精神看護

　司法精神医療とは、司法精神医学の臨床を指し、その中心となるのは、触法精神障害者を対象とする医療である。日本では医療観察制度が制定されるまで、触法精神障害医療は措置入院を主とする「精神保健福祉法」に基づく医療と矯正施設での医療の二本立てであった。

### ▷ 医療観察法

　正式名称は、「心神喪失等の状態で重大な他害行為を行った者の医療及び観察等に関する法律」である。

　重大な犯罪にあたる行為を行い、刑事司法機関によって心神喪失または心神耗弱状態と認められた精神障害者に対して、対象者（医療観察法では患者のことをこの制度の対象となる者として、対象者と呼ぶ）が再度同様の他害行為を犯さないための医療ならびに社会復帰のための支援を提供する法律である。

　心神喪失とは、精神の障害によって、善悪の判断をする能力またはその判断に従って行動する能力が失われている状態のこと（責任無能力）を指し、心神耗弱とは精神の障害によって、善悪の判断をする能力またはその判断に従って行動を

する能力が著しく障害されている状態（部分責任能力）を指す。

　「重大な他害行為」とは、殺人、放火、強盗、強姦、強制わいせつ、傷害等を指す。医療観察法は、2003年7月に成立し、2005年7月に施行された。

　医療観察法による精神医療の目的は、再他害行為の防止と社会復帰の促進であり、一般精神医療の目的と変わらない。又、一般精神医療の水準向上に寄与することが望まれている。

　対象者に対し精神鑑定を行った後、地方裁判所の合議による審判を行い、入院による医療を受けること、通院による医療を受けること、この法律による医療を受けないこと、のいずれかを決定する（図1）。入院医療は指定入院医療機関に属する医療観察法病棟において、通院医療は指定通院医療機関において実施する。医療観察法における入院は、裁判所の命令による強制入院であり非自発的入院である。

　この制度による入院決定を受けて、指定入院医療機関に入院している期間中は、「精神保健福祉法」の入院等に関す

図1 医療観察法の仕組み[1]

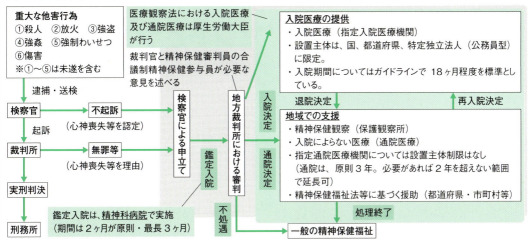

る規定は適用しない。一方、通院決定または退院決定を受けて、地域社会における処遇を受けている期間中は、原則としてこの法律と精神保健福祉法の双方を適用する。

医療観察法を適用する要件としては、対象行為が精神疾患により生じたもの（疾病性）、その精神疾患は治療反応性が認められる（治療反応性）、医療観察法による治療を必要とする（社会復帰要因）という3点である。

▷鑑定入院

医療観察法の審判における鑑定は、精神障害者である可能性の高い者に対する処遇決定のために行う精神鑑定であり、刑事責任能力鑑定とは異なる性格のものである。

鑑定は、裁判官と精神保健審判員の合議体の命令によって行い、対象者の精神障害の有無とその症状ならびに医療観察法による医療の必要性が焦点になる。医療観察法の処遇の申し立てから、最終的な決定が出て、指定入院医療や指定通院医療の処遇を開始する（あるいは処遇を行わないことが決まる）までの期間を「（医療観察法の）鑑定入院」という。鑑定入院は、鑑定入院医療機関で実施する。

▷処遇のガイドライン

医療観察法における入院医療や通院医療に携わる者に対し、全国的に統一的かつ効果的に処遇を実施することを目的として、指定入院医療機関に対しては、「入院処遇ガイドライン」、指定通院医療機関に対しては、「通院処遇ガイドライン」を定めている。各ガイドラインは、運営方針、対象者の人権保護に関する規定等について記している。

（高橋理沙）

【文献】
1）http://www.mhlw.go.jp/stf/seisakunitsuite/bunya/hukushi_kaigo/shougaishahukushi/sinsin/gaiyo.html

# インフォームドコンセントとシェアードディシジョンメイキング

## Informed Consent　Shared Decision Making：SDM

【 関連項目 】 リカバリモデル、ストレングスモデル

### ▷定義

インフォームドコンセントとは、医療者が患者へ治療法に関する医療情報をわかりやすく説明し、それによって患者が治療方針について同意し、決定することである。患者の尊厳や自主性を重視した概念であり、"患者が最終決定"し、多くの場合、患者側にその責任があることが特徴である[1]。

一方、シェアードディシジョンメイキング（以下、SDM）は、医師と患者がお互いに意見や情報を交換し、"シェア（共有）"することでパートナーシップ（リカバリモデルの章を参照）を形成し、"医療者と患者双方が最終決定"することが特徴である[1]。パターナリズムとの違いを含め、この3つのモデルの違いに

ついて、表1に示す。

### ▷精神科領域における SDM

精神科領域におけるSDMの一つとして、患者参加型カンファレンスケア会議がある。これは、患者が治療に参加している意識をより強く持てる方法である[1]。SDMの機会を提供することにより、患者のニーズや希望に沿った治療を個別に行うことが可能になり、患者が受ける医療の質の向上や長期的な転帰の改善につながる可能性がある[2]。

米国の Department of Health and Human Services は、精神保健福祉領域のSDMの中核をなす概念として、「当事者参加」「エンパワメント」「パーソンセンタード」「自己ケアマネジメント」「当事者の活性化」をあげている[3]。

表1　治療方針決定モデル

| | | パターナリズム | SDM | インフォームド・コンセント |
|---|---|---|---|---|
| 情報交換 | 流れ | 一方向 | 双方向性 | 一方向 |
| | 方向 | 医師→患者 | 医師⇔患者 | 医師→患者 |
| | タイプ | 医学的 | 医学的・個人的 | 医学的 |
| 審議 | | 医師単独または医師＋他の医師 | 医師＋患者（有力な他者が加わる場合も） | 患者（有力な他者が加わる場合も） |
| 最終的治療決定 | | 医師 | 医師＋患者 | 患者 |

Charles.C. et al：Soc. Med. 49(5). p.651-661. 1999. を元に作成

図1 SDM のプロセス

パートナー

利用者

① 意思決定の必要性を認識すること

② 意思決定の過程において対等なパートナー
であると認識すること

③ すべての選択肢を同等のものとして記述
すること

・病の経験
・サービスを利用
した経験
・好み
・調査からのエビ
デンス

④ 選択肢の良い点・悪い点の情報交換

⑤ 理解と期待の吟味

⑥ 好みを特定すること

⑦ 選択肢と合意に向けて話し合うこと

⑧ 意思決定を共有する（責任の共有）

⑨ 共有した意思決定のアウトカムについて
評価する時期を調整すること

サービス
提供者

・専門家としての
知識
・サービスを提供
した経験
・調査からのエビ
デンス

個々のリカバリー

①～⑨のプロセスを含んだものが、Shared decision making

出典：United States Department of Health and Human Services の情報[4] をもとに山口らが作成（2013, p.186）[3]

また、SDM のプロセスについて、医療者と当事者のパートナーシップに基づいた SDM のプロセスを経ることで、当事者個々のリカバリへと向かっていくと述べている[3]（図1）。

▷SDM におけるナースの役割

SDM のプロセスは、当事者のリカバリのプロセスでもある。そのため、ナースには患者が主体的に意思決定することができるようサポートする役割が求められている。具体的には、以下の点やリカバリモデルの項を参照されたい。
・医師からの情報提供を患者、対象者にわかりやすく説明する。
・意思決定のための迷いや思いを受け止

め、共有する。
・患者が自分の思いや迷いを医療者に伝えられるように支える（しかし、代弁はなるべくしない）。　　　　（大熊恵子）

【文献】
1）藤田潔．石川剛：桶狭間病院藤田こころケアセンター＜特徴＞SDM、評価尺度、電子カルテの導入．精神看護．18（3）．p.276. 2015.
2）澤田法英．渡邊衡一郎：Shared Decision Making（意思決定の共有）．精神科臨床サービス.13（2）. p.224-225. 2013.
3）山口創生他：精神障害者支援における Shared decision making の実施に向けた課題―歴史的背景と理論的根拠．精神障害とリハビリテーション. 17（2）. p.182-192, 2013.
4）United States Department of Health and Human Services. Shared decision-making in mental health care: practice, research, and future directions (HHS Publication No. SMA-09-4371). Substance Abuse and Mental Health Services Administration, Rockville, 2011.

# うつ病
## Depression

【 関連項目 】 認知行動療法、気分障害、双極性障害、自殺

### ▷うつ病

　うつ病で代表的なものとして軽度、中度、重度のうつ病エピソードがある。うつ病エピソードでは気分が落ち込み、気力が減退し、活動性が低下する。喜びという感情が感じられず物事への関心がなくなり、集中力や作業能力が低下する。病識はあるが自責感を伴う場合や、微笑妄想、罪業妄想を伴うことがある。自己に向けた攻撃性が出現し、自殺企図に及ぶ場合がある。気分は日内変動がある。通常は朝から午前中に症状が激しい。

　身体的にはだるさや睡眠障害の他に自律神経症状や内分泌系症状など様々な身体症状が現れる。特に、頭部、頸部、腹部、胸部等様々な部位に痛みを感じる。本来はうつ病であるが、それが身体症状に隠れている場合「仮面うつ病」という。うつ病の患者の顔が仮面のように無表情だからこのように呼ぶのではなく、本当はうつ病であるにもかかわらず、身体的な病気という仮面をかぶっていてわかりづらいという意味である。

　病気を自覚し受診する人は一握りで、多くの人が自分がうつ病だと気づいていない。

　日本ではうつ症状を呈する患者が初診から精神科・心療内科を受診することは非常にまれで（10％未満）、多くは身体症状を訴え、内科・脳外科・耳鼻科・整形外科などの他科を受診する[1]。特に初発の高齢うつ病患者の場合、一般科を最初に受診し実際に身体疾患を伴っていることが多いため、うつ病と診断されず適切な治療に結びつかないケースが多い。一度うつ病と診断されると再発しやすく、うつ病の再発率は 50 ～ 90％である[2]。

### ▷うつ状態とうつ病

　うつ状態とは、病気の状態像を指す。また、うつ状態と抑うつ状態は同義である。うつ状態は、うつ病の 1 つの特徴である。そのため、統合失調症性のうつ状態、摂食障害に伴ううつ状態、アルコール依存症に伴ううつ状態など、様々なうつ状態がある。また、うつ状態を呈する身体疾患が多くあり、身体疾患の治療薬の中にうつ状態になりやすい薬（血圧降下薬、ホルモン製剤等）がある。

　一方、抑うつが 2 週間以上続くようであればうつ病と診断する。一定の症状

（ゆううつな気分、イライラする、悲観的で自分を責める等）が一定の期間毎日続くことが、うつ病の重要な特徴である。

## ▷認知のゆがみ

うつ病患者に特徴的な認知のゆがみとして、根拠のない決めつけや白黒思考、べき思考、極端な一般化等がある。考え方の癖に基づいた思考（自動思考）をして、患者本人は気づきにくい。また、これまでに嫌な経験ばかりしてきたという「過去・現在否定」の認知と、自分はだめな人間だという「自己否定」の認知が、自分には将来嬉しいことや楽しいことがないだろうという「将来否定」の認知を引き起こし、将来否定の認知が抑うつ気分を引き起こす。[3]

うつ症状の改善には、認知的側面・行動的側面のそれぞれに焦点をあてた具体的な取り組みとして、認知行動療法を用いる。

## ▷うつ病患者の自殺

うつ病では、病気の初期と回復期に気分が大きく揺れることが多い。特に、うつの回復し始めの段階は自殺を行動化しやすい。抑うつ状態がありながら行動を起こすエネルギーが回復しているためと考えられる。自殺の前には、死をほのめかす言葉や身の回りを片づけ始める等、何らかの前兆サインが現れる。自殺の危険に対して、ナースは心配していること、患者の助けになりたいことを話し、どうしたらよいか一緒に考える。薬物療法で治療抵抗性のある患者、自殺の危険を伴

う重度のうつ病患者には m-ECT（無けいれん電気けいれん療法）を治療法として選択する。

## ▷双極性障害（そううつ病）

双極性障害はそう状態の程度によって「双極Ⅰ型障害」「双極Ⅱ型障害」「気分循環性障害」という3つのタイプがある。双極Ⅰ型障害は、激しいそう状態とうつ状態を交互に繰り返す病気である。そう状態とは、うつとは正反対の状態で、気分が異常に高揚し、怒りっぽくなり対人関係などにトラブルを起こす状態である。双極Ⅱ型障害は、軽そう状態とうつ病を繰り返す病気である。本当は双極性障害であっても、うつ病相期で受診すると、単なるうつ病と診断されるケースがある。気分循環性障害は、Ⅱ型よりも更に軽いそう状態と軽いうつ状態の症状が2年以上続く場合を指す。Ⅰ型およびⅡ型に起こるうつ状態は同じ程度で、症状も「抑うつ気分」と「興味・喜びの喪失」の2つである。

DSM-4 の診断基準で気分障害とされていたものは、DSM-5 では、双極性及び関連障害と抑うつ障害・うつ病性障害の2群に分類している。　　　　（高橋理沙）

【文献】
1）三木治
2）Zis,A.P.et al
3）福井至. 坂野雄二

# SST : Social Skills Training

社会生活技能訓練

【 関連項目 】 認知行動療法

## ▷ SST とは

SST（Social Skills Training）は、リバーマンが考案した認知行動療法の1つで、「社会生活技能訓練」あるいは「生活技能訓練」と呼ばれている。生活技能とは、「私たちの感情や要求を正確に伝えたり、私たちの対人的な目標を達成するのを助けるあらゆる行動」[1]を指す。

生活技能（他者との交流）には、①他者からの情報や周囲の状況をどのように受け取って状況を把握するかという受信技能、②理解したものから自分の反応を決定する処理技能、③決定した反応を他者や周囲に言語的・非言語的に表出する送信技能の3つのプロセスがある。精神障害を持つ人は、いずれのプロセスも障害されると考えられている[2]。

その原因として、①認知の障害、②思春期の発病による学習の機会の喪失、③入院生活や引きこもりにより、長期にわたり生活技能を使わなかった結果としての障害、④生活技能を使う自信の喪失[3,4]、などが考えられる。

そのため、自分の気持ちや考えを他者に伝えたり、他者に共感を示すなどの技能が乏しいことが多く、対人関係に支障を来し、ストレスに対処することができず、精神症状の悪化につながる。問題が起こった時に対処する力や薬・症状の自己管理をする力を高める必要がある。

このようなことから、SSTは、対人関係を主とした社会生活技能の他、服薬の自己管理、症状の自己管理、金銭の自己管理、公共交通機関の利用、などの日常生活技能を高める方法として使用している。また、日常で遭遇するさまざまなストレスに対して、有効な対処技能を獲得することによって、精神症状の再発を防止することができる。

SSTは、精神科リハビリテーションの一部として、薬物療法、精神療法、作業療法、心理教育などと組み合わせて行う。精神科病院(病棟)、精神科デイケア、精神保健福祉センター、就労移行支援施設などで行っており、最近では統合失調症の患者だけでなく、発達障害、うつ病、アルコール依存、強迫性障害などの患者も対象として、更に教育や司法の場においても実施している[2,4]。

## ▷ SST の背景にある理論

「ストレス－脆弱性－対処技能モデル」は、精神疾患の発症や悪化を説明するモデルの1つである。危険因子（遺伝的あるいは発達的要因、薬やアルコールの乱用などの生物学的脆弱性と環境からのストレス）と防御因子（薬物療法、社会的支援、生活技能）のバランスによって精神症状の程度や社会的な適応状態が決まる。したがって、防御因子を増大することにより、症状の悪化や再発の防止、薬物の減量が期待できる。SST は、防御因子の1つである生活技能を高める方法の1つである[1]。

## ▷ SST の方法

参加者5～10人程度、スタッフ（精神科医師、ナース、臨床心理士、ソーシャルワーカー、作業療法士など）1～2人をメンバーとするグループで、週に1回から数回、60～90分、1クール15～20回程度行う。メンバー同士の温かい信頼関係、協力関係が大切であり、メンバーを固定したグループで行うことが多い。「～ができるようになりたい」などの、参加者の現実的な目標や希望を大切にし、肯定的なフィードバックにより自信を回復すること、日常生活において実行・継続できることが行動の強化につながる。

課題を決めてロールプレイを行い練習を行う。参加者がうまくできない言動の原因を追求し訓練するのではなく、持っている技能を使うことができた時に肯定

### 表1 基本訓練モデル

| | |
|---|---|
| 1 | 具体的な課題の明確化（困っていることは何か） |
| 2 | 目標の設定（どうなればよいか） |
| 3 | 練習する行動の設定 |
| 4 | モデリング(他者のお手本を観察する) |
| 5 | ロールプレイ（観察したようにその場で練習する） |
| 6 | 肯定的なフィードバック（よかったところを挙げる） |
| 7 | 反復練習による強化（繰り返すことで行動を確実にする） |
| 8 | 実際の場面で実行することを宿題とする |
| 9 | 次回は宿題の結果を報告する |

的なフィードバックを行い、できることを強化することが SST の特徴である。

SST には、①基本訓練モデル（表1）、②問題解決技能訓練、③自立生活技能プログラム（服薬自己管理モジュール、症状自己管理モジュール、基本会話技能モジュールなど）の方法があり、患者に合わせて選択する。

## ▷ SST の効果

SST の効果として、対人技能の獲得や自己効力感の向上が報告されている[4]。

## ▷ SST の訓練、資格

日本 SST 普及協会や日本精神科看護技術協会が SST の研修を行っており、さらに、日本 SST 普及協会は一定条件を満たす実践経験者を認定講師として認定している。　　　　　　　（谷多江子）

【文献】
1) Liberman,R.P. DeRisi,W.J. Mueser,K.T.（池淵恵美監訳）：精神障害者の生活技能訓練ガイドブック. 医学書院. 1992.
2) 村上元：Social Skills Training(SST)の理論と実践, 北海道作業療法, 31(3), p.110-116. 2014.
3) 池淵恵美. 安西信雄(松下正明総編集)：臨床精神医学講座15 精神療法. 中山書店. p.394. 1999.
4) 皿田洋子：心理社会的治療としての SST. 日本社会精神医学会雑誌. 17(1). p.62-67. 2008.
5) 安西信雄：統合失調症の SST. PROGRESS IN MEDICINE. 32(11). p.2414-2416. 2012.

# エンパワメント

## Empowerment

【 関連項目 】パワレス、ストレングスモデル

### ▷エンパワメントの始まり

エンパワメントは、公民権運動やフェミニズム運動など差別や抑圧を受けていた人々がそうした状況に抵抗し変革を求めていく際の運動理念として始まった。

この概念を1976年にソロモンがソーシャルワーク領域に導入し、「スティグマを押された集団に属しているという理由で経験してきた差別的待遇によって、クライエントが無力な状態（パワレスネス）に陥っている場合に、そうした状態を改善する目的で行う一連の活動に対して、ソーシャルワーカーや他の援助専門職がクライエントと共に関与するプロセス」と定義し、否定的な評価に基づく実際的な差別的待遇を改善していく援助活動として位置づけた。[1)]

### ▷エンパワメントとは

精神医療福祉分野におけるエンパワメントの定義について、あいまいで一致した定義がない状況が指摘されている。[2)]しかし、これまでのエンパワメントの定義からその内容を整理すると、まず患者のエンパワメントが生じる前提条件として、「パワレス状態にある」こと、それ

を克服するために「支援者と対等なパートナーシップを形成」し「お互いに情報共有、共同」することで、その結果「力を取り戻し、発揮することができる状態」になるプロセスである。

### ▷パワレスとは

エンパワメントの反対の概念として「パワレス」がある。パワレスとは、無力な状態であり、目標を達成する際に、資源を獲得して活用することができないことを表している。[3)]患者のパワー喪失に関連する要因として、患者の個人的要因とそれを取り巻く環境的要因がある。個人的要因として、長期入院により社会的役割を喪失し受動的な存在を要求されることによるパワーの喪失、環境的要因として、パターナリズムによって新しい経験を制限されてしまうことによるパワーの喪失がある。[3)]このように、精神科病院の中での患者と医療者の関係性の中でパワレス状態が生じると考えられている。

### ▷エンパワメントと自己決定

門屋は、エンパワメントとは「自分で自分のあらゆることを決めて生活することであり、その結果、自己決定による実

行の成功体験が自己決定能力の発達を促すことができる」としている[4]。これまでの患者の社会的処遇は、彼らの自己決定能力を低いものとして見なし続けてきていたが、患者が自己決定できる機会を医療者が提供しない限り、エンパワメントは生じないのである[4]。

▷ エンパワメント、リカバリ、ストレングスモデルの関係

パワレス状態にある患者がエンパワーされるためには、前述したように「支援者と対等なパートナーシップを形成する」ことが必要である。その上で、患者のストレングスを支持、強化していくかかわり、すなわちストレングスモデルを活用したかかわり、支援を行うことで、対象者が力を取り戻し、発揮することができる状態になり、エンパワーされるのである。更に、エンパワーされることで、患者のリカバリが促進されるという関係性もある。

このように、エンパワメントは患者のリカバリを促進していく軸・中核であり、ストレングスモデルはエンパワメントを生じさせ、エネルギー源となるものであるといえるだろう（図1）。

▷ 患者がエンパワーされたと考えられるかかわりの一例

長期入院精神障害者が退院するまでのナースのかかわりに関する研究によると、患者-ナースのパートナーシップを形成後に「患者が退院に対して前向きな気持ちに変化したことを支持する」「退院に向けて頑張っている言動を後押しする」といった【患者の退院に対する思いや希望を支える】かかわりを行っていた[5]。いわば、ナースが患者のストレングスを強化するかかわりを提供することによって、患者はエンパワーされていたと考える。ナースが患者の強みを見出し、それを伝え続けていくことで、患者はエンパワーされるのである。　　（大熊恵子）

図1　リカバリー、エンパワメント、ストレングスモデルの関連

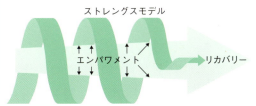

萱間真美：ストレングスモデルを習いに出かける リカバリー、エンパワメント、ストレングスモデルの関連. 精神看護. 16(6). p.70. 2013.

【文献】
1) 稲沢公一：エンパワメント. 精神科臨床サービス. 3(4). p.423-427. 2003.
2) 古寺久仁子：精神保健福祉分野のエンパワーメント・アプローチに関する考察. ルーテル学院研究紀要. 41. p.81-99. 2007.
3) 栄セツ子：精神障害者エンパワメント・アプローチ—パワーの喪失に関連する要因. 桃山学院大学社会学論集. 39(1). p.153-173. 2005.
4) 門屋充郎：自己決定をめぐって. 精神科臨床サービス. 3(4). p.400-405. 2003.
5) 大熊恵子・野中猛：受持看護師が地域移行推進員と連携して行った長期入院精神障害者への退院支援のプロセスに関する研究. 精神障害とリハビリテーション. 18(1). 67-75. 2014.

# カウンセリング

## Counseling

........................................................................

【 関連項目 】 精神療法、共感、転移と逆転移、治療的コミュニケーション

カウンセリングは、ロジャースが体系化したと考えられることから、狭義にはロジャースの来談者中心療法を意味し、広義には面接による支持的療法全てを意味する。対象（クライエント）は、学校、家庭、職場などの社会生活で生きづらさを感じている人、よりよくあるいはより楽に生きたいと望む個人及び家族、カップルまたは集団である。治すことに主眼を置く治療的な方法ではないものの、近年では医療的な方法と併用して身体や心を病む人々も対象にするように適用が広がっている。

カウンセリングは、クライエントが内心の感情を自由に表現し、自分の感情の動きを自覚できるように一切の批判的言動をせずに、無条件に肯定してそのまま受け入れ、自らも共感を示しつつ、その要点を言葉に置き換えて表現する。そのために、傾聴、共感、受容、支持を基本にする。カウンセラーは、クライエントが体験していることはクライエントがわかっている、という姿勢を持つ。カウンセリングは、精神医学的な診断技術と知識が必要ではあるものの、それを少し脇に置いて、クライエントの体験とその体験について感じているクライエントの感情を聴く、というカウンセラーの視座が鍵である。

## ▷様々なカウンセリング技法

カウンセリングの技法には、来談者中心療法(ロジャーズ)、精神分析理論 （フロイト）に基づく精神分析的カウンセリング、交流分析的カウンセリング（バーン）、学習理論、オペラント条件づけ理論などを基本原理とする行動カウンセリング、論理療法的カウンセリング（エリス）、認知療法（ベック）、認知的な側面を重視した行動療法的アプローチである認知行動療法、ゲシュタルト療法的カウンセリング（パールズ）、現実療法（グラッサー）、ロゴセラピー（フランクル）に代表される実存主義的カウンセリングなどがある。

## ▷カウンセリングの場

クライエントは、様々な心理的辛苦を抱えてカウンセリングの場に向かうので、カウンセリングの場で気持ちが落ち着き、安心できることが必要である。新鮮な空気、風、流れる音、緑、生物の動

き、お香、安楽な椅子、カウンセラーとの距離と椅子の位置など、カウンセリングの場を落ち着き、安心できるように創造する。時には、遊びやユーモアがカウンセリングの場には必要である。

## ▷ 看護カウンセリング技法

　ナースが行うカウンセリングは、クライエントの体験を聴き、クライエントが矛盾を感じている点を明示して反映するという鏡の役割を果たし、クライエントの力のあるところを支持する。クライエントは、自分が体験していることを理解していることがあれば、言葉にして初めて自分の考え方や行動の仕方に気づくこともある。自分の思いを率直に話し切ることで気持ちが軽くなる（カタルシス）。無批判に聴いてくれるカウンセラーにわかってもらえることで安心する。カウンセラーからの助言で行動変容を試みる。すぐにうまくできないことをカウンセラーに支えられる。自分の努力をカウンセラーに認められながら徐々に身に着けていく。やがてカウンセラーから自立する。このような体験がカウンセリングで生じる。更に、クライエントの中には、自分の体験を他者のために活用しようと試みるクライエントもいる。このことからカウンセリングには、①最初の出会い、②課題の明確化、③変容の試み、④課題への対処方法の習得、⑤自立（関係の終結）という段階がある。

　カウンセリングの期間は課題によって異なる。1回で終了、5 〜 6回の短期カウンセリング、解決が困難または永続的な支持が必要で数カ月、数年、数十年と続く長期カウンセリングがある。

## ▷ クライエントとの関係

　カウンセラーは、クライエントとの関係を維持していくことに対して客観的な視点が必要になる。その理由の一つは、使用している技法の適切性に関する判断で、もう一つは関係性に関することである。転移や逆転移が生じることがあり、特に、カウンセラーを揺さぶらないと気持ちが落ち着かないクライエントとの関係を維持し続けることに、カウンセラーが疲れ果ててしまうことがある。その場合は、スーパーバイズを受けることで自分自身を保つ根拠と技法が定まる。

## ▷ カウンセリングがもたらすもの

　クライエントの体験をカウンセラーは自分と切り離して聴いているわけではなく、自分にも思いあたる体験を自分の立場で見つめ直している。つまり、カウンセリングで話を聞くことによって「擬似体験」をするのである。カウンセリングは、クライエントにエネルギーを与えるだけではなく、クライエントがカウンセリングによって回復していくそのエネルギーに触れて、カウンセラーにもまたエネルギーが生まれる。クライエントは自立する力を得、カウンセラーは自己成長の場になる。カウンセラーとクライエントは、カウンセリングを通して相互に生きる力が湧き、人として成長していく。

（川野雅資）

# 学習症

## Learning Disability (LD)

### ▷学習症とは

学習症（Learning Disability：LD）とは、知的発達の遅れはないが、聞く、話す、読む、書く、計算する、または推論するという知的学習の全てあるいは一部において、特異的なつまずきを持っている状態を表す。児童期に学業上の問題として診断することが多い。従来は「学習障害」といわれていたが、児童青年期の疾患名に「障害」が付くと、児童や親に大きな衝撃を与えるため、「学習症」に変更した[1]。

学習症の原因として、脳内神経物質の不足が考えられており、視覚障害、聴覚障害などの身体障害や知的障害、情緒障害、環境的要因が直接の原因ではない。学習症は、身体障害や知的障害とは別の概念であり、学習面において特別なニーズがあり、教育、心理、福祉において特別な支援が求められている。

### ▷学習症の特徴

学習症を持つ子どもは、視覚から入る情報を処理することが苦手なため、「授業に集中できない」「飽きっぽい」などと小学校入学以降に指摘されることが多い。

知的学習のつまずきの例としては、

①**聞く**：聞き取ることが苦手であり、聞き落とし、聞き間違いが多いため、授業で教師の話を聞いて理解することが難しく、学習全般に遅れが生じやすい。

②**話す**：話の内容が飛んでしまう。まとまらない。短い表現しかできないため、話すこと自体に困難を持ちやすく、コミュニケーション能力の弱さとなって、対人関係や集団行動が困難になる。

③**読む**（読字障害）：読み間違いが多い。文字だけ追って意味が理解できない。本を読んでもたどたどしく、文章の内容（あらすじ）を捉えることやまとめることができない。

④**書く**（書字障害）：鏡文字（反転した文字）になる。字が抜ける。正確に文字が書けないため、黒板の字が写せない。ノートが取れない。漢字を書くことが苦手で習得に困難がある。自分で書いた文字が読めない。

⑤**計算する**：数字の桁をそろえて書けない。暗算ができない。数字の大小や10以下の概念がわからないため、繰り上が

りの計算や九九が定着しない。

**⑥推論する**：計算はできるが文章題ができない。計算式を立てることができない。図形が把握できない。数や量の関係の理解が苦手で、分数、少数、あるいは比例関係がわからない。

▷ **学習症への対応**

学習症を持つ人は、本来、対人関係やコミュニケーションの器質的な問題はない。しかし、学習面で人との差異を感じたり、またそのことを指摘されると、自尊感情の低下や学習全体の意欲減退を招き、結果的に広範囲な学習の困難へと広がりやすい。また、不登校や引きこもり、衝動性や暴力、非行などの反社会的な不適応行動を来すこともある。時にはうつ状態などの二次的障害につながることがあるため、早期診断及び教育的・心理的な介入が必要である。

学習症への対応のポイントは、①子どもがプライドと自信を持つことが変化や成長の鍵となる、②読み、書き、計算ができないと諦めるのではなく、少しでもできるように工夫し時間をかける、③学習能力よりも対人関係能力を重視する、④直接的な指導と安心感や安全感のある環境の調整をすることである。

具体的な接し方として、①話す（自分の考えを言葉にする）のが苦手な子どもに対しては、子どもの興味のある話題を持ちだし、子どもが話し始めたら、話を遮ることなく耳を傾けて、話を続けさせる。②文章を読むのが苦手な子どもに対しては、文章を1行ずつ指でゆっくりとなぞりながら、読む癖をつける。短文から始め徐々に長文へと促す。③書くことが苦手な子どもに対しては、書き方の手本を基になぞり書きの練習を行う。決まった時間で書くようにし、慣れてきたら書き順や漢字のへんやつくりを意識させながら書く。④計算（数字）が苦手な子どもに対しては、1回にたくさんの問題を解くよりも、少ない問題をゆっくり丁寧に解くようにする。わからない時は答を教えるだけでなく、道筋を丁寧に教える。

▷ **発達に応じた支援**

幼児期は、保護者の理解と受容、家庭での環境調整を支援の基盤とする。学童期は、学習のつまずきに対する特性を理解し、具体的な支援プログラムを作成する。思春期は、本人への告知と進路に関連した長期的な見通しを立てることと選択力の育成を行う。

また、性への関心において、社会性を育む付き合い方を学ぶ。青年期は、就労や進学などの進路選択をとおして、自立と社会参加に向けた生活を準備する。成人期は、当事者自身が障害を深く理解することと安定した社会参加、更には家庭生活の準備と維持をするための支援の求め方を身につける。いずれの発達段階においても、1人ひとりの特性に応じた継続した支援が重要である。（多喜田恵子）

【文献】
1）日本精神神経学会. 2014年.

# 隔離と拘束

## Seclusion　Restraint

**【関連項目】行動制限、CVPPP**

精神科の隔離や拘束は「精神保健福祉法」（以下、法）第36条の「精神科病院の管理者は、入院中の者につき、その医療又は保護に欠くことのできない限度において、その行動について必要な制限を行うことができる」という行動制限の規定の一部分として考える。日常の臨床場面では隔離拘束と合わせて使用したり、拘束は抑制という言葉で使うことも多い。法的に、拘束は身体的拘束として記載しているのでここでは身体的拘束という。

### ▷ 法における隔離と身体的拘束

法第36条が規定する行動制限に含まれる隔離と身体的拘束は、以下のようである。隔離は、「内側から患者本人の意思によっては出ることができない部屋の中へ1人だけ入室させることにより当該患者を他の患者から遮断する行動の制限」であり、身体的拘束は、「衣類又は綿入り帯等を使用して、一時的に当該患者の身体を拘束し、その運動を抑制する行動の制限」である。このうち法第36条の3と、この規定に基づき「厚生大臣が定める行動の制限」では、指定医の指示を必要とするものを「12時間を超える隔離」と「身体的拘束（時間には限らない）」としている。

これに対して、精神科以外の病院や施設で行う夜間の転落防止のための抑制帯の使用は、この法に基づくものではない。

### ▷ 隔離・身体的拘束の考え方

隔離や身体的拘束についての理念や考え方については、法第37条の1に「厚生労働大臣は、前条に定めるもののほか、精神科病院に入院中の者の処遇について必要な基準を定めることができる」とあり、これに基づき厚生大臣が定めた基準が厚生省告示第130号にある。

この基準の基本理念は、処遇について患者の尊厳を尊重し、人権に配慮する必要があり、行動を制限する場合でもできるだけ説明して行うよう努め、最小限の制限で行わなければならない、としている。基本的な処遇内容は実際の告示内容あるいは教科書を参照してほしい。

なお隔離・身体的拘束それぞれの間の観察の間隔は、隔離は30分に1回、身体的拘束は15分に1回程度といわれるが厚生省告示では具体的な数字は示して

いない。この数字は日本医療機能評価機構の病院機能評価の項目の観察の基準を参考にしているものであろう。

▷ **身体的拘束の範囲**

　法に基づく身体的拘束はどこまでを身体的拘束とみなすかはあいまいなところがある。これについて日本精神科病院協会と厚生労働省で協議した事項として以下の項目がある。[1]

・老人等の車椅子における転落防止のベルトによる固定は身体的拘束にはあたらないが恒常的にベルトで固定する場合は拘束にあたる。

・点滴中に一時的に身体の固定をすることは短時間の場合には該当しないが長時間にわたって継続する場合は身体的拘束として診療録に記載する。

・認知機能低下による危険防止の介護用つなぎ服（鍵はない）は、拘束には該当しない。

▷ **身体的拘束の種類**

　法は拘束は身体的拘束として衣類又は綿入り帯等（いわゆる抑制帯）を使用するものだけを拘束として記載しているが実は拘束には種類がある。拘束の定義には様々である。

　英国では精神科病院に限っては身体的な拘束は physical restraint と表現しており、ナース等が緊急の場合に患者を徒手で動きを制限する（徒手拘束）ものを指している。日本の法に基づく身体的拘束のような抑制帯（欧米ではベルトが多い）によるものは、機械的拘束：me-chanical restraint と呼び、英国の精神科病院では基本的に使用しない。[2] 身体的拘束に含まれるものとして徒手あるいは機械での拘束に加え薬物による鎮静（標準的な治療目的ではなく身体の動きを制限することを目的とする使用）があるとしている。[3]

　この薬物による鎮静を chemical re-straint と呼ぶ。日本では薬剤による鎮静は拘束には含まれていないが、国によって規定が違う。入居型介護施設では、日本と同様機械的な拘束を拘束とするなど、国や施設での違いがあり一様ではない。[4]

　隔離や拘束は、人の自由を奪う行為であるから人権擁護に特に注意を払うべきである。日本の法では患者の攻撃性が切迫した事態の中でナースが緊急保護的に行う徒手拘束については規定されていないのでこのことについても何らかの規定が必要である。　　　　　（下里誠二）

【文献】
1) 公益社団法人日本精神科病院協会監修
2) Bonner,G. et al.
3) http://www.apna.org/i4a/pages/index.cfm?pageid=3730
4) Evans,D. Wood,J, Lambert,L.

# 家族療法
## Family Therapy

【 関連項目 】 カウンセリング

### ▷家族のコミュニケーションの問題

ベイトソンは、統合失調症の発症には、家族内のコミュニケーションのあり方が関係していることを示した。例えば、メッセージを送る人の言語的メッセージと非言語的メッセージが一致しない場合、そのメッセージの受け手が困惑するという二重拘束理論（ダブルバインドセオリー[1]）がある。更に、レイン[2]は日常のコミュニケーションには「欺瞞」があるという。これは、「困惑させられ、煙に巻かれたような状況」をいう。

行為としての欺瞞は、「ある人の中にこうした状況を引き起こすような他者からの働きかけ」をいう。当人は困惑させられていると気づくこともあるし、気づかないこともあり、結果的に欺瞞にはまっているとは感じないかもしれない。

例えば、「お腹がすいていない子どもが、『お腹がすいているわね、たくさん食べましょう』と無理に食べさせられると、食べたくなくても食べていた」というような例である。家族療法では、家族における特異的なコミュニケーションのあり方が、精神的な問題を発生させる原因の1つと考える。

### ▷家族療法の基本的考え方

家族療法は、家族をシステムと捉え、家族の中の問題を解決しようとする。システムという見方は、生物学者のベルタランフィが提唱したもので、相互に関連し合いながらダイナミックな動きをするという理論である。システム理論では[3]、原因と結果の関係を「円環的因果律」に基づいていると考える。例えば、「母親が、子どもが学習しない理由を強く問うと、子どもは萎縮して何もいえなくなる、そして母親は何もいわない子どもにいっそう強く問う」という円環的な流れである。

更に、家族療法では家族の役割にIP（Identified Patient）と呼ばれるものがある。IPとは、なんらかの「症状」を表し、患者として認められた人という意味である。IPは、実は家族全体に問題があることを発信しているのである。

### ▷家族療法での技法

家族療法では様々な技法を用いる。ここではそのいくつかを紹介する[4]。

**ジョイニング―セラピストと家族の関係：**セラピストと家族のラポールを形成

することをいう。

ある家族システムに参加するためには、セラピストはその家族特有の組織やスタイルを受け入れ、セラピスト自身がそこに溶け込み、家族の相互交流のパターンを体験する必要がある。セラピストの自然で真摯な思いやりや共感的態度が重要である。

**コミュニケーションの改善の技法**：家族の交流を補う技法として、「構造化の技法」（セラピスト自身を活用し、不足していた家族のコミュニケーションの補強を行う）、「実演化の技法」（面接場面での会話を中断し、問題となっている家族のやりとりを実演してもらう。これによりコミュニケーションの高い問題点を再確認できる）、「課題設定の技法」（セラピストが家族に、ある特定の交流にかかわる課題を出すことである。これにより、家族が日常の家庭生活の場面で新しいコミュニケーションのパターンを試すように働きかける）などがある。

**家族の認知構造に働きかける技法**：家族に、いつ、どのようにして関係に変化が生じたかを明らかにする方法として「円環的質問法」がある。

例えば、過去についての質問から始めて現在に来たり、現在の話題から始めて過去に戻ったりする。この質問の目的の1つは、システムの歴史の中で重要な同盟関係が変化し始めた時点と、その変化に伴って家族に問題が生じてきた時点とを同定できる。

更に、「リフレーミング」がある。これは、ある状況がIPによって経験された情緒的文脈（フレーム）を取り替えることによって、その状況に帰属していた意味を根本的に変更することをいう。例えば、「拒食症のいる家族にとって解決すべき問題は、両親が子どもに食べさせられないことではなく、子どもが家族の自己犠牲的にやせていくということである」というように、文脈を変えることをいう。これにより、家族は問題解決に取り組みやすくなる。

家族療法では、問題があると思われている人（IP）だけが問題ではなく、家族構造の中に問題があるとする考え方である。このような技法を用いた臨床の事例において家族のシステムを図で示すことがあり、カウンセリングによってシステムが変化する。

家族療法を専門とする精神科医や臨床心理士、カウンセラーに限らず、医療従事者が家族療法の基本的な考え方を理解しておくことは、患者を全人的に理解するためにも有効な方法である。

（安藤満代）

【文献】
1) Bateson, G. : Steps to an ecology of mind. Ballantine. 1972.
2) レイン,R.D.(阪本健二他訳)：ひき裂かれた自己. みすず書房. 1971.
3) Bertalanffy,L. : General system theory. foundations, development, applications. Braziller. 1969.
4) 亀口憲治：家族臨床心理学——子どもの問題を家族で解決する. 東京大学出版会. p.129-154. 2000.

# GAF

## Global Assessment of Functioning

【 関連項目 】社会機能　Social Functioning Abilities　WHODAS2.0

### ▷ 社会機能とは

　GAF（Global Assessment of Functioning）は、「機能の全体的評定」と訳され、社会機能を測定する尺度として、世界的に幅広く用いられている尺度である。

　社会機能（social functioning abilities）は、社会で生活するための能力であり、食事や睡眠、掃除など日常生活に必要な力、他者との付きあい、職場や学校・社会での活動、家族内での役割、困難や症状に対処する力など、地域社会の中で生活するために必要な幅広い領域を含む。精神障害を持つ人は、生活上の様々な困難を抱えていることが多く、それらは妄想や幻覚、不安、気分の変化などの精神症状によって引きおこされるだけでなく、過去の生活経験や自己効力感などの様々な要因が関連している。したがって、患者の地域生活を支えるためには、症状の程度だけでなく、社会の中で生活する力を把握し、それを維持・向上するかかわりと環境調整が重要である。

　社会機能の定義は幅広くあいまいで、「社会適応」「社会生活能力」「能力障害」など様々な用語で表現されている。それは、社会機能が幅広い領域を含んでいること、個人の持っている能力が実際の生活の場で発揮されるかどうかは、個人内外の様々な要因が影響していること、その人の置かれている社会規範や価値観・文化によって社会機能の判断基準が異なること、などが影響している[1]。そのため、社会機能の評価は難しく、対象や評価方法、含まれる領域などが異なる様々な尺度が開発されている。GAF は、社会機能の全体的なレベルを 1 項目で評価するもので、多様な対象や場面で用いることができるという利便性から、臨床や研究で多く用いられてきた。

### ▷ GAF の特徴

　GAF は、米国精神医学会（American Psychiatric Association: APA） の 診断基準『DSM-IV-TR 精神疾患の診断・統計マニュアル（Diagnostic and Statistical Manual of Mental Disorders Fourth Edition: DSM-IV）』において、診断軸の 1 つ（第 V 軸）として用いられた。その人の心理的・社会的・職業的機能の全体的なレベルを 1 項目で評価

するもので、過去1週間における症状の重症度と機能レベルの低い方について、行動観察に基づいて、0～100点で評価する。[2]

評価得点は1～10点、11～20点というように、10点ずつの範囲に区切られており、それぞれの範囲に記述されている定義と照らし合わせながら、また前後の範囲と比較しながら評価する。中間の水準（35点、58点など）も適宜評価する。十分な情報がない場合には0点とする。

GAFは1項目で簡便に評価できる一方、評価者の主観に基づく評価であるという課題が指摘されている。GAF尺度の基礎となったGAS（Global Assessment Scale）では、評定者間の信頼性を高めるため、練習用の症例要旨集が作成されている。

DSM-IV-TRは2013年にDSM-5に改訂され、機能レベルを評価する尺度としては、GAFに代わり後述のWHODAS2.0が推薦されることになった。しかし、GAFはこれまで広く使用されており、援助の効果評価や、サービス加入の基準、診療報酬上の重症度の基準等として、臨床・研究の様々な場面で用いられている。

## ▷WHODAS2.0

WHO（世界保健機関）が作成した、能力低下を評価する尺度である。WHOの提唱しているICF(International Classification of Functioning, Disability and Health：国際生活機能分類）の概念（※生活支援と活動支援の項参照）に基づいて作成されている。「理解とコミュニケーション」「運動」「自己管理」「人との交流」「日常生活（家事、仕事／学校の活動）」「社会参加」の6領域について、最近30日間における困難の程度を尋ね、能力低下の程度を評価する。36項目版と12項目版があり、それぞれ、本人による自己記入版、面接版、代理人（家族など）版がある。[3]

地域ケアの充実のために様々な施策を進めている中、対象者を地域社会で生活する人としてアセスメントすることは、看護職にとって重要な視点である。病棟や施設などの保護的な環境では可能であったことが、地域生活では難しかったり、また地域で生活しているからこそ発揮できる能力もある。社会機能の評価は、障害を持つ人が地域でその人らしく暮らせるよう支援する際に欠かせない視点である。

（瀬戸屋希）

【文献】
1) 池淵恵美：統合失調症の社会機能をどのように測定するか. 精神神経学雑誌. 115(6). p.570-585. 2013.
2) American Psychiatric Association(高橋三郎. 大野裕. 染矢俊幸訳)：DSM-IV-TR精神疾患の診断・統計マニュアル新訂版. 医学書院. 2004.
3) WHO Disability Assessment Schedule 2.0（WHODAS 2.0).
http://www.who.int/classifications/icf/whodasii/en/

# 環境療法

Milieu Therapy

【関連項目】治療共同体、社会学習理論

## ▷環境療法とは

環境療法（milieu therapy）とは、患者を取り巻く環境の改善をとおして、患者が抱えている問題の解決を図ろうとする働きかけの総称である。人は自分を取り巻く環境から様々な心理的効果や影響を受けながら生活している。また、人は環境に適応しながら生きており、環境との相互作用において様々な心の問題が発生する。つまり、環境のよしあしが人々の生活や心の状態に大きな影響を与えるのである。このことから物理的・心理的・社会文化的環境を治療的な側面として捉え、環境が持つ影響力を心の治療に用いるのが環境療法である。

一般に精神療法では、患者の心理状況に変化を起こすことによって環境への適応を促す。一方、環境療法は、患者の環境面に働きかけ、環境自体を改善することによって、患者の回復を促進する。明るく開放的で清潔感のある治療環境や、医療スタッフの笑顔と穏やかな声など、患者にとって安心感のある雰囲気が治療的効果をもたらすことを意図する働きかけである。

生活環境や人間関係を環境要因として着目し、社会生活全般をとおして患者に働きかけようとする社会療法（social therapy）と同義語である。治療環境の捉え方は、施設や設備などの物的環境の意味合いが主流であるが、環境療法においては人的環境の意味合いが強い。

## ▷環境療法の系譜

環境療法は、18 ～ 19 世紀にヨーロッパで行われた道徳療法の運動に始まった。精神障害者の置かれた劣悪な環境を改善し、家庭的で安らぎのある環境の中で自制心を取り戻すことができれば、精神障害者は精神の病いから回復できると考えた。その後、20 世紀半ばから、心身と環境との相互作用を始めとする精神分析や、精神障害を生活環境や人間関係といった社会的な文脈の中で捉え、社会生活の中での学習を治療とする社会精神医学と関連して発展している。

環境療法は、理論的基盤から 3 つの方向に大別できる。1 つ目は、ジョーンズの治療共同体から発展した病院の社会構造や患者とスタッフとの相互作用を重視する方向である。これは、病院組織の

階層行動を打破し、治療スタッフと患者が対等な協力者として治療に取り組もうとする治療共同体の動きである。2つ目は、精神分析的な集団療法の場面として病院環境を利用する方向で、病棟における集団力動の精神療法的な活用を図る力動精神医学的な動きである。3つ目は、主に慢性入院患者に対して、学習理論に基づいた行動修正やリハビリテーションを進める方向であり、長期在院患者が身に着けた行動を修正する技法を用いて、生活の中で学びながら社会的スキルを身に着けるという動きである。

近年は、認知症を始めとする高齢者の精神疾患の治療においても、心と環境との相互作用を重要視し、疾病や患者の特性に応じた環境療法を行っている。

### ▷ 環境療法としての入院環境

患者にとって望ましい環境とは、不快感やストレスのない治療環境である。しかし、精神科では、患者の疾患や病状に応じて、より適切な入院環境で治療を行う。精神症状や不安定な行動が活発な場合は、患者の安静化を図るために閉鎖的な病床環境で治療を行うことがある。急性期の患者は、心身ともに憔悴しているため、ナースは患者が安心できる環境を整備し、急性期の症状を早期に緩和して日常生活のリズムを取り戻すよう援助する。安心感のある治療環境は、現実生活から避難できる場所である。患者は、職場や家庭という現実社会での不安や葛藤から逃れ、静かな環境内でナースから休息や食事をはじめ、心身を配慮したケアを受けることで、精神的な動揺の安定を図るとともに自分らしさを取り戻すことができる。

急性症状が著しい場合は、患者の安全を守る上で閉鎖的な環境に隔離することがある。その場合は、隔離室での物的・人的環境が患者の病状を左右する。したがって隔離室では、明るく清潔感のある病室とスタッフの優しい言葉がけが重要である。一方、病床環境が患者の回復を妨げることもある。特に慢性状態にある患者が閉鎖的な病床環境で長期に入院すると、陰性症状と閉鎖的な環境との相互作用により、回復が遅延する傾向にある。環境が心の病気を癒やすこともあれば、新たな心の病いをつくることもある。

現代の精神医療は、平均在院日数の短縮化とともに医療の効率化が求められている。特に急性期医療の拡大とともに閉鎖病棟が増えつつある。患者の安全を守る上で閉鎖病棟は必要だが、患者の安全管理を重視すると明るく開放感のある治療的雰囲気が損なわれることがある。今後、治療としての環境要因と患者の安全管理とのバランスをどのようにとるかが課題である。また、ナースも環境の一部である。したがって、ナース自らの行動や言動の治療的意味を考える必要がある。

（多喜田恵子）

【文献】
1）武井麻子：精神看護学ノート. 医学書院. p.145-146. 1998.

# 危機
Crisis

【関連項目】危機介入、危機理論、危機管理

## ▷危機に関連する用語

危機は、①患者が回復するか死ぬかの病気の経過の分かれ目、②決定的な何か、あるいは重大な時期、段階、出来事の経過の岐路、③そのことの結果が悪い結末をもたらすかどうか決める重大な状況[1]である。

危機に関連する用語で、危機状況の特質を明確にしたものが危機理論で、危機状態にある個人や家族に対して有効に援助する方法が危機介入である。そして、万が一の状況が発生した場合を想定して準備することが、緊急時や災害時の危機管理である。

## ▷危機の特徴とタイプ

危機は個人でも集団でもコミュニティでも起こる。危機はストレスの高い出来事の後に起こりやすい特徴がある。危機のタイプには、発達的危機と状況的危機の2つがある。

発達的危機は、役割の変化を必要とする発達上の出来事である。

状況的危機は、個人や集団活動の中で突然に襲ってくる生活上の出来事である[2]。

例えば、発達的危機は子供が生まれるとき、職業人としての役割と家庭人としての役割のバランスが変化する状況で起こりうる。状況的危機は、愛する人の喪失など精神的な支えを失うことによって生じる。

## ▷危機介入（crisis intervention）

危機状態に陥り心理的な恒常性が揺らいでいる人に対し、不安定な心理状態を認識して、適応へ向けて個人の自我機能へサポートする介入である。

危機介入は、環境調整、包括的支援、一般的アプローチ、個別的アプローチの4つの介入レベルがある[2]。（図1）

危機介入の最初のステップはアセスメント。次に計画と実行で最終ステップは評価である。ゴールは個人を以前の機能水準まで回復することである。

図1　危機介入のレベル

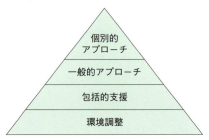

危機介入は、短期間に問題を解決する方法であり個人の出来事への認識や状況支援のバランスを評価することが重要である。

## ▷危機理論（crisis theory）

危機理論は、急性期医療などの現場で発展したのでなく、病院とかけ離れた臨床の場で実践・研究されてきた。自我心理学を発展させたものであり、生理学理論と関連している。

危機理論の基本的な概念は、精神科医のキャプランの考え方を基にして、4つの歴史的発展から構築されてきた理論である。第1は、軍隊精神医学の分野で、危機に対する反応概念と危機介入の要点を簡潔にまとめた。第2は、リンデマンの危機悲嘆反応への治療的介入である。第3は、地域精神衛生活動から発展したものであり、キャプランが予防精神医学としての危機介入および予防的介入のあり方とした。そして第4は、電話の分野で発展した自殺予防運動である[3]。

このように危機理論は4つの歴史から、医学だけでなく、地域社会の中での緊急の対処、介入として発展した。

## ▷危機管理（crisis management）

すでに起きた事件や事故に対して、そこから受けるダメージをなるべく減らし、危機状態からの脱出・回復を図ることである。精神保健医療分野における健康危機は、精神障害者、災害等被害者、社会病理現象、医療の現場に分類できる[4]。（表1）

精神科医療における健康危機管理の具体的支援は、①医療・保健・福祉、教育機関による相談支援、②警察官通報による緊急対応、③精神科救急による医療支援がある。

危機回避のためにリスクマネジメントの手法を取り、これから起きるかもしれない危機に対して、事前に支援体制を整備して対応することが危機管理である。

（石川博康）

表1 精神保健医療分野における健康危機

| 分類 | | 具体例 |
|---|---|---|
| 精神障害者 | 心理的・精神的障害を背景として問題行動を有する者 | 自傷他害行為・迷惑行為・引きこもり 等 |
| 災害等被害者 | 災害・事故等により心のケアを必要とする被害者 | 自然災害被害者・事故事件被害者 等 |
| 社会病理現象 | 多重債務・いじめ等から自殺・触法精神障害者の増加 | 集団自殺・心神喪失者の凶悪犯罪 等 |
| 医療の現場 | 精神科医療での患者の人権・社会的入院・救急対応 | 精神科救急体制・実地指導体制 等 |

（高岡道雄：全国保健所長会 精神保健福祉対策資料. 精神保健医療分野における健康危機管理. p.2. 2007.）

【文献】
1) ウェブスター英英和辞典. 日本ブリタニカ. p.264. 1972.
2) ゲイル・W・スチュアート. ミシェル・T・ラライア（安保寛明. 宮本有紀監訳. 金子亜矢子監修）：精神科看護—原理と実践 原著第8版. エルゼビア・ジャパン. p.311. 2007.
3) 山勢博彰：危機理論と看護診断プロセス. 看護診断. 13（2）. p.62. 2008.
4) 高岡道雄：全国保健所長会 精神保健福祉対策資料. 精神保健医療分野における健康危機管理. p.2. 2007.

# 危険ドラッグ

## Illegal Drag

【 関連項目 】 薬物依存症

### ▷危険ドラッグとは

危険ドラッグとは、規制薬物（覚せい剤、大麻、麻薬、向精神薬、あへん及びけしがら）または指定薬物（薬事法第2条第14項に規定する指定薬物）に化学構造を似せてつくり、これらと同様の薬理作用を有する物品で、規制薬物及び指定薬物を含有しない物品であることを標榜しながら規制薬物または指定薬物を含有する物品を含む。法的な定義ではない。

### ▷危険ドラッグの歴史

2000年代初め、マジックマッシュルームや5-MeO-DIPTなどの幻覚性トリプタミン類や亜硝酸エステル類（ラッシュ）など、欧米で流行した薬物が「合法ドラッグ」と称して出回るようになった。

しかし「合法」という呼び名は誤解を招くと考えられ「脱法ドラッグ」という呼び名が提案され定着していった。これに対して厚生労働省は「脱法ドラッグ」では、法の規制が及ばないと考え「違法ドラッグ」という名を推奨した。

2007年頃から「脱法ドラッグ」「脱法ハーブ」「合法アロマ」などの名称が出てきた。2014年7月、警察庁と厚生労働省は危険性の高い薬物であることが理解できる呼称を公募し「危険ドラッグ」とした。

### ▷危険ドラッグの規制の変遷

厚生労働省は、2007年から「指定薬物」制度を開始したが、主成分の化学構造の一部を変えるだけの「新商品」があとを絶たず、規制の網をくぐり抜けるいたちごっこが続いていた。

そのため2013年からは化学構造が似た物質を一括して規制できる「包括指定」制度を導入した。また、2014年に法改正を行い、医薬品医療機器等法（旧薬事法）により、危険ドラッグや指定薬物の単純所持・使用を禁止した。

また、2014年より、警視庁や厚生労働省は、危険ドラッグ販売店舗に対する立ち入りを継続的に実施しており、2015年7月には危険ドラッグ販売店舗はなくなった。

### ▷危険ドラッグの種類と作用

法律の規制をくぐり抜けるために「お香」「バスソルト」「ハーブ」「アロマ」などとして販売し、販売する側も人体に

摂取することを禁止して販売している。パッケージは色や形状が様々で、粉末・液体・乾燥植物など、見た目では判断できない。乾燥ハーブと化学物質を混ぜたいわゆる「脱法ハーブ」や化学物質を粉末や液体状、錠剤にした製品も流通しており、成分は覚せい剤に似た興奮系や大麻に似た合成カンナビノイド系など様々である。また、製品によっては成分や含有量などがわからない物もあり、人体に及ぼす影響も不明である。

▷危険ドラッグの入院治療

緊急搬送時は出現する急性症状に対処する。また、成分や含有量が不明で、複数の成分を含む物があり、症状の現れ方が一様ではなく予測ができないことが多い。そのため、医療者は出現する症状を十分に観察し、迅速に対応することが必要である。

▷危険ドラッグをめぐる問題

危険ドラッグを販売する店が急増した際に目立ったのが、使用者の意識障害、嘔吐、けいれん、呼吸困難等の急性症状による、救急搬送事例の増加である。これは規制薬物と同等、またはそれ以上の催眠・興奮・幻覚作用などを引き起こす成分を含み、規制薬物以上に危険という指摘に合致している。実際に、吸引・飲用した者が、意識障害、けいれん、呼吸困難等を起こして、交通事故を引き起こしたり、死亡する事件も見られる。

2014年の「全国の精神科医療施設における薬物関連精神疾患の実態調査」[1]に

よると、「主たる薬物」として最も多かったのは覚せい剤（42.2%）で、次いで危険ドラッグ（23.7%）、処方薬［睡眠薬・抗不安薬］（13.1%）という順であった。しかし、「過去1年以内に主たる薬物の使用が認められた者」に限定した場合、「主たる薬物」は、危険ドラッグ（34.8%）、覚せい剤（27.4%）、処方薬（16.9%）の順であり、近年の危険ドラッグの問題や処方薬依存の現状がうかがわれた。

現在、国や警視庁、厚生労働省の活動によって、危険ドラッグの販売店舗はなくなったが、緊急搬送事例や精神科医療施設に入院する事例は増えている。

これは販売ルートのアンダーグラウンド化を示しており、今までは実社会にある販売業者を立ち入り調査していればよかったが、今後は規制薬物の密売人と同様に、難しい対応が迫られよう。また、日本以外の危険ドラッグの世界市場は活動を続けており、インターネットが発達した現代では、外国から直接危険ドラッグを個人購入する者も増加すると考えられる。今後は危険ドラッグの輸入を水際で止めることやアングラ化した販売ルートの取り締まり、薬物関連精神疾患における専門治療と研究の重要性が示唆される。

（田中留伊）

【文献】
1) http://www.ncnp.go.jp/nimh/yakubutsu/report/pdf/J_NMHS_2014.pdf

# 共感
Empathy

【関連項目】同情

　語源は古代ギリシャ語の empatheia にあり、em は in もしくは into で「中に入る」、pathos はラテン語で「感情と知覚」を意味する。ここから考えると共感は、他者の感情や知覚の中に入る、ということになる。

▷ 共感の多様な視点

　共感は、行動科学（患者と関係を持っている専門職の行動を観察することにより、共感の熟達度が高いか低いかがわかる）、人格（専門職としての価値観や態度、そして人格傾向はその人が本来共感的な性向を持っているか否かに影響を及ぼす）、情緒反応（共感とは他者の情緒の体験である）という3つの視点から概念づけることができる[1]。

▷ プロセスとしての共感

　レナード[2]は、5段階の共感のサイクルを明らかにしている（図1）。ズデラード[3]は、それぞれの区別がはっきりしているものではないとしているものの、瞬時に起こる共感という動きのプロセスを3段階に分けている。

　第1段階は取り込み。一時的な、そして模倣的な同一化が形成される。模倣

図1　5段階の共感のサイクル

① AはAが感受性を持っていることを望んでいるBを積極的に注目する（共感的行為）

② Bの経験がAによって理解されるようになり、AがBに共鳴する（共感的共鳴）

③ AはBの経験から感じとった気づきをBに示す（表現された共感）

④ BはAが理解したという感覚を受けとる（受け取られた共感）

⑤ Bの経験に対するAの知覚の正確さを増し、さらに、Aが理解したことに対するBの知覚の正確さを増すために情報を提供するような表出をBは続ける

的な同一化は2つの要素、すなわち投射と取り入れがある。投射は、共感者が想像上自分自身を相手の立場に写し出すことで、取り入れは、共感者自身の自我を相手の自我とすり替えてしまうことで、一時的な置き換えが生じる。

　第2段階は内的な反応。共感者は、取り込んだ事柄の内的な反応を経験することで、一種の代理体験を行う。共感者は相手の体験を「味わう」ことになり、共感者には相手と一致した感情が生ずる。

　第3段階は、再具体化。取り込まれた内容の検証である。自分自身を離れて相手の世界に入ったのち、共感者自身の世界に再び戻ってくる一種の分離である。

## ▷ 共感と同情の違い

共感は、外に現れている行動を超えて患者の視点から状況を理解する能力である。共感があるとナースは、患者の思考と感情の意味と妥当さを正確に知覚し理解できる。ナースは、患者にこの知覚を言葉と行動に置き換えて伝えることができなくてはならない。

共感は、ナースが患者の感情を知覚し理解する。そして患者が自分自身の感情を表現するように勇気づける。同情は、ナースは患者の感情を分かち合い、辛いという思いを体験する。

共感は、患者のことを明らかに知覚していながら情緒的に患者と分離している。同情は、患者の思いや問題をあたかも自分自身の思いや問題として取り込み、情緒的に揺さぶられて、時には自分自身の客観性を失う状態である。

## ▷ 共感の有用性

精神科医の堀川[4]は、「共感は、治療者が、自分の心を観察して心理的な距離を保ちながら、患者に感情移入（患者の気持ちを自分の気持ちのように感じること）しようとこころみることである。〈中略〉このときに重要なことは、症状を聞くことに加えて、症状や病気による患者の苦痛、これらが生活をどのように妨げているのかなどについても質問することである。〈中略〉このようにして、治療者と患者の間に共感的で協力的な治療関係が生まれる」と述べている。

精神看護に重要な共感とは、患者が体験している出来事に共感するのではなく、その体験に伴う感情に共感するのである。具体的には、妄想を体験している患者がいるとしたら、その妄想の内容に共感するのではなく、妄想を体験していることから生じている感情に共感するのである。そうであるなら共感は、単に話が合ったとか、話題が共通で盛り上がったなどというものではない。

共感は治療的な関係で最も重要な要素の一つである。ナースが共感的に患者を理解したその知覚を患者に伝えることによって、患者は自分の中に抑圧したり否認したりしている感情に気づくことになる。そして回復していくためには何よりも、自分に関心を寄せて、自分の話を聴いて、自分のことを理解してくれる人が必要なのである。

共感が患者との関係だけでなく、医療チームのメンバーが他のチームメンバーに共感する、ということが生じれば、医療従事者の仕事への動機づけが高まり、精神保健の向上に寄与するであろう。

（川野雅資）

【文献】
1) MacKay, R.C. Hughers, J.R. Carver E.J.（川野雅資．長田久雄監訳）：共感的理解と看護．医学書院．p.3. 1991.
2) Barrett-Lennard,G.T.：The empathy cycle. Refinement of a nuclear concept.Journal of counseling Psychology. 28 (2). 91-100. 1981.
3) Zderad, L.T.（川野雅資訳）：共感的看護―人はその持っている能力に気づいていく．看護展望. 11 (7). 39-43. 1986.
4) 堀川直史（川野雅資編）：精神疾患の治療法．精神看護学II精神臨床看護学第5版．ヌーベルヒロカワ．p.257. 2010.

# 行政の窓口

## Office of Administration

### ▷精神保健に関する行政の窓口

　精神保健に関する行政の窓口には、保健所及び市町村保健センター、精神保健福祉センターがある。保健所は地域保健における広域的・専門的技術拠点としての機能、市町村保健センターは住民に身近で頻度の高いサービスの実施機能を担っている。[1]精神保健福祉センターは地域における精神保健福祉活動推進の中核となる機能を担っている。

　また、2014年には「良質かつ適切な精神障害者に対する医療の提供を確保するための指針」が施行され、新規入院患者のほとんどが3カ月以内に退院することになった。

　したがって、患者の症状が一部残っていても、退院して地域で生活しながら疾病管理をしていくことが予想される。そのため、保健所や市町村等の精神保健福祉を担う行政機関は積極的に医療機関にかかわり、より一層連携を密にする必要がある。[2]

### ▷保健所

　保健所は、都道府県及び政令指定都市等が設置することとされており、地方公共団体の長は法律・条令の定めにより、保健所等の行政機関を設置することが義務づけられている。精神保健に関連する保健所の役割として、精神保健に関する相談や未治療・医療中断の方の受診相談、思春期問題、ひきこもり相談、アルコール・薬物依存症の家族相談など幅広い相談を行っている。[3]

### ▷市町村保健センター

　市町村保健センターは、市町村の保健活動の拠点であり、「住民に対し、健康相談、保健指導及び健康診査その他地域保健に関し必要な事業を行うことを目的とする施設」と定義されている。

　精神保健に関連する機能としては、保健、医療、福祉について、身近で利用頻度の高い相談に対応している。また、障害福祉サービスなどの申請受付や相談、保健師による訪問等の支援等もある。[3]

　市町村保健センターは設置の義務規定はないが、整備方法には多様な形態が認められ、複数町村での共同整備や保健サービス部門との複合施設としての整備が増加している。2011年度の調査によると、市町村保健センターとしての

「単独施設」が 24.3％、「複合施設」が 75.6％、また、複合施設の内訳では、「福祉関係施設（社会福祉協議会、地域生活包括支援センター、デイサービスなど）」が 68.3％で最も高く、「医療関係施設（診療所、訪問看護ステーションなど）」は 25.9％となっている[4]。

## ▷ 精神保健福祉センター

1995 年に改正された「精神保健及び精神障害者福祉に関する法律」によって規定され、2015 年現在、各都道府県及び政令指定都市の 70 カ所に配置されている。その機能・役割は、地域住民の精神的健康の保持増進、精神障害の予防、適切な精神医療の推進、社会復帰の促進、自立と社会経済活動への参加の促進のための援助等広範囲にわたっている。

具体的には、精神保健福祉センターの業務として、以下の 9 点があげられている[5]。

①都道府県の精神保健福祉関連機関に対する企画の提案、意見の具申

②保健所、市町村及び関係諸機関に対する技術指導及び技術援助

③保健所、市町村、福祉事務所、障害者総合支援法に規定する障害福祉サービスを行う事務所等で精神保健福祉業務に従事する職員等への教育研修の開催

④一般住民に対する精神保健福祉や精神障害についての正しい知識を得てもらうための普及啓発活動。保健所及び市町村が行う普及啓発活動に対する協力、指導、援助

⑤地域精神保健福祉活動の推進と精神障害者の社会復帰の促進及び自立等の調査研究。ならびに都道府県、保健所及び市町村等への資料提供

⑥精神保健及び精神障害者福祉に関する相談及び指導のうち、複雑または困難なケースの相談

⑦家族会、患者会、社会復帰事業団体などの組織の育成

⑧精神医療審査会の開催事務及び審査遂行上必要な調査、その他当該審査会の審査に関する事務

⑨自立支援医療（精神通院医療）及び精神障害者保健福祉手帳の判定

（大熊恵子）

【文献】
1) 宮内清子編著：保健師の機軸をつくる公衆衛生看護キーワード・ナビ. インターメディカル. 2013.
2) 柳尚夫：新たな時代の精神科病院と地域保健福祉行政の連携の可能性. 保健師ジャーナル. 70(4). p.288-293. 2014.
3) 厚生労働省：みんなのメンタルヘルス 地域にある相談機関 http://www.mhlw.go.jp/kokoro/support/consult_2.html
4) 日本公衆衛生協会：平成 23 年度「市町村保健活動調査」「市町村保健センター及び類似施設調査」調査結果報告書. http://www.koshu-eisei.net/healthpromotion/upload_dat/shima01.pdf
5) 全国精神保健福祉センター長会：精神保健福祉センターとは. http://www.zmhwc.jp/center.html

# 強迫
## Obsession

【 関連項目 】 観念、行為、思考、神経症、心配

強迫という用語は行動症状としての「強迫行為」、思考症状としての「強迫観念」また診断名としての「強迫症」として使用することが多い。ここではそれぞれを解説する。

### ▷ 強迫症（Obsessive-Compulsive Disorder : OCD）

OCD の基本症状は、強迫観念（obsession）と強迫行為（compulsion）に大きく分けられる。obsession と compulsion の語源は、ラテン語の obsidere（占領する・居続ける・包囲するの意）と compellere（強いるの意）といわれる。患者は強迫症状に執拗にとらわれ、強い苦痛を覚えつつ長時間を費やすため、日常生活に様々な支障を来す。元来はドイツ語の Zwang（強迫）がイギリスで obsession、米国で compulsion と別々に使われていたのであるが、後に合わせて obsessive-compulsive という名称が作成され、使い分ける形が慣用になった。[1]

OCD はかつて「強迫神経症」と呼ばれ、比較的まれで難治性の疾患といわれていた。しかし、その後の大規模な疫学調査で、生涯有病率は 1.9 〜 3.0% で、精神科領域の中でかなり高頻度の疾患である。

ICD-10 は、強迫症あるいは強迫行為、あるいはその両方が、少なくとも 2 週間連続してほとんど毎日存在し、生活する上での苦痛が妨げの原因となり、楽しいもの（こと）ではなく、不快で反復的であると規定している。

### ▷ 強迫観念

強迫観念は、侵入的・反復的に体験する思考、衝動、心像である。思考が圧倒的に多く、衝動や心像は比較的少ない。[3]

具体例としては、下記のようなものがある。

・ほこりやばい菌を過剰に心配する、自分や他人の尿便唾液が不潔で仕方がない、という「不潔恐怖」に関する観念
・自分や他人を傷つけてしまうのではないかという恐れの気持ちや卑猥な言葉や相手を侮辱する言葉をいってしまうのではないかという恐れの気持ちという「攻撃的内容」を含んだ観念
・物をしかるべき所に置いていないと気が済まない、対照的に置いていないと

気が済まないという「正確さや対照性」を求める観念

特定のテーマについてとめどなく考え続ける状態を、「強迫反すう」と呼ぶことがある。

▷ 強迫観念と心配の違い

強迫観念は、患者本人にとって違和感がある内容で（自我違和的）、説明不能という感覚が強い。一方、心配は患者本人に関連がある内容で、違和感は乏しく、説明可能である。[2]

▷ 強迫行為

強迫行為は、強迫観念に伴う不安や苦痛などを和らげるために行う反復行動（手を何度も洗う、戸締まり・ガス栓の確認を繰り返す、等）や心の中の行為（数を何回も数える、等）を指す。自分の強迫行為に不合理を感じている場合が多い。

強迫行為が慢性化するとある決まった融通の利かない型通りのパターンを示すことがあり、儀式的（強迫儀式）になる。

OCDの治療は、SSRIを中心とする薬物療法と認知行動療法を中心に、それまでの考え方や行動を変える取り組みを続ける。

▷ 強迫に対する看護

強迫行為に対する看護の原則は、まずその行為そのものを無理に制止しないということにある。患者はわかっていてもやめられないという不合理な状況にあり、無理に制止することで行動を止めることが難しい。

しかしながら、例えば、冷水による手洗いを激しくして皮膚が損傷しているような状況であれば、制止するという方法も必要である。

基本的には見守る姿勢を持つ。そして、行動を見守りながら本当はやめたいと思う患者の気持ちに寄り添い、支援することを意思表示し、ともに設定可能な小さな目標から始める。それを克服できたことをともに喜び認め、行動が変容していく過程を支援する。

また強迫行為が止まらないことから他の患者が迷惑がったりしてトラブルになりそうな際には、ナースが双方に介入し問題解決を図る。そして安全な環境を提供する。

（高橋理沙）

【文献】
1) Rado,S.：Obsessive behavior, so-called obsessive-compulsive neurosis. Arieti,S. ed：American Handbook of Psychiatry.volume 1. p.324-334. Basic Books. 1969.
2) WHO：ICD-10　精神および行動の障害—臨床記述と診断ガイドライン. 融道男他監訳. 医学書院. 2005.
3) Clark,D.A.：Cognitive-Behavioral Therapy for OCD. The Guilford Press. 2004.

# 恐怖症
Phobia

## ▷ 恐怖症とは

恐怖とは対象がはっきりとした恐れであり、危険な状況においては誰もが経験する。しかし、恐怖症は、現実には明らかに危険がない対象や状況に対しても著しい恐怖を感じる。場合によっては、その場に恐怖を抱く対象がなくても、思い浮かべるだけで恐怖を感じる。また、恐怖症は神経症の1つとして位置づけられ、強迫感情によるものと考えられている。そのため、患者自身は不合理であると自覚しながらも、どうにもならない状況に陥ることが多い。

恐怖は、有害な刺激に対する生得的な情緒反応であると同時に、刺激を回避・逃避するための行動を起こす動因でもある。自己を脅かすほどの強い刺激に対しては、自己防衛的な感情（嫌悪感や忌避感）が湧き起こるとともに、それに対する回避反応が行動面に表れる。そのため、特定の対象に対する強い恐怖が慢性的に持続すると、生活そのものに様々な影響を及ぼすようになる。更に、恐怖症は感情や行動面に影響を及ぼすだけでなく、不快感やめまい、吐き気という生理的反応を伴うことが多い。恐怖心が強い場合は、動悸、発汗、震え、息苦しさ等のパニック発作を起こすこともある。

## ▷ 恐怖症の特徴とメカニズム

恐怖症発症の原因は、主に精神分析学的立場と行動分析論的立場の2つに分かれている。精神分析学的立場は、性的・攻撃的欲求と、過度に発達した超自我との葛藤が恐怖に対する強迫観念を生じさせると考える。また、幼少期の分離不安や見捨てられ恐怖が関与していると考えている。一方、行動分析論的立場は、刺激に対する嫌悪的な条件づけと、その強化によって起こる回避・逃避反応と説明している。これは、レスポンデント型（特定の刺激に対する誘発反応）の嫌悪条件づけと、その般化現象によるものと解釈する。

いずれにしても、患者にとっては死の恐怖に値する体験である。恐怖症は、思春期から青年期にかけて発症が多い。

## ▷ 恐怖症の種類

恐怖症は何を恐れるかによって、次のように分類できる。

## ①広場恐怖

広場のような開かれた空間や人ごみの中に入ることに恐怖を抱く。そのため、1人で外出する、大勢の人が集まる場所に行く、電車やバス、飛行機などで1人で旅行することができなくなる。その他、危険を察知しても安全な場所に避難することが困難な状況も含まれる。また、公衆の面前で倒れるのではないか、誰も助けてくれないのではないかと恐れることもある。患者によっては外出することを避け、家にこもるものもいる。若い女性に多く、パニック障害を伴いやすい。

## ②社会恐怖

集団の中で、他人から注目されることを恐れる。そのため、人と交流する社交的な場面を避けるようになる。他人との会食時や人前で話をする時など、場面や状況が限定していることもあれば、家族以外の人との交流を恐れることがある。社会恐怖は、青年期に好発し男女とも同程度である。従来、対人恐怖症と呼ばれてきた。現在は、人前で顔が赤らむ赤面恐怖、他人と視線を合わせられない視線恐怖、緊張すると嘔吐しそうになる嘔吐恐怖なども含め、社会不安障害に含まれている。患者は、対人関係が苦手な上、自己評価が低い傾向にある。また、人に批判されることを恐れるため、警戒心が強い。

## ③特定の恐怖症

極めて特異的な状況や事物に対し恐怖を抱く。その種類は、犬、ヘビ、クモなどの動物に対する恐怖、高い所へ行くことの恐怖、雷の光や音に対する恐怖、暗闇に対する恐怖、満員電車やエレベータなどの閉所への恐怖、公衆トイレで排泄することの恐怖、血液に対する恐怖、ナイフや針などの先端の恐怖、疾病に罹患することの恐怖など様々なものがある。疾病に対する恐怖では、放射線被曝、伝染病や性病、エイズなどへの罹患などを恐れるものが多い。その状況に直面すると、パニックを起こす患者もいる。

### ▷ 恐怖症の治療

恐怖症は、子供のころの新奇な場面から感じる恐怖や、偶然に経験した恐怖体験がきっかけとなって出現する。生活面に支障がなければ、個人の特性として理解する。放置しておくうちに軽減したり、自らの克服によって解消することもある。しかし、生活に支障を来たし、本人が治療を希望する場合は、恐怖に対する認知の修正や恐怖を軽減するための治療として行動療法を受けることが多い。系統的脱感作などの介入で改善するが、患者の状況によっては、恐怖が何に由来するものかを明らかにしていく精神療法が必要なこともある。

（多喜田恵子）

【文献】
1）加藤進昌. 神庭重信. 笠井清登：TEXT 精神医学第4版. 南山堂. p.269-270. 2012.

# 拒絶

## Refusal

【関連項目】拒薬、拒食、統合失調症

　拒絶とは、ある行動を他者から求められた時に拒否することである。拒絶の症状としては、拒薬・拒食・接触拒否・緘黙等がある。

### ▷拒絶症

　緊張病性症候群の拒絶は、はっきりした理由がなく他者からの要求に従わない状態である。拒食し、補液にも激しく抵抗するため病状管理、栄養状態の管理を行う。緊張病症状は、従来は緊張型統合失調症によく現れるといわれていたが、現在では統合失調症よりも気分障害など広範な精神疾患に多く現れる。[1]

### ▷拒薬

　何らかの理由のために服薬を拒否すること。例として、病棟で内服薬の管理をしている場合に経口薬を一度は口に含むが、ナースの目がとどかない洗面所やトイレ等に吐きだす、患者が内服薬の自己管理をしている場合に内服せずに引きだしにためているなどがある。

　また、全ての薬を拒否するのではなく処方薬の一部を拒否することもある。患者が拒薬をし医療者が気づかない場合は、薬の効果が得られないだけでなく、医師が患者に更に多くの量の薬が必要と判断して必要以上に内服薬が処方される恐れがある。

　拒薬の要因は、「病識欠如」、被害妄想・被毒妄想・服薬を禁ずる内容の幻聴等を含む「病的体験」、特別な理由はないが「薬に対する漠然とした不安」、手指振戦・口渇・眠気・全身倦怠感等の「副作用」、無為自閉・情意鈍麻の状態にあり、服薬をはじめ日常生活の多くのことに対して関心が乏しく活動性が著しく低下していること、「薬に対する不信感」「知的能力の低さ」により自己の疾病・服薬の意義が理解できないこと、がある。

　患者の同意を得ないまま入院になったことに対する反発から拒薬をする場合がある。家族の疾患に対する理解が乏しいために患者に服薬の中止を勧めることもある。ナースは、患者に薬を飲ませようとばかりせず、患者の薬、治療に対する思いを聞き、支持的に関わりつつ少しずつ協働していく姿勢で支援する。心理教育の導入も効果的である。

### ▷摂食障害の患者にみられる拒食

　拒食には、統合失調症に特徴的な「食

べるなと声が聞こえる」「毒が入っている」「変なにおいがする」のような幻覚妄想に基づく場合や、強迫症状により別のものにこだわって食べられない、また摂食障害によるものなどがあり、これらは精神病性症状にもとづくものである。ここでは、摂食障害について述べる。

神経性無食欲症の患者は、実際はやせているにもかかわらず、やせたという実感が持てない。これは、ボディイメージの障害である。自己の身体に対する認知の歪みが生じ、他者と比較した上で自己を認識するため、社会的な対人関係のあり方にまで影響を及ぼす。

摂食障害の患者は、コントロールしたいもの（人間関係）が自分でコントロールできないことに対して、自分自身でコントロール可能なもの（体重）をコントロールしようという心理が無意識に働いている。「取り残され不安」から、周囲と対等になりたいという気持ちが生じ、自分の行動をコントロールし始め、それがうまくいかなくなると自分の身体を拒食によりコントロールしようとする。また、拒食の反動として過食が起こることも多い。

## ▷高齢者の拒薬・拒食

高齢者の気分障害では、拒食・失禁・叫び声・攻撃行動などの行動障害を伴うことがある。薬の形態を変更したり食事環境を整える等物的環境を整えたり、時間をずらしてかかわる等、個別性を生かしたケアを行う。

## ▷拒否のある患者へのかかわり方

まずは、その状況を判断し、介入の状況の緊急度をアセスメントする。患者が拒否している気持ちを受け止め無理強いしない。緊急性があるとしても、治療的介入（脱水への輸液治療等）のみならず、患者の様子を見守り、患者が事実を受け止め対処できるよう粘り強くかかわりを持つ。どうして拒否するのか、どうすれば拒否しなくなるか、という点に対し患者の視点で考え、患者が思いを表出できる環境づくりを行う。

拒絶症にみられるように拒否が生じる時は、患者は手にあまる体験に圧倒され混乱している状況である。そんな時に支えになるのが、何か救われそうだと思える安心感である[2]。支援者はよき援助者である前に、よき理解者になる。

患者の長所を見いだし支えることにより、基本的信頼感と安心感を構築する。拒否の意思を示した場合、否定せずにその訴えを尊重する姿勢がその後の支援の継続や本人の自尊心の回復につながる。拒薬も拒食も、何か訴えたいことがある時に表面的にそれをアピールしているにすぎない。本当に伝えたいことは何かを医療者は読み解いていく。　　（高橋理沙）

【文献】
1) Abrams,R.Taylor,M.A.：Catatonia.A prospective clinical study. Arch Gen Psychiatry. 33（5）. p.579-581. 1976.
2) 川野雅資編著：精神障害者のクリニカルケア―症状の特徴とケアプラン. メヂカルフレンド社. p.83. 1998.

# 金銭管理

## Money Managemet

人は生きていく上で金銭を管理する能力を必要とする。しかし患者は精神症状により一時的もしくは継続的に金銭管理能力が損なわれた状態に陥ることがある。それは生活や人間関係に影響を及ぼし、更なる精神症状の悪化を招く恐れがある。

双極性障害やギャンブル障害の浪費による日常生活の破綻は、代表的なものである。また金銭管理が不十分な例では、食費や遊興費などに少しずつ過度な出費をして、その結果支払うべき家賃や光熱費が支払えないといったケースがある。

ナースは患者の金銭管理能力をアセスメントし、入院もしくは地域の生活で必要な金銭管理の援助を通じて、心理社会的な支援を行う。

### ▷ 金銭管理能力

金銭管理能力は、「人が自らの金銭や財産を計画的、合理的、かつ適切な方法で管理する能力」である。

金銭管理能力を査定する方法としては金銭管理能力評価尺度（Financial Competency Assessment Tool：FCAT）などの評価尺度を使う方法もあ

る。基本的金銭スキル、金銭概念、金融機関の利用、物品の購入、金銭的判断、収支の把握の6領域からなる。[1] FCAT を用いて金銭管理能力を査定し、個人と集団に対する教育を行い、個人の物品購入に関する能力の向上を図ることが可能である。[2]

### ▷ 金銭管理の査定

ナースは患者の入金状況と、家賃や医療費といった必要な支出、食費や遊興費などの調節可能な支出を確認し、生活にかかわる金銭状況を把握する。患者が入院費や洗濯代等の支出を把握しておらず、入金分を全て間食や嗜好品に使えると認識し、結果赤字になることがある。このように実際の収支と患者の認識している収支を比較することで、金銭管理能力の査定をする。

金銭管理能力は、買い物や計算ができるという金銭に直接関係する能力と、整理整頓ができる、貴重品をしまう、他者に相談できるといった日常生活能力が関係しており、金銭能力を中心とした包括的なアセスメントを行う。

## ▷金銭管理の方法

ナースは臨床的な判断や専門的な評価尺度を用いて、患者の金銭管理能力を査定し、損なわれている点に焦点を当て支援を行う。金銭管理能力が高い場合、日常生活における収入と支出のバランスを考慮し、現金の引き落としや支払いを自ら行い、金銭管理の全てを患者が行うことができる。

一方で、寝たきりや重度の精神発達遅滞などでは金銭管理の一部もしくは全てを他者に委ねる必要がある。この場合、患者の日常生活に必要な物品の購入や支払いは家族やナースが代理で行う。

開放病棟では、日中患者が自由に外出し、院外にて必要物品の購入ができるのに対して、閉鎖病棟では、日用品の購入は家族もしくはナースが代理で行う。その際に現金もしくは預り金と連動した電子マネーのようなカードを用いて支払いを行うので、現金での支払いにおいては、細心の注意をする。患者の精神状態によっては妄想や勘違いの対象になることがあるため、金銭にかかわるやりとりは、ナース複数名の確認をもって行う。

## ▷患者の金銭管理能力の向上

出納状況を患者と共に確認する方法や、小遣い手帳や家計簿をつけて意識を高める。また患者と共に目標を設定し、間食や喫煙代など日々の出費を抑えることで貯金する方法をとる。いずれの方法も動機を高める肯定的な評価の繰り返しが、患者の金銭管理能力の向上につなが

る。

## ▷多職種との協働

金銭管理は患者とナースとの関係だけではない。金銭に関する公的な補助や外部の関係者との連絡は主にソーシャルワーカーが関係し、役所や保健所との調整においては保健師の役割である。

## ▷金銭管理の倫理的側面

患者の金銭の使い方は精神状態に左右されることがある。しかし、患者の金銭の考え方については、その判断を尊重し、患者が納得するまで一緒に検討する姿勢が重要である。ナースと患者の双方向のコミュニケーションから信頼関係が生まれ、それが治療関係へと発展する。

（髙橋寛光）

【文献】
1) 櫻庭幸恵他：Financial Competency Assessment Tool（FCAT）の作成と検討―信頼性と妥当性の検討. 東京学芸大学紀要. 第1部門. 教育科学. 55. p.131-139. 2004.
2) 田中真須枝他：開放病棟入院患者への金銭管理の指導法の効果の検討　FCATにそった個別指導と集団指導. 日本精神科看護学術集会誌. 55(1). p.496-497. 2012.

# クライシスプラン

## Crisis Plan

【関連項目】危機

Crisis の語源は、ギリシャ語の κρίσις（クリシス）で、判断するという意味があり、英語では経済上の危機や脅威となる重大な局面と訳される。医学用語では、脅威となる出来事やストレスフルなことを認知することによって引き起こされる混乱のことを表す[1]。クライシスプランは緊急状態への対応計画となる。

医療におけるクライシスプランは、1980 年代からイギリスで Advance Agreement と呼ばれる危機対応の計画に位置づけて、実践してきた。

Advance Agreement とは、サービス利用者に治療の自己決定をする権限を与えること、強制医療を少なくすること、入院を減少することを目的にしている。また、サービス利用者とその人にとっての重要な人物、そして医療スタッフとで将来生じうる危機時についての対応に関する要望を前もって検討し、合意を得ておくことである。

## ▷ ジョイント・クライシスプラン（Joint Crisis Plan：JCP）

支援者と患者が共同して作成したクライシスプランはジョイント・クライシスプラン（Joint Crisis Plan：JCP）と呼ぶ[2]。

スザビーら[3]は、ジョイント・クライシスプランを「危機的状況と危機的状況でとるべき対処や受けたい治療について治療者と共に検討し、相互に同意した考えを記録したもの」と定義している。

クライシスプランは、精神状態が安定しており、病識や現実検討力が改善した時点で作成する。クライシスプランは、医療行為であり、医療者は医療行為についてインフォームド・コンセントを行う。患者・クライエントは、医療者の手助けを受けながらも自身が危機状況における行動計画を作成する。

クライシスプランは、症状や重症度や緊急性に応じて作成する（表1）。クライシスプランは再発や非自発的入院が減少することを目的として導入する。レベル 0 ～ 3 までの間で、症状（どういう状態か）・自分でする対処・連絡先・周囲の支援を記入するが、レベル 3 ではすでに本人のコントロールは失われていることが多い。

我が国においては、医療観察法におけ

表1　クライシスプランの例

| | 症状 | 自己対処 | 連絡先 | 周囲の支援 |
|---|---|---|---|---|
| レベル0（安定時） | ・通院と服薬継続ができている | | | |
| | ・デイケアに行って、趣味の読書ができる | ・休息時間と活動時間のバランスを整える | | 家族：状態の確認 |
| レベル1（注意時） | ・動きすぎて疲れる | ・身体を休め、睡眠を意識的にとる | ○○病院精神科訪問看護 ○○ Ns TEL:○○-○○○○-○○○○- | ・訪問看護でモニタリング |
| | ・幻聴が気になって落ち着かない | ・頓用薬を飲む ・頓用薬の効き目がない時は電話相談 | ○○病院精神科外来 ○○ Ns　○○医師 TEL:○○-○○○○-○○○○- | ・病院の日中と夜間の電話相談 |
| レベル2（要注意時：入院の検討が必要になるレベル） | ・入眠困難な状態が2日続く | ・日中の外来受診 | ○○病院精神科外来 ○○ Ns　○○医師 TEL:○○-○○○○-○○○○- | ・訪問看護へ連絡 ・臨時の外来受診 |
| | ・夜間に幻聴が強くなり、イライラがおさまらない | ・臨時診察相談 | ○○病院精神科外来　夜間電話対応○○ Ns　○○当直医師 TEL:○○-○○○○-○○○○- | ・病院へ夜間の電話相談 ・任意の休息入院を勧める |
| レベル3（危機時：入院が必要なレベル） | ・興奮して物を壊す ・イライラして家族へ物を投げる | ・病院へ連絡する | ○○病院精神科担当医 ○○医師 TEL:○○-○○○○-○○○○- | ・医療保護入院（保護者　母○○） |

る対象者と多職種チームが共同で作成するクライシスプランが認知されている。一般精神医療でも徐々に行われているがいまだ十分とはいえない。クライシスプランが一般精神医療に普及することで、患者の主体的な症状管理や医療の自己決定、権利擁護につながる。

　医療観察法のクライシスプランは、社会復帰と再他害行為防止を目的に作成している。一般精神医療では、症状悪化を防ぎ、できるだけ入院しない地域生活を継続する目的で、心理教育やクライシスプランとセルフモニタリングシートを作成する実践が行われている。

　クライシスプランの実効性を確保するために、患者自身による「疾病教育」「必要な医療の理解」「注意サインの理解」「（症状の）セルフモニタリングとセルフ

コーピング」「援助希求行動」、そして支援者による「危機予防」「危機介入」「アフターケア」が必要である。[4]

　ニーズをできるだけ反映した医療スタッフや家族、その他の支援者が合意できるクライシスプランの調整とプランの振り返りを行う。　　　　　　（石川博康）

【文献】
1）ゲイル・W・スチュアート，ミシェル・T・ラライア（安保寛明，宮本有紀監訳，金子亜矢子監修）：精神科看護―原理と実践　原著第8版（看護学名著シリーズ）．エルゼビア・ジャパン．p.311. 2007.
2）野村照幸：一般精神科医療への医療観察法に基づく医療の応用―クライシス・プランによる疾病自己管理と医療の自己決定. 臨床精神医学. 43(9). p.1278. 2014.
3）Sutherby, K. Szmukler, G. I. Halpern, A. et al：A study of 'crisis cards' in a community psychiatric service. Acta Psychiatrica Scandinavia. 100(1). p.56-61. 1999.
4）平林直次：疾患のセルフマネジメント―疾病教育とクライシスプラン. 日本社会精神医学会雑誌. 21(4). p.518. 2012.

# グリーフ
Grief

【関連項目】うつ病、うつ状態

## ▷悲嘆反応

　大切な方を失った時、人は強い悲しみを感じる。そのような時に、周囲からのサポートが必要なこともある。「グリーフ」は「悲嘆」と訳すことが多く、「グリーフケア」とは「悲嘆への手当」「悲嘆へのケア」といえる。最近ではそのまま「グリーフケア」という言葉を用いることが多い。また「ビリーブメント」という言葉は「死別」と訳すが、「グリーフ」という言葉の中に死別という意味が含まれることも多い。

　一般的に死別した際には悲嘆反応が現れることが多い。通常の悲嘆には感情的反応（悲しみ、不安、落胆など）、認知的反応（故人の現存感、自己非難など）、行動的反応（緊張、過活動、泣くなど）、生理的・身体的反応（食欲不振、睡眠障害、消耗など）などが現れると考えられている[1]。これらは正常な悲嘆である。一方、6カ月の期間を経ても強く症状が継続して、故人への強い思慕にとらわれ、苦痛を伴うという複雑性悲嘆が現れることがあり、その場合はサポートが必要になる。

## ▷悲嘆の過程

　悲嘆の回復過程を説明するモデルには、段階説モデル、課題モデル（成長モデル）、二重過程モデルなどがある[2]。段階説モデルでは、ボウルビィの4段階説（心の麻痺、思慕と探索、混乱と絶望、再建）、ラマーズの3段階説（抗議、絶望と離脱、回復）や、デーケンの12段階説などがある。課題モデルは、死別後に一連の課題を達成しながら新しい生活に適応していくと捉える理論であり、ウォーデンが提唱している。課題とは、「喪失の事実を受容すること」、「悲嘆の苦痛を処理すること」、「亡くなった人のいない世界に適応すること」、「新たな生活を歩み出す中で、故人との持続するつながりを見つける」などがある。

　二重過程モデルはストローブとシュットが提唱し、「悲しみに向き合う過程（喪失志向）」と「新しい生活に取り組む過程（回復志向）」が、交互に行われ、適応していく過程を示している。遺族の死別体験後の特徴的な心理として、①悲嘆の波がある（苦痛が、おさまっている時と、ある時に急に悲しみが襲ってくるな

ど）、②命日反応、記念日反応（大切な人が亡くなった命日、故人との思い出がある日、お正月などの行事の日などに故人への思慕が強くなって悲嘆が強くなる）、③自責の念（なぜ、もっと早く気づかなかったのか、もっと一緒に過ごしていればよかった、など自分を責める）がある。

また悲嘆のプロセスは、故人の死因によっても異なる。病気で家族を亡くす場合でも、予測できたものか、予測できなかったものか、あるいは満足できる最期であったかなどが遺族の悲嘆に影響する。更に、自死の場合、社会の偏見や差別にあうことがあり、他者に話ができない場合がある。事故や犯罪で家族を亡くした場合は、悲嘆よりも捜査への協力、裁判など、別の問題を抱えることがあり、通常とは異なる悲嘆のプロセスをとると考えられる。

## ▷グリーフケアのサポート

**①情緒的サポート**：遺族は、怒り、悲しみ、抑うつなど、様々な情緒を体験する。そのような時、遺族が自分の感情を表出でき、誰かが傾聴することによって悲嘆が軽減する。

**②道具的サポート**：近親者が亡くなった場合、葬儀や一連の行事があり、遺族の負担が大きい。また、今まで故人が行っていた社会的役割や家庭での役割を遺族が担うこともある。そのような時、誰かがそれらの仕事を分担することによって遺族の負担が軽減する。

**③情報的サポート**：遺族となってからの心理やサポート源に関する情報を提供すること。

**④治療的介入**：複雑性悲嘆や、うつ病、適応障害などの精神的な問題が生じている場合は、医療機関での治療的介入が必要となる。

一般的に患者がホスピス病棟や緩和ケア病棟で亡くなった場合は、グリーフケアとして、「手紙やカードの送付」、「遺族会」や「家族会」の案内状の送付、「サポートグループの紹介」、「面談や電話相談」「会報の送付」などがある。現在、子どもを亡くした親へのサポート、親を亡くした子どものサポートなど、サポートの対象や方法が広がってきている。

遺族と接する時の姿勢として、①個別性を尊重する（悲嘆には個別性がある）、②無理強いしない（遺族が必要としているサポートを提供する）、③スピリチュアルな苦痛に配慮する、などがある。複雑性悲嘆の場合は、薬物療法や心理療法などの介入が必要な場合がある。その他にも、うつ病、外傷後ストレス障害、適応障害などの深刻な問題との関連を考える必要があるので、医療機関との連携の下にサポートを進める必要がある。

（安藤満代）

【文献】
1) Hansson,R.O.Stroebe,M.S. : Bereavement in late life : Coping, adaptation, and developmental influneces. American Psychological Association. 2007.
2) 高橋聡美：グリーフケア．メヂカルフレンド社．p.33-35. 2012.
3) 宮林幸江：ナースが寄り添うグリーフケア．日本看護協会出版会．p.46-52. 2010.

# 傾聴
## Listening

........................................................
【 関連項目 】 コミュニケーション、非言語的コミュニケーション

### ▷ 傾聴とは

一般的に「耳を傾けて聞くこと」を意味する。看護における傾聴とは、日常的な会話やケアを通して患者やクライエントとナースの間で行われるコミュニケーションの１つであり、ケアの基本的技術である。

看護学事典[1]は、「相手の話に注意深く耳を傾けること。（中略）単なる言語的コミュニケーションの手段ではなく、相手が姿勢、表情、態度を通して訴えようとしていることを理解しようとするもの」と記述している。また、看護行為用語分類は、「相手の感情や思考に沿って、相手の話に耳を傾けること」と定義している[2]。

単に相手の話を「聞く」行為ではなく、相手に寄り添い、相手が何を伝えたいのかを理解しようとして「聴く」姿勢そのものを傾聴という。

患者は疾患を診断されてから、心理的、精神的、社会的にストレスを抱えるため、ナースは患者とコミュニケーションをとりながらアセスメントを行い、患者１人ひとりに合ったケアを考え提供する必要がある。患者の不安や異常に関する情報をいち早く収集し、不安やニーズを捉えるために言語的・非言語的なコミュニケーションスキルが必要であり、その中で傾聴は基本的なコミュニケーションの１つである。

### ▷ 構成概念

看護における傾聴の構成概念は、「患者との同調」「話に耳を傾ける」「患者との身体的接近」「患者の自覚」「肯定的関心」「共感」「受容」である[3]。傾聴は肯定的に受容することに重きを置くが、患者の訴え全てを肯定し受け入れるのではなく、「聴く耳を持つ姿勢」「聴いている姿勢」があること、すなわち相手が感情のままに話せる場を提供するという点が重要である。

### ▷ 傾聴の効果

ナースが傾聴することにより、患者とナースの間に信頼関係が構築される。患者は、傾聴されることにより受け止められているという安心感を得て、自己を受容し、精神的に安定する。自分自身の振り返り、感情を言語化し整理すること、問題解決に向けた行動変容がもたらされ

る。ナースも傾聴を行うことにより患者理解の促進をして、必要なケアの提供を行う。[1]

### ▷積極的傾聴
### （Active Listening : AL）

ロジャーズ[4]の考えに基づいた積極的傾聴は、共感的理解、無条件の肯定的関心、自己一致で成り立ち、「聴き手の利益のためではなく、話し手が自身を理解し、物事を考え、自信のある行動をとるように助けるような聴き方」である。看護の傾聴と比較すると、共感、肯定するという点で共通しているが、AL は助力することも含む点で、よりカウンセリングに近い意味を持つ「聴き方」である。

この積極的傾聴法は企業が管理監督者のセミナー等で取り入れており、上司が部下の話や相談を聞く際にこの手法を活用することを推奨している。

### ▷傾聴の姿勢

傾聴する力を高めるためにはロールプレイングを取り入れて練習、実践することが有用である。

傾聴は、聴くことに力を注ぐことに加え、相手に無理に話させないようにすることが重要である。相手に考える時間が必要な時や、感情が溢れてしまい話せない場合は沈黙の時間をつくるが黙っていながらも「聴く」ことが傾聴の１つである。

また、非言語的コミュニケーションとして、表情や目線、うなずく動作などから、相手に興味があることを姿勢で伝える。傾聴は、ただ単に耳を傾けて聴くことだけではなく、ことばの奥底にある思いや気持ちに関心を寄せながら聴く。そしてその思いや気持ちに呼応することが大切である。話を聴きながら、評価や判断を下さず、その考えにそった心理を理解しようとする姿勢をもつ。

自分自身のもつ傾向、価値感や価値基準などが、傾聴を妨げることがあるので、自己理解を深めることが重要である。

（益子友恵）

【文献】
1) 見藤隆子・小玉香津子・菱沼典子 総編集：看護学事典 第 2 版. 日本看護協会出版会. p.64. 2011.
2) 日本看護科学学会 看護学 学術用語検討員会編：看護行為用語分類. 日本看護協会出版会. 2005.
3) 長尾雄太：看護における「傾聴」の概念分析. 日本ヒューマンケア科学会誌. 6（1）. 2013.
4) Rogers,C.R.：On Becoming a Person. Houghton Mifflin Company. 1961.

# 幻覚

## Hallucination

【関連項目】ストレス、症状マネジメント、心理教育

## ▷幻覚とは

幻覚とは、明確な刺激は外部環境にないが、実際に刺激があるように知覚することであり、実際に刺激が存在しそれを誤認する場合は錯覚である。健康な人も入眠時や覚醒時、不安、孤立、過労、不眠があると幻覚が起こる[1]。

幻覚には幻嗅、幻聴、幻味、体感幻覚、幻触、幻視がある。統合失調症患者は幻聴、幻嗅、幻味、体感幻覚を経験しやすい。幻聴は患者を非難・命令する言葉が多く、苦痛を感じるだけでなく、命令に従って行動化することがある。純粋に幻覚だけが発現することは少なく、多くは妄想と不可分である。

幻視はアルコール依存症の離脱期やレビー小体型認知症の初期、器質性脳疾患で現れる。覚せい剤や大麻などの違法なドラッグを使用すると統合失調症様の幻覚を惹起する。

幻嗅は自己臭恐怖、統合失調症、レビー小体型認知症、脳の腫瘍や外傷後に現れる。幻味は統合失調症に多く被毒妄想と関連し、気分障害、中枢・末梢神経障害、肝臓や腎臓などの全身疾患、脳腫瘍や外傷後にもみられる[2]。

体感幻覚は統合失調症、気分障害、セネストパチー、レビー小体型認知症、パーキンソン病で現れる。幻触は皮膚寄生虫妄想や統合失調症にみられる[3]。

## ▷幻覚が生じるメカニズム

幻覚が生じるメカニズムは、①中脳辺縁系におけるドパミンの過剰分泌仮説、②自己モニタリング障害仮説[3]、③聴覚性言語のワーキングメモリの障害による内言語の障害説[4]、④表情認知の障害による視線過敏などの知覚障害[5]、⑤精神分析理論の自我の障害という考え方、など様々な仮説がある。

## ▷幻覚がある患者への看護

幻覚は、患者にとって自我を脅かす侵襲の大きい精神症状である。幻覚に苦しんでいる患者への看護の方法として、患者が安心して自分の症状について語れるように、患者との信頼関係を基盤にして患者の体験に寄り添い、その体験に真摯に耳を傾け共感的に理解することが基本である。その上で、ナースにはそのようなことは感じられないという現実を伝え、現実検討を促す関わりが有効である。

表1 幻覚を体験している患者への看護

| 看護の意図 | 具体的な看護の方法 |
| --- | --- |
| 幻覚は誰にも理解されないという孤独感を和らげ、孤立を防ぐ | 幻覚の根底にある、患者の感情や価値観に共感する |
| | 患者と一緒に幻覚が出現する意味を探求する |
| | 同じ幻覚体験をしている人と出会えるように援助する |
| | 幻覚体験を患者同士で語り合える場や機会を提供する |
| 幻覚の出現に影響する因子に気づけるようにする | 自分でモニタリングできるよう、スケーリングの方法を教える |
| | ストレスへの気づきを高めることができるように関わる |
| | 再発前や幻覚が出現する前のストレッサーについて患者の振り返りを促す |
| | 不安、孤立、過労、不眠が幻覚を誘発することを教える |
| 幻覚が病気の症状であることの気づきを促す | 幻覚の訴えには、看護師には感じられないという現実を提示する |
| | 病気とそれがもたらす症状について教える |
| 幻覚への対処技能のレパートリーを拡大する | 幻覚への患者の対処法を承認すると共に、別の対処法を教える |
| | 定期薬の必要性と頓服薬の活用法を教える |
| | 患者のストレス対処法を承認すると共に、新しい対処法を教える |
| 生活の再調整を促す | 不安、孤立、過労、不眠をできるだけ回避し、健康に生活するために何が必要かを患者と一緒に考える |

1987年にオランダで、患者が幻聴などの体験を安心して語り共有できる環境を作ることを目的に、"Hearing Voices network"[6] が生まれ、現在、世界中に広がっている。

同じ体験をしている仲間との出会いを促進することも幻覚を体験している人への重要な看護である。そして患者が自ら症状に気づき、症状をコントロールすることや、症状と折り合いをつけながら生活していけるように、心理教育や「正体不明の声ハンドブック」[1]を活用した認知行動療法的な看護も有効である。田井ら[7]は、患者が自分の症状に気づき、症状への対処法を獲得し、症状と折り合いをつけながら生活できるようにする、症状マネジメントを促進する看護を明らかにしている。幻覚を体験している患者への看護の意図と方法を表1にまとめた。

（松枝美智子・熊本勝治）

【文献】
1) 原田誠一：正体不明の声ハンドブック―治療のための10のエッセンス第3版. アルタ出版. 2009. http://www.ar-pb.com/files/s_handbook.pdf
2) 板井貴宏, 北谷雅水, 天保英明：精神疾患に罹患し味覚異常, 口腔違和感を訴えた2症例. Jpn J Ps. Psychosom Med. 53. p.757-763. 2013.
3) 神山園子, 濱田秀伯：皮膚寄生虫妄想とは. 綜合臨牀. 51 (4). p.847-848. 2002.
4) 浅井智久, 丹野義彦：声の中の自己と他者――幻聴の自己モニタリング仮説. 心理学研究. 81(3). p.247-261. 2010.
5) 三村將：精神神経疾患と機能局在. Jpn J Neurosurg. 23 (4). p.311-317. 2014.
6) Hearing voices organization. HEARING VOICES COPING.
7) 田井雅子, 野田智子, 大川貴子, 大竹眞裕美, 遠藤太, 濱尾早苗, 田上美千佳, 中山洋子, 新村順子：再入院した統合失調症患者の症状マネジメント習得と支援体制確立に向けたケア. 日本精神保健看護学会誌. 19(1). p.63-73. 2010.

# 誤嚥
## Aspiration

誤嚥とは食物、水分や口腔咽頭分泌物、胃液あるいは異物が気管内に入ってしまうことである。誤嚥には嘔吐や食事中にむせてしまう顕性誤嚥と、睡眠中に鼻腔や咽頭腔、口腔内の分泌物を自覚のないうちに誤嚥する不顕性誤嚥がある。

### ▷ 誤嚥性肺炎

誤嚥性肺炎は口腔内容物や逆流した胃内容物を誤嚥することによって生じる肺炎である。

むせこみなどの顕性誤嚥から誤嚥性肺炎を発症することは少なく、通常は不顕性誤嚥により発症することが多い。高齢者や認知症、脳血管障害の基礎疾患がある場合は誤嚥から肺炎を生じやすい。

症状は、発熱、咳嗽、喀痰、呼吸困難がある。高齢者や精神障害患者では典型的な症状が出現せず、気づかない間に症状が進行している場合がある。咳をする体力がない場合や、水分が不足している場合には痰の喀出が困難になる。

通常、身体は飲食物の飲みこみに関連する嚥下反射や気管や気管支に入りこもうとする異物の喀出に関連する咳嗽反射によって異物の気道管への侵入である誤嚥を防いでいる。

誤嚥が生じた場合でも、気管の粘液線毛運動で異物を排出するため肺炎の発症には至らない。しかし、加齢や脳血管障害、抗精神病薬の服用によって嚥下反射、咳嗽反射が低下し、嚥下障害が生じる。更に誤嚥を生じ、気道管内や肺胞で細菌感染が起こり、肺炎を発症する。不顕性誤嚥による肺炎では、肺の背側に陰影を生じることが多い。

嚥下障害の発症に関連する病態として、脳血管障害や中枢性変性疾患、パーキンソン病などの神経疾患、胃切除や胃食道逆流、食道憩室などの胃食道疾患、意識障害、認知症、気管切開、経鼻胃管による経管栄養、寝たきり状態などがある[1]。嚥下障害の確認には改訂水飲みテスト（modified water swallow test：MWST）や嚥下造影検査（videofluoroscopic examination of swallowing：VF）などがある。水飲みテストは、3mLの冷水を嚥下し、咳きこみやむせ、呼吸の変化を見る方法でスクリーニングテストとして実施する。嚥下造影検査は、X線透視下でバリウム

を含んだゼリーやとろみのある水などを用いて、口腔から咽頭、食道へ食物がどのように通過するかを明らかにし、通過障害のある部位や誤嚥の有無や程度を見る方法であり、治療のために得られる情報も多いが、整った検査設備が必要な方法である。[2]

## ▷ 精神疾患と誤嚥性肺炎

精神科では精神疾患の治療のために長期に抗精神病薬を服用することが多い。抗精神病薬の副作用として嚥下反射や咳嗽反射に関連する神経伝達物質が減少し、嚥下反射や咳嗽反射の低下が生じ、誤嚥に対する防御反応が低下し、誤嚥を生じやすい。口腔細菌は唾液分泌が正常であれば比較的安定し、食物の咀嚼によって自浄作用が働く。しかし抗精神病薬の抗コリン作用により口腔内の唾液の分泌が低下し口腔内の乾燥が生じやすくなること、十分な咀嚼を行わないこと等により唾液による口腔内の自浄作用が低下する。精神疾患で治療中の患者は、抗精神病薬の副作用に加えて、認知機能の低下から紙やビニール、リネン類などの異食、盗食や早食い、十分に咀嚼しないで飲みこむなどの摂食行動の異常を生じる場合がある。[3]

セルフケア能力の低下などから手洗い、うがい、口腔ケアが十分に行えない場合は、口腔内に病原性の細菌が発生し、唾液を誤嚥することで口腔内の雑菌が誤嚥性肺炎の原因になる。[3] また抗精神病薬の長期服薬による白血球の顆粒球減少症

を起こすことで、感染症が起きやすくなる。このようなさまざまな要因に、加齢が加わることでさらに誤嚥性肺炎のリスクが高まる。

予防では誤嚥を防ぐことと、口腔ケアを実施し、摂食、咀嚼、嚥下、唾液分泌機能の維持・改善を行うことが重要である。口腔ケアは日常時のケアに加えて、歯科医師・歯科衛生士による専門的口腔ケアによって予防効果があがることが示されている。目に見えない摂食の流れをイメージし、嚥下のメカニズム（表1）を理解し、全身状態と嚥下の段階ごとのリスクを予想し、嚥下機能に合った食事内容の調整や食事時の姿勢、ADL改善を行い誤嚥予防に努めることが必要である。また誤嚥が生じても、肺炎を発症させない早期の対策が重要である。

（萩典子）

表1　嚥下のメカニズム

| 1. 先行期 | 食物を目で見てにおいを嗅ぎ口へ持っていく（食物の認知） |
|---|---|
| 2. 準備期 | 食物を咀嚼し、嚥下しやすい形状にする |
| 3. 口腔期 | 舌の運動により食物を咽頭へ送る |
| 4. 咽頭期 | 食物を咽頭から食道へ送る。食物が咽頭へ送り込まれることで、嚥下反射がおこる |
| 5. 食道期 | 食物を食道から胃へ送る 逆流を防ぐために食道入り口は閉鎖される |

【文献】
1) 荻原俊男：老年医学. 朝倉書店. p.62-64. 2003.
2) 奈良正之：誤嚥性肺炎の治療・予防の動向. 医学と薬学. 72(5). p.815-817. 2015.
3) 川野雅資編：精神看護学Ⅱ 精神臨床看護学 第6版. ヌーヴェルヒロカワ. p.192-193. 340. 2015.

# 攻撃
## Aggression

【 関連項目 】 隔離と拘束、CVPPP、行動制限、アンガーマネジメント

### ▷攻撃と攻撃性

攻撃とは「害することを意図した行動」である。「攻撃」は攻撃という行動を指すことが多いため、通常は攻撃行動を意味する。これに対し、攻撃性は攻撃をする傾向のことを指し、「あの患者さんは攻撃性が高い」などと表現する。

一方同じように使う「暴力」は、狭義には攻撃の下位分類として主に身体的な攻撃であって社会に認められないものであり、広義では「危害を加える要素を持った行動で容認できないと判断される全ての脅威を与える行為[2]」であって、言語的なものも含む。

攻撃には有害とはいえないもの（動物の捕食行動など）があるが、問題になるのは有害なものであり、広義の暴力と同じ意味で使うことが多い。ただし、いずれの場合も「社会的に認められない」ことが前提である。

### ▷攻撃性の心理学的理解

攻撃しようとする傾向としての攻撃性については心理学的には３つの側面で検討している。それらは感情としての怒り（Anger）、態度としての敵意（Hos-tility）、行動としての攻撃（Aggression）であり「攻撃性の AHA」と呼ぶ。

例えば、入院させられたという扱いに対しての憤り、あるいは患者同士の会話でかっとなりやすい場合は怒り、被害的な思考がもたらす個人に対する憎しみは敵意、実際の行動に及ぶ、あるいは器質性の疾患などで突然に起こる暴力は行動としての攻撃が問題となる。

### ▷攻撃の種類

攻撃には様々な類型がある。手段としては言語的かあるいは身体的かに分かれ、直接的な攻撃かどうかという点では直接的攻撃と間接的攻撃、また攻撃の目的によって敵意を持つ対象への敵意的攻撃と目的を達成するための道具的攻撃という分け方がある。

### ▷攻撃の理論

攻撃の理論についてクラーエは大きく生物学的説明と心理学的説明に分けている[1]。

生物学的には、動物行動学的（動物としての攻撃エネルギー）、社会生物学的（種が生き残り進化する過程として）、行動遺伝学的（気質の遺伝）がある。

心理学的説明にはフロイトの人間の本能としての攻撃、欲求不満─攻撃仮説（欲求不満を解消しようとする）、認知的新連合主義（出来事が不快感情を引き起こし、その反応として攻撃が起こる）、覚せい転移理論（急激に起こった心理的覚せい状態のうち怒りに転移したもので起こる）、社会的認知アプローチ（認知的スキーマや社会的な情報処理の仕方によって攻撃行動が起こる）、学習理論（暴力により利益を得るよう学習する）、社会的相互作用主義モデル（脅迫、罰、身体的力を使って強制しようとするもの）である。

怒りを扱う認知行動療法のアンガーマネジメントは、これらの理論を利用している。

怒りは、「自己もしくは社会への、不当なもしくは心理的な侵害に対する、自己防衛もしくは社会維持のために喚起された、心の準備状態」[3]である。同じような出来事が起こったとしても、出来事を不当と感じるかどうかの認知の仕方によって怒りの程度が違う。また同じ怒りだとしても攻撃行動に至るかどうかは行動を起こすかどうかという問題となる。つまり、怒りと攻撃は同じではない。怒りはきっかけにすぎない。精神科の場合、怒りがきっかけで起こる攻撃だけではないのである。

▷ **暴力の神経学的検討**

攻撃の下位概念としての暴力について神経学的な視点からの解釈がある。レイン[4]は３つの領域から暴力のプロセスを検討している。

１つ目は、前頭前皮質周辺の関与として計画力、組織力、注意力、対応能力、感情を正しく評価する能力、自省、懲罰に対する能力の低下という認知の障害が起こり、それが反社会的な行動に結び付くものである。

２つ目は、扁桃体を中心として他者の感情を理解すること、学習や記憶、嫌悪感、道徳的判断、共感、情動調節能力などが低下し、残虐な行為を無感情で行うものである。

３つ目は、眼窩前頭皮質などからなる運動のプロセスであり、反応を抑制する運動の障害、衝動性、活動過多などから衝動的に暴力に至るものである。

精神科医療の現場においては攻撃あるいは暴力は障害によるものが大きい。ナースは、暴力によってもたらされる患者自身の不利益について、行動を修正するよう看護する。　　　　　（下里誠二）

【文献】
1) B. クラーエ(秦一士, 湯川進太郎編訳)：攻撃の心理学. 北大路書房. 2004.
2) 包括的暴力防止プログラム認定委員会編：医療職のための包括的暴力防止プログラム. 医学書院. 2005.
3) 湯川進太郎：怒りの心理学──怒りとうまくつきあうための理論と方法. 有斐閣. 2008.
4) エイドリアン・レイン(高橋洋訳)：暴力の解剖学──神経犯罪学への招待. 紀伊國屋書店. 2015.

# 抗精神病薬

## Antipsychotic

【 関連項目 】 パーキンソン症候群、錐体外路症状、ドパミン過感受性精神病

### ▷抗精神病薬とは

抗精神病薬は、中枢神経に作用する向精神薬の一種で、定型抗精神病薬と非定型抗精神病薬がある。定型抗精神病薬は、幻覚、妄想、精神運動興奮などの陽性症状に効果があり、非定型抗精神病薬は、陽性症状に加え、自閉、感情鈍麻などの陰性症状にも効果がある。後者は前者と比べて、錐体外路症状などの有害作用が少ないのが特徴である。錐体外路症状とは、黒質線条体のドパミン受容体を抗精神病薬で78%以上遮断した場合に、不随意運動が障害されるものである。[1]

### ▷抗精神病薬の適用範囲と剤型

抗精神病薬は主に統合失調症に使用するが、低用量ではせん妄に、アリピプラゾールはうつ病にも効果がある。

抗精神病薬の剤型は、錠剤、口内崩壊錠、注射薬剤、持効性注射薬剤があり、患者の状態や希望により選択する。欧米では患者のQOL向上を目的に、持効性抗精神病薬注射製剤の処方が一般化しているが、日本では拒薬がある場合や、患者の希望時以外は、積極的には処方されていない。理由は、副作用の出現時に対応が難しいこと、注射針による皮下組織の損傷や硬結、患者の注射への抵抗感である。

### ▷日本の抗精神病薬の処方の問題点

日本では近年まで、抗精神病薬の多剤大量療法が一般的だったため、薬原性医原病の「ドパミン過感受性精神病」[2]が問題になっている。これは、薬剤開始初期には治療効果が高いが、再発を繰り返すうちに処方量が増加し、薬剤への耐性を形成し薬効が低下することから、更に上乗せされて多剤大量になることである。[2]この状態では、①一定量の内服でも再発しやすい、②僅かな減量や中断で再発する、③些細なストレスがきっかけで再発する、④重度の精神症状や以前にはなかった症状が出現する、等の有害作用が現れる。[2]

伊豫らは、「ドパミン過感受性精神病」の予防として、非定型抗精神病薬持効性注射製剤の使用を推奨している。[2]また、抗精神病薬の多剤大量療法は水中毒、悪性症候群、心停止などの死と直結する重篤な副作用を引き起こすことから、日本精神神経学会や厚生労働省が中心とな

表1　抗精神病薬の種類と適用、作用・有害作用

| タイプ | 適用 | 作用 | 有害作用と禁忌 |
|---|---|---|---|
| **定型抗精神病薬**<br>フェノチアジン系<br>ブチロフェノン系<br>イミノジベンジル系<br>ベンズアミド系（スルピリド）<br>その他 | 統合失調症および他の精神病性障害群<br>せん妄（少量） | ドパミン受容体遮断作用<br>陽性症状のみに作用 | 過鎮静、錐体外路症状、悪性症候群、高プロラクチン血症、性機能障害、起立性低血圧<br>心機能障害<br>腎機能障害<br>肝機能障害 |
| **非定型抗精神病薬**<br>SDA（Serotonin Dopamine Antagonist）<br>MARTA（Multi-Acting ReceptorTargeted Agent）<br>DSS（Dopamine System Stabilizer） | 統合失調症および他の精神病性障害<br>うつ病（アリピプラゾール）<br>双極性障害（アリピプラゾール、オランザピン） | SDA: セロトニン受容体とドパミン受容体に作用<br>MARTA: 様々な神経伝達物質受容体に作用<br>DSS: セロトニンとドパミン受容体に作用 | 耐糖能障害（一部）<br>心機能障害<br>腎機能障害<br>肝機能障害<br>用量が多ければ、定型抗精神病薬と同様の重篤な副作用が出現<br>スルピリドはホルモン異常 |

姫井昭男 .（2014）. 精神科の薬がわかる本第 3 版. 医学書院 , p.76-105. を参考に作表

り、単剤化の促進を目的に啓蒙活動を行っている。

### ▷抗精神病薬による薬物療法を受ける患者とその家族の看護

薬物療法におけるナース、薬剤師の役割は大きく、作用と有害作用のモニタリング、有害作用が生じた時や単剤化のための医師との協働、患者の症状マネジメントの促進、コンコーダンス・スキル[3]やshared decision making[4]を活用した患者の主体的な治療への参加の促進、患者の個別性に合わせた服薬指導、看護師主導の SST や心理教育[5]を行う。

統合失調症患者は病識をもちにくく、薬の中断が再発に、再発が機能低下やQOL の低下につながる。そのため、家族にも患者の病気や薬物療法に対する理解を促し、協力を得る必要がある。しかし拒薬の理由は様々で、理由を確認せず無理に内服を促すと、患者と家族の関係悪化につながりやすい。そのため、疾患と薬物療法に関する家族の理解度を把握した上で、個別又は集団での家族心理教育を行う。

また、SST を用いて、拒薬の理由の確認方法や、患者が受け入れやすい薬の勧め方を家族が学ぶ機会を提供する。

（松枝美智子・池田智）

【文献】
1) 姫井昭男：精神科の薬がわかる本第 3 版. 医学書院. 2014. p.76-105.
2) 伊豫正臣, 金原信久, 山中浩嗣新たな剤型とその意義：非定型抗精神病薬持効性注射製剤を中心に. Prog.Med. 33. p.2335-2340. 2013.
3) 安保寛明, 武藤教志：コンコーダンス：患者の気持ちに寄り添うためのスキル 21. 医学書院. 2010.
4) 宮本有紀, 辻脇邦彦, 樋口和央：向精神薬の処方実態に関する国内外の比較研究厚生労働科学研究費補助金（厚生労働科学特別研究事業）分担研究報告書. 2008.
5) 河野あゆみ, 松田光信, 先谷亮：運営者の違いによる統合失調症患者に対する看護師版心理教育の成果検討 ～服薬および病気に関する知識の変化～. 神戸常盤大学紀要. 5. 2012.

# 行動制限

## Restrictiveness

【関連項目】トラウマインフォームドケア、隔離と拘束

行動制限という用語でまず最初に思い浮かぶのは「精神保健福祉法」に基づく行動の制限である。同法による規定では以下のようになっている。

▷ **精神保健福祉法と行動制限**

精神保健福祉法第36条には「精神科病院の管理者は、入院中の者につき、その医療又は保護に欠くことのできない限度において、その行動について必要な制限を行うことができる」となっている。

続く第2項で信書の発受や行政機関職員との面会については制限できないこと、またその他厚生労働大臣が定めるものについては制限できないことが記されている。この基準が、精神保健福祉法第36条第2項の規定に基づき厚生大臣が定める行動の制限（昭和63年4月8日厚生省告示第128号）であり、信書、電話、面会について制限のできない事項が定められている。

加えて第37条には精神科病院に入院中の者の処遇について必要な基準を定めることができるとされ、これに対応して厚生省告示第130号（昭和63年4月8日）では処遇の考え方として通信・面会は基本的に自由に行われるものであり、医療又は保護に合理的な理由がある場合に限って、慎重な判断を基に合理的な方法で制限されなければならないこととされている。

この意味において制限は個別にその時最も制限の少ない合理的な方法でなければならないから、例えば一律に全ての面会を禁じることは違法である。なお、この他隔離や身体的拘束については別項に譲る。

▷ **精神科看護における行動制限**

忘れられがちなのは、例えば入院して閉鎖環境下に置かれることも自由な外出を制限するという意味では行動制限であるということである。

日本精神科看護協会は倫理綱領で「精神科看護者は、治療過程において隔離等の行動制限が必要な場合に、それを最小限にとどめるよう努める」[1]として行動制限についての項を設けている。この隔離等の行動制限について日本精神科看護協会政策・業務委員会の解説としてその内容をあげている。これによれば、行動制限は隔離・拘束に限らない広い範囲を含

むものとしている。つまり、患者個々に指示が出る面会、電話、外出・外泊、持ち物の制限や病棟全体の玄関での施錠などの患者全員に行う制限を含むものである。このことから、精神科病院における看護のほぼ全域にかかわることについて、行動制限が起こっていると考える倫理的な視点が必要である。

　行動制限を最小にすることは単に隔離・拘束の回数や時間を減らすという問題ではない。患者が入院生活をする際に必ず何らかの制限がある。患者にかかる制限は持ちたいものを持てない、行きたいところに行けない、したいときにしたいことができないということであることに配慮する必要がある。よって患者からの要求に対してただ単に「規則だから」と言って断るようなことは避けなければならない。常に現在よりもっと制限を少なくできる方法はないかを検討しながら患者と協働して生活環境を整える必要がある。

　日本国憲法は、身体の自由を保障している。「日本国憲法」第31条で「何人も、法律の定める手続によらなければ、その生命若しくは自由を奪われ、又はその他の刑罰を科せられない」とされている。この「法律の定める手続によらなければ」という部分は「法に基づく適正手続の保障」due process of law で簡略に「デュー・プロセス」と呼ぶ。

　この時、従うべき手続は「精神保健福祉法」に限るわけではない。最終的に病棟単位で作成したマニュアルに沿っているかが医療訴訟で問題になる。そしてそのマニュアルが規定している制限事項は全て法に基づいて合理的なものであり、ただ単純に職員の管理的な都合で禁止事項を設けてはならず、安全な環境でありながら最も制限の少ない方法を検討することが必要である。

　この時、病棟ルールに関しては制限しないことで起こりうるリスクと回避するための方略だけではなく、制限しないことでもたらされる利益についても検討し、リスクマネジメントの視点から最もバランスの取れたものにする必要がある。またこの規則は常に患者と家族の意見を参考に見直し、少しでも患者にとって制限の少ないものにする必要がある。

（下里誠二）

【文献】
1）日本精神科看護協会：http://www.jpna.jp/outline/ethics.html

# 行動療法
## Behavioral Therapy

【 関連項目 】SST、認知行動療法、リラクセーション、社会学習理論

## ▷ 行動療法とは

行動療法（behavioral therapy）とは、行動（学習）理論に基づいて問題行動を適応的な方向に変化させることを目的とした治療方法である。問題行動の根底には無意識が関与すると捉えて治療を行う精神分析療法に対し、行動療法は、問題行動は現実的な世界の中で学習されたものと捉え、適切な学習をすることによって問題行動の変容を目ざすことにある。

現在、抱えている行動上の問題（恐怖症や習癖など）は、何らかの原因で不適切な反応（感情や行動）となり、それが習慣化してしまったか、あるいはその場に対して適切な反応（感情や行動）をまだ習得していないために起きていると考えられる。行動療法は、問題行動は刺激と反応の条件づけを基本としているため、「先行刺激（Antecedent：A）―行動（Behavior：B）―結果（Consequence：C）」という枠組みで分析し、新たな刺激を与えることによって症状の改善を目ざす。

例えば、恐怖を感じる体験をしたとする。次の段階では、今まで恐怖と関係の

なかった刺激が苦痛を呼ぶ刺激と結び付いて、新たに恐怖をもたらすようになる。最終の段階では、恐怖をもたらすような状況を回避する反応が生じ、恐怖から回避へというパターンが固定する（図1）。行動療法は、症状の基盤として恐怖と回避反応の学習と仮定し、学習した反応を消去することを治療目標とする。

図1　固定化する行動のパターン

不安や恐怖を引き起こすきっかけ（先行刺激）
↓
不安や恐怖と関係のなかった刺激が苦痛を呼ぶ刺激と結び付く
↓
新たに恐怖をもたらす
↓
恐怖をもたらすような状況を回避する（反応）
↓
恐怖から回避へというパターンの固定（結果＝学習）

## ▷ 行動療法の治療目標の決め方

行動療法は目的を絞った治療法であるため、行動の分析後に治療する症状に標点をあてて決定する。治療対象になる症状のことを標的行動という。どの症状を標的行動にするかは、症状の種類や性質、患者や家族の希望、治療者の判断などを

総合して決める。標的行動を決定する際に留意することは、治療によって改善する見込みのある行動を選ぶことである。

▷ **行動療法の代表的な技法**

行動療法の代表的な技法は、次のとおりである。

**1）系統的脱感作法**

筋肉の弛緩訓練（リラクセーション）を利用して不安を軽減する方法である。不安を引き起こしそうな刺激条件と、この不安反応に逆制止を起こすような刺激（拮抗刺激）を同時に与えて、不安反応に対する条件づけを除去する。また、不安反応を引き起こす場面を段階に分け、不安階層表を作成し、不安を引き起こす一番弱い場面から、徐々に脱感作を起こす技法である。拮抗条件は、弛緩反応の他に断行訓練がある。

**2）曝露反応妨害法**

あえて苦手なことに直面するという治療法である。不安や恐怖心をかきたてる状況に身を置き、逃げられない環境でできるだけ長い間恐怖刺激場面に直面する。徐々に慣れが生じ、実際には何も危険がないことを認識する。広場恐怖や社交恐怖などの社会不安障害の治療に効果がある。

**3）オペラント条件づけ**

望ましい行動には見返りを与える方法である。行動の動機づけに注目し変化を起こそうとする。例えば、好ましい行動には報酬や賞賛を与え（正の強化因子）、好ましくない行動には何らかの形で罰則を与える（負の強化因子）ことによって、適応行動の増加を動機づける。

**4）モデリング**

見本となるモデル（お手本）を示し、それを模倣してモデル行動を学習する方法である。モデル刺激としては、治療者や他の患者が示す実際の行動やVTRやイメージの描画などがある。例えば、犬に恐怖心をいだく子どもに対して、犬と楽しく遊ぶ子どもを観察したり、餌を与えるマネをすることを示す。

**5）セルフモニタリング**

自分自身の行動を観察して記録・評価する方法である。例えば、何度も手を洗いたくなった時のきっかけやその時の気分や不快感、その時に考えたこと、手を洗い終えるきっかけや気分の変化などを記録し、刺激－反応のパターンがわかるように記録する。セルフモニタリングは、思考も含めて評価することから、認知を含めた行動療法として用いることが多い。

行動療法は、即効的な治療法ではないため、すぐに治療効果が表れるものではない。継続することによって、行動変容を成し遂げることができる。それには、患者自身が治療を理解し、積極的に取り組めるようナースが支えることが重要である。

（多喜田恵子）

# 興奮

## Excitement

【 関連項目 】隔離と拘束、攻撃、せん妄、意識

日常の会話の中で「興奮している」という時には多くはスポーツ観戦やコンサートなどで盛り上がった時、また嬉しいニュースが飛び込んできた時などに使うことが多い。この場合、多くはよい意味で気分が高揚している際に使う。

一方、ナースは「興奮」と聞くと「不穏」という言葉と無意識に結び付く。「興奮」「不穏」は、時として隔離や身体的拘束あるいは頓用薬の与薬の判断指標として、記録に記述する用語である。

治療が必要な興奮としては特徴的に暴力リスクの場合がある[1]。

### ▷症候学としての興奮

#### ①意欲の異常

興奮は意欲の異常として心拍が亢進した状態として定義する[2]。これは精神運動興奮（psychomotor excitement）である。

意欲とは、対象に対する生命的な能動性が欲動であり、欲動を操作する精神的な能動性が意志であり、この２つをあわせて意欲という[3]。

#### ②意欲の量的変化

意欲が量的に亢進すると動き回るようになる。これは多動である。これが極端な状態は激越（agitation）である。また心理的要因によって運動が亢進すると歌ったり踊ったり、時には乱暴になる。

#### ③意欲の質的変化

意欲の質的異常としては、合目的的で了解可能なものと、目的志向性がなく了解不能なものがある。

合目的なものには、そう病性興奮がある。そう病の場合は、誇大的になり物を大量に購入したり、人に干渉しすぎたり、何かにつけてやりすぎてしまう。それでも行動には目的がある。

一方、無目的なものには緊張病性興奮がある。緊張病性興奮は、周囲の状況に関係なく、意図がわからないような興奮の仕方になる。この場合は目的が理解できにくい。

### ▷意識障害に伴う興奮

この他に意識障害に伴う興奮がある。せん妄は、軽度から中等度の意識混濁に精神運動興奮が加わった状態であり、興奮の程度が比較的軽いものはもうろう状態である。

## ▷隔離と不穏

「精神保健福祉法」第 37 条第 1 項の規定に基づき厚生労働大臣が定める基準では隔離の対象の 1 つとして、「急性精神運動興奮等のため、不穏、多動、爆発性などが目立ち、一般の精神病室では医療又は保護を図ることが著しく困難な場合」がある。

ここでは精神運動興奮時に隔離を行うことを示している。この場合の隔離の要件となる興奮の程度は、「一般の精神病室では医療又は保護を図ることが著しく困難な場合」であり、単に興奮状態というだけでは隔離の根拠とはならない。

## ▷興奮の指標

興奮は評価尺度の項目にあり、2 つの評価尺度を紹介する。

### ①陽性・陰性症状評価尺度（Positive And Negative Syndrome Scale：PANSS[4]）

統合失調症による症状評価の際に用いる PANSS では、陽性症状評価の 4 番目として「興奮」がある。ここでの定義は「行動の増大、刺激反応性の亢進、過剰警戒、気分易変性の増大に示されるような⑦活動性亢進状態」である。

### ②パターソンらのそう病評価尺度（Petterson Manic State Rating：Petterson MSRS[5]）

この尺度でのそう病の評価項目は、活動（動きの増加）、言語促迫（口数の多さ）、観念奔逸（話題の脱線）、騒がしさ（大声の程度）、攻撃性（怒りっぽさや実際の攻撃）、見当識（状況の認識）、気分

高揚（主観的気分の程度）であり、これらは興奮の内容を示す。

## ▷興奮時のケア

興奮時には患者は一方的で話を聞く耳を持たないことが多い。ナースはあわてずに、落ち着いて対応する。言語的、非言語的メッセージでナースに注意を向けてもらうよう努め、紳士的に交渉する。患者がコントロールを失っている時にはタイムアウトやリミットセッティングの技法を用いて、刺激の低減に努める。

（下里誠二）

【文献】
1) 山内俊雄総編集：精神科専門医のためのプラクティカル精神医学. 中山書店. 2009.
2) 北村俊則：精神・心理症状学ハンドブック 第 3 版. 日本評論社. 2013.
3) 山下格：精神医学ハンドブック 第 7 版. 日本評論社. 2013.
4) Kay,S. R.Opler,L. A. Fiszbein,A.（山田寛. 増井寛治. 菊本弘次 訳）：Positive and Negative Syndrome Scale（PANSS）Rating Manual（陽性・陰性症状評価尺度［PANSS］マニュアル）. 星和書店. 1991.
5) 長沼英俊：気分障害 躁病エピソード. 臨床精神医学. 28（増刊）. p.128-134. 1999.

# 子育てネットワーク
## Child Care Network

核家族化や共働き家族の増加など家族形態の多様化、少子高齢化や地域のつながりの希薄化といった社会構造の変化など、昨今の子育て環境は従来に比べて大きく変化している。このような状況下、育児不安やストレスを抱え、相談相手もなく孤立したなかで子育てをしている養育者が少なくない。親子を取り巻く環境が複雑化・多様化する近年において、妊娠中からの切れ目ない支援と、地域の母子保健、学校保健等との連携が不可欠である。

地域における子育て支援は、行政等の関係機関や親同志のつながりを含めたネットワークによるサポートが必要である。我が国では現在、母子保健に関する関係者、関係機関・団体が一体となって推進する国民運動計画として、「健やか親子21」を展開しており、平成27年度からは「健やか親子21（第2次）」が動き出している。「健やか親子21（第2次）」は、子育てに関連した専門職と非専門職・地域住民等の重層的な社会的支援システムの下、すべての子どもが健やかに育つ社会の実現を目ざし、3つの基盤となる課題と2つの重点的な課題を設定している。

3つの基盤課題は、「切れ目ない妊産婦・乳幼児への保健対策（基盤課題A）」と「学童期・思春期から成人期に向けた保健対策（基盤課題B）」そして基盤課題Aと基盤課題Bを広く下支えする環境づくりを目ざす課題である「子どもの健やかな成長を見守り育む地域づくり（基盤課題C）」である。

2つの重点課題は、母子保健課題のなかでも基盤課題A〜Cでの取り組みをより1歩進めた形で重点的に取り組む必要があるものとして設定し、「育てにくさを感じる親に寄り添う支援（重点課題①）」と「妊娠期からの児童虐待防止対策（重点課題②）」である。

## ▷妊娠・出産包括支援事業（図1）

周産期における子育て支援は、妊産婦の支援ニーズに応じて母子保健や子育てに関するさまざまな悩みへの相談対応や、支援を実施している関係機関につなぐための「母子保健相談事業」、妊産婦の孤立感や育児不安の解消を図ることを目的にした助産師等による専門的な相談

## 図1　子育て世代への包括支援の展開

医療機関（産科医等）　保健所　児童相談所　子育て支援機関　利用者支援実施施設　民間機関

連携・委託

**子育て世代包括支援センター**

保健所　ソーシャルワーカー　助産師

情報の共有

| 妊娠前 | 妊娠期 | 出産 | 産後 | 育児 |
|---|---|---|---|---|

産前・産後サポート事業（子育て経験者等の「相談しやすい話し相手」等による相談支援）

| 妊娠に関する普及啓発 | 妊婦健診 | 全戸訪問事業　乳児家庭 | 産後ケア事業（心身のケアや育児サポート等） | 子育て支援策<br>・保育所<br>・里親<br>・乳児院<br>・その他子育て支援策 |
|---|---|---|---|---|
| 不妊相談 | 両親学級等 | | 定期健診　　予防接種　　養子縁組 | |

（平成26年度全国厚生労働関係部局長会議　厚生分科会資料）

援助等を行う「産前・産後サポート事業」、出産直後に休養やケアが必要な産婦に対し、心身のケアや育児のサポート、休養の機会を提供する「産後ケア事業」がある。

さらに平成27年度には、子育て世代包括支援センター（妊娠期から子育て期にわたるまでの切れ目ない支援を実施するワンストップ拠点）を立ち上げた。ここでは、保健師や助産師、ソーシャルワーカー等のコーディネーターがすべての妊産婦等の状況を継続的に把握し、情報の一元化などを図るといった取り組みを「子ども・子育て支援法」に基づく利用者支援事業により実施する。コーディネーターは必要に応じて関係機関と協力して支援プランを策定し、妊産婦等に対してきめ細かい支援を実施する。

### ▷日本版「ネウボラ」

妊娠・出産包括支援事業は、フィンランドの「ネウボラ」がモデルとなっている。ネウボラ（neuvola）とはフィンランド語で「助言の場」を意味し、子育て家族への支援制度であり、地域における総合的な子育て支援サービスを行うワンストップ拠点である。ネウボラでは、妊娠した女性に担当の保健師や助産師がつき、妊娠期から就学前（6歳まで）にかけて切れ目なく同じ担当者が子育て家族に寄り添い、支援を継続する。[2]

現在、各市町村が日本版「ネウボラ」を目ざし、地域の特徴を生かした子育て支援体制を構築している。　　（大平肇子）

【文献】
1）公益財団法人母子衛生研究会：わが国の母子保健 平成27年. 母子保健事業団. p.69. 2015.
2）福島富士子：助産師にとっての地域づくり参画. ネウボラへのかかわり. 助産雑誌. 69（6）. p.452-457. 2015.

# 子ども虐待

## Child Abuse

【 関連項目 】 愛着障害

▷ **定義と実態**

子ども虐待は身体的虐待、性的虐待、ネグレクト、心理的虐待の4種類に分類できる。子ども虐待の相談対応件数は児童虐待防止法施行前の平成11年に比べ、平成25年度は6.3倍に増加している[1]。厚生労働省[2]によると、平成25年度の児童相談所における相談件数の内訳は心理的虐待38.4%が最も多く、次いで身体的虐待32.9%、ネグレクト26.6%、性的虐待2.1%であった。虐待者は実母が54.3%と最も多く、次いで実父31.9%となっている。子ども虐待による子どもの死亡事例は78事例（90人）に上り、死亡した子どもの年齢は0歳が43.1%と最も多く、0〜2歳を合わせると62.7%と大部分を占め、主たる加害者は実母（74.5%）であった[2]。

▷ **子ども虐待の予防と支援**

子ども虐待の予防は、潜在的原因やリスク要因を減らし、保護要因を強化することで新たな子ども虐待の発生を防止することである。そのなかでナースは、「予防と早期発見」「子どもとその親への治療的ケア」という相互補完的な役割を担

う。ナースに求められる基本姿勢は、子ども虐待の予防・支援においては、何よりも子どもの安全と幸せを優先させるという認識であり、そのために母子の包括的なアセスメントを行う。

▷ **子ども虐待のアセスメントの枠組み**

アセスメントは一側面だけでなく、包括的に捉えることが重要である。「子ども虐待による死亡事例等の検証結果等について（第10次報告[1]）」で提示している子ども虐待が生じやすいリスク要因として留意するポイント（表1）は、養育者の側面、子どもの側面、生活環境等の側面、援助過程の側面の4つの側面で構成され、親子を包括的にアセスメントする際の参考指標になる。特に、子どもが低年齢である場合やひとり親の場合で、このリスクポイントに該当する時は、注意して対応する必要が指摘されている。

▷ **連携による子ども虐待予防**

母子健康手帳交付時や妊婦健診時の様子、家族関係のアセスメント等、地域と医療機関のナースによる妊娠期からの切れ目のない支援を行い、気になる母子に

適切な支援を行う。さらに、産後はこんにちは赤ちゃん訪問や乳幼児健診等で関係機関のナースが子育て家庭とかかわり、子ども虐待が発生する前に発見し、その後の適切な支援につなげることが重要である。

## ▷ 精神疾患のある養育者への支援

第10次報告では、精神疾患のある養育者の病状の変化が育児困難や子ども虐待につながる可能性や、過去の死亡事例において一定の割合で精神疾患のある養育者による死亡事例が含まれていたことから、精神疾患のある養育者における事例を検証した。その結果、実母に精神疾患がある事例は73事例（79人）で、診断名は心中以外の事例では統合失調症（15例）、心中事例ではうつ病（20例）が最多であった。

実母に何らかの精神疾患がある場合に、実母の育児へのサポート体制が不十分、生活環境上の課題があるなどリスクが重なる事例では、子ども虐待予防を視野に入れた丁寧な支援が不可欠である。妊娠中から継続して、産科、精神科、小児科、地域のナースや医師が連携した生活支援・子育て支援を行う。

希死念慮や自殺企図のある養育者の場合はサポート体制や生活・育児能力、家庭における育児の限界を見きわめた上で、関係機関と迅速に連携する。

## ▷ 子ども虐待の後遺症とケア

杉山[3]は、子ども虐待とは愛着形成の障害と慢性のトラウマであるとし、子ども虐待の後遺症に相当する病態として、反応性愛着障害、解離性障害、外傷性ストレス障害をあげている。虐待を受けた子どもへのケアには愛着障害への対応が不可欠である。子ども虐待をしている親自身も愛着の問題を抱えていることもあり、愛着障害への取り組みにはペアレント・トレーニングや育て直しプログラムなどを用いる[3]。　　　　　　（大平肇子）

表1　子ども虐待による死亡事例等を防ぐためのリスクとして留意するポイント

| | |
|---|---|
| 養育者の側面 | 妊娠の届け出がなされておらず、母子健康手帳は未発行 |
| | 妊婦健康診査未受診又は受診回数が極端に少ない |
| | 関係機関からの連絡の拒否 |
| | 望まない妊娠 |
| | 医師、助産師の立ち合いなく自宅等での出産 |
| | 乳幼児健康診査や就学時の健康診断の未受診または予防接種の未接種 |
| | 精神疾患や強い抑うつ状態 |
| | 過去の自殺企図 |
| | 子どもの発達等に関する強い不安や悩み |
| | 子どもを保護してほしい等、養育者が自ら相談してくる |
| | 虐待が疑われるにもかかわらず養育者が虐待を拒否 |
| | 訪問等をしても子どもに会わせない |
| | 多胎児を含む複数人の子どもがいる |
| 子どもの側面 | 子どもの身体、特に顔や首、頭等に外傷が認められる |
| | 子どもが保育所等に来なくなった |
| | 施設等への入退所を繰り返している |
| | きょうだいに虐待があった |
| 生活環境等の側面 | 児童委員、近隣住民等から様子が気にかかる旨の情報提供がある |
| | 生活上に何らかの困難を抱えている |
| | 転居を繰り返している |
| | 孤立している |
| 援助過程の側面 | 関係機関や関係部署が把握している情報を共有できず、得られた情報を統合し虐待発生のリスクを認識できなかった |
| | 子どもを守る地域ネットワークにおける検討の対象事例になっていなかった |
| | 家族全体を捉えたリスクアセスメントが不足しており、危機感が希薄であった |

1) を参考に作成

【文献】
1) 厚生労働省HP：子ども虐待による死亡事例等の検証結果等について（第10次報告）. 2014.
2) 厚生労働省HP：児童虐待の定義と現状
3) 杉山登志郎：子ども虐待への新たなケアとは. 講座 子ども虐待への新たなケア. p.6-19. 学研教育出版. 2013.

# コンサルテーション
## Consultation

【 関連項目 】 リエゾン、スーパービジョン

▷ **コンサルテーションの定義**

　ある状況で特定の問題を解決することに困難を感じている人（コンサルティ）が、専門的技能を持っている人（コンサルタント）に問題解決を依頼することがコンサルテーションである[1]。そのために、コンサルタント自身が独自の技能を持っているかどうかを判断しなくてはならない。卓越したコンサルタントは、独自の技術と専門的技術を持って、課題や状況が具体的になるように導く。コンサルタントは、資源としてのコンサルタントとプロセスを支えるコンサルタントの役割がある。

　資源的コンサルタントは、コンサルティが広い視野を持って、いくつかの選択肢から自己決定ができるように適切な情報を提供することである。このことからコンサルテーションの特質の1つとして、コンサルタントはコンサルテーションの結果には責任を持たない、という点がある。コンサルティは、コンサルタントから何らかの提案があったとしても、その提案に従う必要はない。コンサルティが結果の責任を負うのである。最

終的には、コンサルテーションのプロセスは、コンサルティが特別な状況や将来生じるであろう状況も含めて、自らが決定を下せるような変化をもたらすことにある。すなわち、コンサルテーションで学習したことにより、将来、コンサルティがコンサルテーションを受けることなく、自らの力で問題解決を図れるようになることにある。

　プロセスを支えるコンサルタントは、コンサルティ自身が決定できるような状況の変化を引き起こすことをいう。プロセスに方向づけがあるコンサルテーションは、課題が課題になるその背景や課題となる出来事に立ち向かうコンサルティ自身に方向が向くものである。コンサルティが今直面している問題は、自身のものの見方、あるいは自分自身が抱えている課題によるものだということに気づき、自身を変革させていくきっかけになるものである。

　コンサルテーションを発展させるには、特に中立性が重要で、さらに直接支援者ではなく間接的な支援者になることである。

## ▷カプランの4つのモデル

カプラン[2]はコンサルテーションの4つのモデルを示している。

事例[A]についてかあるいは管理[B]についてかによって大きく2つに分け、それぞれをさらに課題[1]についてかあるいはコンサルティ[2]についてかによって2つに分け、合計で以下の4つのモデルとして記述している。

**コンサルテーションの4つのモデル**

A-1 クライアント中心の事例についてのコンサルテーション

A-2 コンサルティ中心の事例についてのコンサルテーション

B-1 プログラム中心の管理に関するコンサルテーション

B-2 コンサルティ中心の管理に関するコンサルテーション

## ▷コンサルテーションの進め方

コンサルテーションは契約に基づいて実施する。コンサルティのニードおよび期待するものに応じてコンサルテーションを進める。コンサルティは課題がはっきりしていてコンサルテーションを受けているばかりではない。コンサルティ自身も何が本当の課題なのか漠然としながらもコンサルテーションを依頼している時がある。たとえそうだとしても、あくまでコンサルテーションの主役はコンサルティである。コンサルタントは、どのモデルのコンサルテーションをコンサルティが依頼しているのかを見きわめる。

1回のコンサルテーションに4つのモデルが複合していることもある。重要なのは、コンサルティとコンサルタントとの相互作用において、コンサルテーションが形成されていくということである。

## ▷コンサルタントの8つの役割

リピットらはコンサルタントの8つの役割を明らかにした。[3]

① Advocator（擁護者）

② Information Specialist（情報のエキスパートとしての役割）

③ Trainer／Educator（訓練者／教育者としての役割）

④ Joint Problem Solver（問題の共同解決者としての役割）

⑤ Identifier of Alternatives and Linker of Resources（何を選択するのかを明らかにし資源と結びつける役割）

⑥ Fact Finder（事実を発見する役割）

⑦ Process Counselor（プロセスのカウンセラー）

⑧ Objective Observer（客観的な観察者としての役割）

## ▷コンサルテーションのプロセス

リピットらはコンサルテーションはプロセスがあるとし、それを6段階で説明している。[3]

（川野雅資）

【文献】
1) 川野雅資：コンサルテーションを学ぶ. クオリティケア. 2013.
2) Caplan G：The theory and practice of mental health consultation. 1970.
3) Lippitt.G.L., Lippitt R.：The Consulting Process in Action. Second Edition. 1986.

# サイコオンコロジー

Psycho Oncology

【関連項目】治療的コミュニケーション、リラクセーション、認知行動療法、リエゾン精神看護

## ▷サイコオンコロジーとは

　サイコオンコロジーという言葉は、心理学と腫瘍学を合わせた造語である。サイコオンコロジーの研究では大きく分けて2つの側面がある[1]。1つは、がんが、がん患者、家族及び医療者の心に与える影響に関する研究で、Quality of Lifeを目ざして研究を行っている。QOLを構成する要素には、身体的機能面、心理面、社会的、スピリチュアルな側面がある。もう1つは、心や行動ががんに与える影響に関する研究であり、がんの罹患や生存率に影響を与える要因について研究を行っている。

## ▷病気の進行における症状

　**がんの診断時**：がんの検査から診断がつくまでに時間がかかる。診断を受けた時には、混乱、不安、恐怖、悲哀、絶望感などを感じることが多い。同時に不眠、食欲不振、集中力の低下など、身体的・精神的な反応が現れる。これは10日間程度で軽減する。患者の年齢やライフサイクル上での課題や役割にどのように影響しているかを、医療従事者が理解する必要がある。

　**初期の治療**：手術療法、化学療法、放射線療法などがあり、「治療はつらい」というイメージがあるので、医療従事者は治療についての情報提供を行い、もし誤った考えがあれば、修正を促す。また治療のあとには、機能障害、外見上の変化などから疎外感を持つことが多い。そのような時のために、悩みを自由に話せるサポートグループや患者会を紹介する。

　**再発**：患者の約50％が再発、進行、死の経過をたどるといわれる。再発がわかった時点で、治癒が望めないことから、進行を遅らせる、症状を緩和するなどの治療を行い、患者がどのように生きていきたいかという人生の目標や生き方を話し合う。進行期には、身体症状などで日常生活の支障が以前より多く出現する。また、抗がん剤などの効果がない場合は、治療が中止になることが多い。

　**終末期**：ライフレビューなどを行い、患者が生きる意味を生成することなどがスピリチュアルケアとして有効である。

　精神的・心理的問題に対して、一般の経過をたどる場合は病棟の医師やナース

による基本的対応でよいが、適応障害、うつ病などが生じた場合は、精神科へのリエゾンが必要になる。

### ▷精神的・心理的介入

①**心理教育的介入**：正確な医学的情報を提供することによって、不確実な知識や誤った考えなどを改善する。

②**支持的精神療法**：支持的な医療者との関係やコミュニケーションを通して精神的苦痛を軽減し、現実への再適応を促す。傾聴、感情表出の促進、共感、保証、対処能力の強化などがある。

③**認知行動療法**：破局的な思考や非合理的思考が、ストレスフルなライフイベントへの対処の仕方に悪影響を与えていることを理解した上で、実際の行動の結果と照合しながら、破局的な思考や非合理的思考を変容し、抑うつ感などの心理的問題の改善を図る。

④**リラクセーションに基づいた療法**：反復的な言葉、音、フレーズやイメージに焦点をあて、動揺した時にこれらに注目を戻すと動揺が改善する。リラクセーション療法とは、リラクセーション反応を導くために、身体のストレス反応を軽減する方法を学ぶことからなる。

その他に、マインドフルネス心理療法、ナラティブセラピーなどがある。進行がんの患者、終末期のがん患者については、その方の希望する生き方を尊重する必要がある。Good Death の研究から[2]、「みなが共通して希望するもの」と「個人差が大きいもの」があるので、患者がどれを重要に考えているかを考慮して支援する必要がある。そして患者が希望する生き方にあった心理療法を提供する。

### ▷ナースが行う精神的・心理的ケア

ナースが実践できる精神的・心理的ケアとして以下のことがある。①患者との会話や傾聴を中心とした治療的コミュニケーションによるもの。②代替・補完療法として、リラクセーション、イメージ療法など。③セラピューティック・タッチ、マッサージなど身体的ケアと共に行うもの。そして専門的には、リエゾン精神看護専門看護師が問題解決療法、認知行動療法、ナラティブアプローチなどを実施することがある。また、家族療法に基づいたシステムズアプローチがある。これらは専門的なトレーニングを要する。

ナースは、患者と共に過ごす時間が長く、患者の心身の状態の変化に気づきやすい。従って、チーム医療の中において、患者の代弁者（アドボケーター）としての役割、意思決定の支援者、そして家族ケアや遺族ケアの中心的役割を担う。

（安藤満代）

【文献】
1) 岩満優美：サイコオンコロジー研究——がん患者の心理特性，心理的苦痛及び心理療法について. 健康心理学研究. 27. p.209-216. 2015.
2) Miyashita,M.Morita,T.Sato,K. et al.：Good death inventory：a measure for evaluating good death from the bereaved family member's perspective. Journal of Pain and Symptom Management. 35(5). p.486-498. 2008.

# 作業療法
Occupational Therapy

【関連項目】余暇活動

## ▶作業療法とは

　作業療法（Occupational Therapy：OT）とは、「身体又は精神に障害のある者、またはそれが予測される者に対し、その主体的な生活の獲得を図るため、諸機能の回復、維持及び開発を促す作業活動を用いて、治療、指導及び援助を行うこと[1]」である。作業療法では、対象者を「生活者」＝「生活する主体」と捉えており国際生活機能分類（ICF）の考え方（図1）との共通性が高い[2]。

　主として上肢から体幹を治療の対象とし、日常生活動作の障害の改善を目的としており、主に体幹から下肢を治療の対象とし、床上動作や歩行障害の改善をめざす理学療法とは異なる特徴を持つ。

図1　生活機能モデル

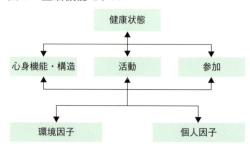

　作業とは、「日常生活の諸動作や仕事、遊びなど人間に関わるすべての諸活動をさし、治療や援助もしくは指導の手段となるもの[2]」であり、様々な活動が含まれている。

　作業療法士（Occupational Therapist, Registered：OTR）の業務は、[2]
・移動、食事、排泄、入浴等の日常生活活動に関するADL訓練
・家事、外出等のIADL訓練
・作業耐久性の向上、作業手順の習得、就労環境への適応等職業関連活動の訓練
・福祉用具の使用等に関する訓練
・退院後の住環境への適応訓練
・発達障害や高次脳機能障害等に対するリハビリテーション
がある。

　また、作業療法士は、疾病や障害を予防する段階から、急性期、回復期、生活期、終末期、にわたって対象者とかかわる。ここでは、精神科における作業療法について述べる。

## ▶精神科における作業療法

　精神科作業療法は、心の病を持つ人が、自分の持っている能力を発揮し、その人

らしい生活が送れるよう支援する。その
ため、①病的な体験を減らす、②健康な
部分を発見する、③作業を介して患者の
状態（興味・関心、理解力、集中力など
の作業の様子、他者との交流）を把握す
る、④人との交流の練習の機会を提供す
る（言語的なコミュニケーションが難し
い患者が多い。作業を介してのコミュニ
ケーションは緊張が和らぎ、会話だけよ
りもコミュニケーションがとりやすい）、
⑤作品から患者の状態をアセスメントす
る、⑥作品の完成と、肯定的フィードバッ
クにより、患者は達成感や自信を持つこ
とができる、⑦日常生活のリズムを整え
る、を目的としている。

▷ 作業療法の実施形態

作業療法は、精神科病院、精神科デイ
ケア、精神保健福祉センターなどで行わ
れている。実施形態は、1対1、または
他者とかかわる必要はないが同じ場で同
時に行う個人作業療法と、集団を対象と
して行う集団作業療法がある。

▷ 作業療法の進め方

医師による作業療法の処方を確認後、
看護師、臨床心理士、精神保健福祉士な
どから情報収集し、患者に面接して患者
の全体像を把握する。患者の目標達成の
ために適した作業プログラムを選択し、
実施計画を立案する。患者に作業プログ
ラムについて説明する。

作業療法の実施日に声をかけるだけで
は参加が難しいことも多いが、強制せず、
声かけを工夫したり、見学から始めたり

することが大切である。

作業療法中は、安全であること（自傷・
他害の防止）や患者のペースに留意し、
多職種のスタッフと協力、連携をとりな
がら実施する。また、患者の様子から

・理解力、判断力、集中力・持続性など
　の作業の遂行能力
・作業療法への遅刻や早退、作業時間と
　休憩時間のけじめ
・他者との交流、自己評価
・表現力、精神症状への影響

などを観察、評価しながら作業を進める。
治療が効果的に進められるよう作業療法
における患者の変化は、多職種のスタッ
フとも共有する。

▷ 作業療法のプログラム

作業療法は、手工芸、書道、茶道、音
楽鑑賞、映画鑑賞、パソコン、スポーツ、
レクリエーション、家事に関するものな
ど、幅広い。

作業療法士は、対象者の状態や目標と
ともに、患者の希望を考慮して1人ひ
とりが参加するプログラムを選択する。

（谷多江子）

【文献】
1）昭和60年6月13日　日本作業療法士協会第20回総会
　　時承認
2）日本作業療法士協会編：作業療法ガイドライン（2012年
　　度版）. 日本作業療法士協会. 2013.

# 産業カウンセラー

Industry Counselor

【 関連項目 】職場のメンタルヘルス、傾聴、ストレス

## ▷産業カウンセラーとは

産業カウンセラーは、日本産業カウンセラー協会が認定する資格である[1]。カウンセラーとは、クライエントの持つ悩みや不安などの心理的問題について話し合い、その人の周りの人間関係やサポート資源を見ながら解決の援助をする。

産業カウンセラーは、特に労働者と労働者を取り巻く環境に携わる資格であり、産業組織で働く人々を対象に職業生活に関連して起こる問題やその背景となる家族の問題、経済問題、コミュニティの問題などについて望ましい解決や対処のための援助を行う[2]。

労働者のメンタルヘルス不調や働き盛りの世代の自殺者数の増加などが報告される中、産業保健スタッフとしての産業カウンセラーへの期待は高まっており、産業医の補助的な位置づけではなく、他の産業保健スタッフと協力しつつ主体的に労働者の問題に取り組むことが望まれている。その一方で、産業カウンセラーの役割は、産業保健スタッフに十分に理解されていないことが指摘されている[2,3]。

## ▷試験・資格について

産業カウンセラーの受験資格は、成年に達した者で協会が行う産業カウンセリングの学識及び技能を習得するための講座を修了した者である。4年制の大学卒、大学院卒の者についても規定の科目を修了し協会が認めた者に受験資格が与えられる[1]。

試験は学科試験と実技試験で合否を判定する。試験は、心理学に加えてカウンセリングなどの総合的な知識と技術を問う。

## ▷産業カウンセラーの役割

産業カウンセラーの担う役割は、メンタルヘルス対策への援助、キャリア開発への援助、職場における人間関係開発への援助がある。さらに研修、キャリアコンサルタントなど幅広い援助を行う[1]。

労働者、経営者、その周りの家族も対象にカウンセリングやキャリアコンサルティングを行う。他の医療職である産業保健スタッフが健康管理に重きを置く一方で、産業カウンセラーは、キャリアコンサルタントを含む点や、カウンセリングの技術を得意とする点が異なる。

クライエント自身はもちろん、職場や組織が抱える多様な心の問題の解決への支援を行い、快適な職場環境づくりに寄与する。

## ▷産業カウンセラーの実態

日本産業カウンセラー協会の調査[4]によると、産業カウンセラーの資格取得者がいると答えた企業は29.9%、外部機関と提携している企業を含めると37.0%である。産業カウンセラーの設置をメンタルヘルス対策の1つと考えると、大企業を中心に4割近くの企業が産業カウンセラーを配置しているという高い需要がある。産業カウンセラーは、企業だけではなく学校や医療機関や公的機関など様々な場所で活躍している。

実際の産業カウンセラー業務として、社員や家族の相談、休職者や復職者のサポート、社員教育や研修、パワハラ・セクハラの調査など多岐にわたる。また、産業カウンセラーを取り入れた効果として、職場の人間関係や意思疎通の向上、自立の促進、病気欠勤者の減少などが報告されている。

## ▷産業保健スタッフとして

産業カウンセラーを含む産業保健スタッフは、労働者に関わる問題を解決するために、スタッフ同士の連携をとりながら、人事課や職場の上司など労働者を取り巻く人および環境を包括的に支援する。

また、相談者は異なる環境の中で多様な悩みを抱えているため、疾患にあった対応に加え、その人の特性にあった対応を考えて支援する。産業組織の中で、産業カウンセラーは、精神医学や心理学などの知識、ケースワークの技術、そして労働基準法や安全衛生法などの労働関連法令や企業それぞれの人事労務管理や健康管理に関する情報を理解することが必要である。

事例ごとに対応することや、事例が様々であることが難しい点でもあるが、専門職としてやりがいを感じる点でもある。

（益子友恵）

【文献】
1）日本産業カウンセラー協会ホームページ
　http://www.counselor.or.jp/
2）小松啓子：産業カウンセラーの教育と研修の現状と問題点. 産業ストレス研究. 9（2）. p.93-100. 2002.
3）椎原康史他：職域メンタルヘルスに関するカウンセラーの意識調査, 日本職業・災害医学会会誌. 55（2）. p.61-68. 2007.
4）日本産業カウンセラー協会：産業カウンセリングアンケート調査報告「メンタルヘルス・キャリア開発人間関係開発について」. 2002.

# 産後うつ病
## Post-partum Depression

【 関連項目 】マタニティブルーズ

　周産期は女性にとって妊娠・出産・子育てへの適応を求められ、大きな負担となる時期である。特に産後は精神疾患の好発時期であり、産後うつ病の平均的有病率は約13%である。[1] 産後うつ病は分娩後1〜2カ月以内に発症することが多い。

▷ **原因／要因**

　「過去の精神科既往歴」、産後のストレス・パートナーや両親からのサポートの欠如・両親との人間関係・依存への耐久性・パーソナリティなどの「精神力動要因」、役割の変化・可動性の減少・幸福への期待感・婚姻関係などの「社会的要因」、遺伝的要因・ホルモンの変化・産科的合併症や児の気質など「生物学的要因」がある。

▷ **主な症状**

　抑うつ、不安、不眠、食欲不振、無価値観、自責感など一般のうつ病と同様である。これらの症状はうつ病ではない褥婦にもよく見られ、産後の肥立ちの悪さや育児不安等として見逃されやすいので注意が必要である。

　例えば不眠について、夜間授乳や育児のための睡眠不足は、うつ病による不眠とは異なる。子どもが寝ているなど母親も眠れる状況であるにもかかわらず眠れない日が続く場合は、うつ病の可能性を考える。授乳する母親の睡眠リズムの乱れが発症要因になることがあるので注意が必要である。

　また育児不安やいわゆるネグレクトと判断される状況の背後にうつ病が隠れていることもあるので、クライエントの話をよく聞き早期発見することが重要である。

　西園[2]は産後うつ病の症状の特徴として次の5点を示している。

　①自分に関する無価値観、将来への悲観だけでなく、「この子はちゃんと育たないに違いない」というような子どもに関する悲観的な考え、②子どもに関する悲観の訴えは「育児不安」に見え、周囲がうつ病の存在に気がつかないことがある、③強い母乳へのこだわりが生じる。うつ病の結果として母乳が出にくいことや、周囲からの強い母乳推奨などにより自責感を持ちやすい、④自分自身の生育歴を否定的気分で振り返りがち、⑤他の

ストレスと違い、育児ストレスは避けたり逃れたりできないからうつ病は治らないと考えて悲観的になりがちである。

## ▷スクリーニング

産後うつ病は、早期発見・早期介入により軽症で快方に向かうことが多いためにスクリーニングが重要である。

エディンバラ産後うつ病自己調査票（EPDS）[3]は、短時間で回答できるスクリーニング法の1つで、過去7日間の気持ちについて回答する。合計30点満点で我が国では9点以上の場合、産後うつ病を疑い、構造化面接を行い診断する。

またうつ症状の評価と同時に子どもに対する愛着の形成や育児能力、社会生活機能についての評価が必要である。スクリーニング時期は、産科病棟退院時、1カ月健診、乳幼児健診の時などが有効である。

## ▷産後うつ病のケア

①**休息**：ナースは夫や家族と相談し、患者の家事育児の負担を軽減し、十分な休息と睡眠がとれる時間を確保する。そして、育児をすべて奪うのではなく、母子の安全を確保しつつ、育児と治療が併存できる環境を整える。

②**心理学的支援**：精神科医による精神療法やカウンセリング、看護相談、傾聴、母親の孤立を防ぐための育児サークルの紹介などを行う。

③**薬物療法**：うつ病の治療に準じる。産婦人科診療ガイドライン[4]によると、向

精神薬による母乳栄養児への著明な副作用は見られず、その後の発達の経過も正常であり、薬物療法と母乳栄養の両立を薦めている。しかし、母乳栄養による身体的、精神的負担が過重な場合は、クライエント、家族と相談し、授乳方法を検討する。

④**多職種連携による支援**：クライエントとかかわる職種が連携することが不可欠である。産科病棟・小児科・精神科などクライエントがかかわる領域のナース・医師や地域の保健師・臨床心理士などが予防、診断、治療に関する情報を共有し、協同してケアを行う。

産科病棟退院後は地域の保健機関が中心となり、クライエントと家族への育児支援とサポートを行う。家庭訪問では質問票を用いて養育環境と母子相互作用をアセスメントする[5]。継続支援が必要なケースには家庭訪問を継続し、多職種による支援ネットワーク会議などで情報を共有して継続的に支援する。（大平肇子）

【文献】
1) 北村俊則：事例で読み解く周産期メンタルヘルスケアの理論 産後うつ病発症メカニズムの理解のために. 医学書院. p.22. 2007.
2) 西園マーハ文：産後メンタルヘルス援助の考え方と実践 地域で支える子育てのスタート. 岩崎学術出版社. p.64-79. 2011.
3) Cox,J. Holden, J.（岡野禎治. 宗田聡訳）：産後うつ病ガイドブック EPDS を活用するために. 南山堂. 2006.
4) 日本産科婦人科学会. 日本産婦人科医会編集：産婦人科診療ガイドライン―産科編 2014. 日本産科婦人科学会事務局. p.206-209. 2014.
5) 吉田敬子：産後の母親と家族のメンタルヘルス. 母子保健事業団. 2005.

# 自我

Ego

## ▷自我・エス（イド）・超自我

フロイトが用いた、人格を自我（エゴ）、エス（イド）、超自我（スーパー・エゴ）という構造に分けて考える、精神分析学における基本概念である。フロイトは、自我をこれら3つの体系間の、精神内界における力学的な内的葛藤の調整、つまり防衛を司る心的機関として定義した。自我、エス、超自我はそれぞれに「私は〜するつもりだ（〜するつもりはない）」「〜がしたい」「あなたは〜するべきだ（〜するべきではない）」という役割を演じる部分であり、各個人の考え、症状、行動は、これら3つの概念で記述できるとした。

フロイトは自我について、「それ自体、意識されない」と説明している。[1] 自我は無意識的な防衛を行うことで、感情・欲求・衝動といったエスからの無意識の欲動を防衛・昇華したり、ルール・道徳観・倫理観・良心・禁止・理想といった超自我からの要求に対し葛藤したり従ったりと、調整的な機能を持っている。

例えば、「私は〜したい」という機能を表す本能衝動は、全てエスにその起源を持つ機能として考えられる。一方、欲望の抑圧、幼児的空想をエスから排除することは、自我の機能を表している。その機能は二次的過程によって支配され、自我の成熟の特徴と見なされるような形で、原始的衝動と現実的外界との間を取り持っている、組織化された心的過程を示している。

その後、娘であり児童精神分析を専門とするアンナ・フロイトは、自我は葛藤の調整だけではなく、葛藤とは独立した働きを有していると説明した。更に、ハルトマンは、健康な人格の自我を観察すれば、精神内界の葛藤、すなわちエスからも超自我からも独立した、自由な自我の機能があることを説明した。ハルトマンは、このような自立した自我の積極的能動性を自立的自我とし、自我心理学において人格の中枢機関として、各精神機能の統合のために働いている「自我」の理論化を進めた。

## ▷自我同一性

青年期には心理・生理学的な規定要因が個人に大きく影響する。この時期の最も大きな課題は、社会の中での自分の役

割や位置づけを見いだしていくことであり、更にそれが「自分とはいったい何者であるのか、なんのために生きていくのか」という問いへとつながっていく。心理学者でありアンナ・フロイトの弟子であるエリクソンは、これを自我同一性（アイデンティティ）の確立と名づけた。

エリクソンは「自我同一性とは、青年が成就しなければならない中心的仕事であると考えられる。すなわち彼がかつてそうであり、また現在なりつつあるものと、それから彼が考えている自分と、社会が認めかつ期待する彼と、これら全てを統合して一貫した自分自身をつくりあげることである」と説明している。

## ▷ 自我統合

自我統合とは人間の生涯を完結する重要な時期である老年期において、人生を振り返り、今までの人生を受け入れ、肯定的に統合していくことである。

人間は、過ごしてきた人生の諸段階においていろいろな人に出会い、様々な出来事を経験してきている。その中には、つらく悲しい思い出もあれば、自分を苦しめたネガティブな経験も含まれる。しかし、それら全てを受け入れることができるかどうかが、人生、特に老年期における最も切実かつ大切な問題であり、両親に対する思いが特に重要であるとされている。自我統合を確立することができた人は、幼少期や青年期とは違った意味で、親に対する「新しい愛」が芽生えるという。それは、どのような親であった

にせよ、今ある自分の根底を成すものとして、全てを肯定し、受け入れ、感謝する心情である。

## ▷ 自我障害

統合失調症を精神医学的に診断するには患者の内的体験にも焦点をあてる。病的体験として、まず幻覚や妄想の存在を検討するが、統合失調症に特有とされるものに自我障害がある。自我機能とその意識には、自分と他者との区別、その継続性と統一性などの基本的な性質があり、これに関する障害が発生するのが自我障害である。

ヤスパースやシュナイダーは、自我障害として、自分がやっているという実感のなくなる状態（離人状態）、自分が他人によって操られる、影響を受けるという作為体験（させられ体験）、自分の考えを抜きとられたり、入れられたり、自分の考えていることが他人にわかってしまうという体験、自分がここに存在しているがその実感がない（離人感）、他のものが乗り移っていると感じる体験、他人に起こる体験が自分のもののように感じる体験、自我が分裂しているという体験、自分は前と明らかに違ってしまったと感じる体験などを示している。

このような自我意識の障害は、統合失調症に特異的なものであるとされている。　　　　　　　　　　　　　（木戸芳史）

【文献】
1）Freud : Das Ich und das Es. GW XIII. p237-289. 1923.

# 自殺

Suicide

**【 関連項目 】レジリエンス**

## ▷自殺とは

自ら命を断とうという考えが浮かぶ（自殺念慮）、衝動がおこる（自殺衝動）、そして実際に自殺行為を行い（自殺企図）、死に至る場合（自殺既遂）と死に至らない場合（自殺未遂）がある。自殺企図は女性が男性よりも3倍多く、自殺既遂は男性が女性よりも3.7倍多い。1年間の世界中での自殺者は80万人に達している。英国では、人口10万に6.2人の自殺率に比較して、日本のそれは23.1である。このような事態を鑑み日本では、平成18年に自殺対策基本法が制定され、平成28年に一部が改訂された。

自殺の理由は様々で、身体疾患、精神疾患、複数の精神疾患、精神疾患と身体疾患の合併、離婚、離職などの別離、過去の喪失体験、自殺企図の既往、自傷行為、衝動コントロールの欠如、パニック体験、強度の不眠、などがリスク要因になる。一方で、結婚している、家族の支援がある、社会的とのつながりがある人の自殺率は低い。

## ▷精神障害者の自殺

WHO[1]によると、精神障害者の多くが自殺で亡くなるわけではないが、自殺者の90%以上が精神疾患と診断されている。米国でも同様の報告[2]があり、我が国では80%以上という報告[3]がある。自殺者は、精神疾患の診断をされていない、治療を受けていない、うつ病の治療を受けていない、ということがしばしばある。精神病院に入院後1週間、精神病院退院後1カ月、治療の拒否、医療者との間で良好な関係を築けない、希望が見えない、などが自殺のリスク要因になる。

## ▷精神疾患と自殺

大うつ病と診断された患者の2～15%が、双極性障害患者の3～20%が自殺で死亡している。共通しているリスク要因は、希望のなさ、退院直後、家族に自殺者がいる、そして過去の自殺企図歴である。統合失調症患者の6～15%が自殺で死亡している。自殺が統合失調症患者の早期死亡の原因であり、75～95%が男性である。リスク要因は、男性、単身者、社会的孤立、家族の自殺歴、無職、自殺企図の既往、物質依存の併存、

うつ病の併存、困難な生活出来事、若年発症者、社会経済的に高いレベル、高学歴、慢性の経過、である。うつ病の患者が物質依存、不安障害、統合失調症、そして双極性障害などの他の精神疾患を併発すると自殺のリスクが高くなる。パーソナリティ障害の患者は病気がない人に比べて3倍の高いリスクがある。そして、パーソナリティ障害患者の25～50%は、物質依存や大うつ病を併発している。

▷ 日本の精神障害者の自殺

警察庁の自殺統計を内閣府が分析した結果[5]によると、平成27年の我が国の自殺者は、24,025人で、原因動機では健康問題が最も多く、精神障害の影響（7,754人）を多い順にみると、うつ病（5,080人、65.5%）、その他の精神疾患（1,313人、16.9%）、統合失調症（1,118人、14.4%）、アルコール依存（203人、2.6%）、そして薬物乱用（37人、0.5%）の順であった。

▷ 治療

まず、自殺のリスクアセスメントを行う。精神科医の精神医学的診断とMental Status Examination、20項目のSuicide Intent Scale、36項目のSuicide Probability Scaleなどを活用する。直接の対話では、悲しみや不安などの気分、食欲や体重の変化、睡眠習慣の変化、精神活動、頭が働かないか、関心や興味の喪失、元気がない、無価値観、思考力や集中力の低下、死や自殺に対する思い、気分の質、気分が動かない、日内変動などを問う。

自殺の恐れがある時は、率直に患者の安全について心配していることを伝える、絶望的な気持ちを聴く、評価しない、どうして？と問いかけない、現在の状況の希望が持てる側面を提示する、希死念慮について率直に尋ねる、それはどの程度か、どのような方法を考えているか、一人にしない、安全を確保する、などを行う。ナースは、上記の様に対応し、患者の自殺に対する気持ちを聞いて、受け止めて、理解を示し、その後、患者のメンタルウェルネスやレジリエンスを高める様に支援する。時には、訓練を受けたナースが認知行動療法や弁証法的行動療法を用いる。

▷ 自殺既遂

不幸にして自殺が既遂した場合には、遺族に対するケアと医療従事者のケアを行う。遺族に対して率直に時系列に出来事を報告する。遺族が怒り、悲しみ、悔やみ、攻撃を表現できる場を持ち、遺族の心情を吐露するのに適切な人が参加する。医療従事者に対しては、直ぐに行うことが大事である。関係者のカンファレンス、必要な組織の人々の対策会議、そして当事者の罪責感を受け止めるカウンセリングの時間を持つ。　　（川野雅資）

【文献】
1）WHO
2）Eris Field Perese
3）山内俊雄 他
4）http://depts.washington.edu/mhreport/facts_suicide.php
5）http://www8.cao.go.jp/jisatsutaisaku/whitepaper/w-2013/pdf/p14_27.pdf

# 施設症

Institutionalism

## ▷施設症とは

施設症は、閉鎖的で拘禁性が高い状況の施設で長期にわたって管理された患者の心身の症状を指す。精神科における施設症は、長期の入院によって地域社会から隔絶され、環境からの適切な刺激がなく、生育過程で獲得してきた日常生活習慣や生活能力が低下し、地域で生活することへの不安から、症状は安定していても退院の意欲のなくなっている状態を指す[1]。

## ▷施設症の背景

### 1）精神科病院の乱立

1900年に我が国初の精神障害者を病者と見る法律「精神病者監護法」が制定された。この法律は、親族の監護義務を規定し、私宅監置を容認するものであった。その後、1919年に「精神病院法」が制定され、病院の設置が義務づけられたが、病院の設置は進まなかった。第二次世界大戦後、上記2つの法律が廃止され、適切な医療・保護を行うことを目的とした「精神衛生法」が1950年に制定された。1954年に国立精神衛生研究所が全国精神障害者実態調査を行い、全国の要入院患者は35万人と推計した[2]。その後1964年に統合失調症の少年がライシャワー駐日大使を刺傷する事件が起こり、精神障害者の強制入院制度、保護者の監督責任などの改正が行われた。またライシャワー事件を起こした少年のように危険で入院の必要な精神障害者が多数いると考えられ、不足している精神科病院を新設するという政策がとられた。このため1952年には2万4000床だったが、毎年増床し、1965年には17万床、1969年には25万床、1990年には35万床になり、世界に類を見ないほど精神科病院が乱立することになった。このことが長期入院の患者が増加して行く要因になった。

### 2）社会の偏見

ライシャワー事件以来、精神障害者を危険視する傾向が強くなった。精神障害者は「何をするかわからない」、「危険である」から自分の家の近くに来てほしくない等の意見が多く見られるという見解もある。特に、統合失調症は「危険」を連想しやすく[3]、地域で生活することを受け入れないという現状があった。このよ

うに病院を退院して生活することが受け入れられないことにより、長期入院が助長された。

1965年の精神衛生法の改正により、患者の家族に、①精神障害者に治療を受けさせること、②精神障害者が自身を傷つけ又は他人に害を及ぼさないように監督すること等を義務づけた。このことから患者の退院を望まない家族が増え、家族さえも患者が他人に害を及ぼすのではないかという偏見を持つようになった。この改正がきっかけになり、患者の長期入院を増長し、患者不在の家族を構成し、世代交代によって患者の居場所がなくなることで、長期入院を余儀なくされている患者が多くなった。

### 3）病院職員の問題・態度

1960～1980年代にかけて精神科病院の乱立によって精神障害者の入院が長期になっていった。このために精神科病院で勤務する医師や看護職員が不足していたが、1958年に厚生事務次官通達で「精神科特例」が出され、少ないマンパワーで精神科病院を運営することが容認された。このような人数では十分な治療・看護がなされにくい状態が続いた。

また当時の職員は、対象者への配慮や疾患や治療の理解が不十分だったために、精神障害者本人に病名や服薬内容などをきちんと伝えることがなかった。さらに治療を管理するだけではなく、生活全般にわたって管理する傾向が強かった。また、患者の精神症状の鎮静を図る

目的で、抗精神病薬を多剤併用し、大量に投与していた。その結果、全般的な患者の機能低下や生命力の低下を招いたと指摘されている[4]。これらのことから患者は自分の役割や位置を固定し、変化を好まなくなるので、徐々に個別性が失われ、無為な状態になった。

さらに精神科医は、患者を偏見から守るためにという理由で、パターナリスティックに、また秘密主義的に治療しやすいという指摘があり、このような精神科医の態度が偏見を助長しているとの見解がある[4]。

### ▷施設症の精神障害者への援助

入院が長期になっている施設症の精神障害者は、退院に対する不安が強い場合が多い。そのためSSTを利用して自信をつけることや、疾患教育、社会資源利用に対する教育等の退院促進プログラムを活用した支援を実施することが有効である。

(森千鶴)

【文献】
1) 古屋龍太：精神科病院脱施設化論——長期在院患者の歴史と現況. 地域移行支援の理念と課題. 批評社. p.179. 2015.
2) 前掲書1). p.52.
3) 深谷裕：精神障害(者)に対する社会的態度と関連要因——調査研究の歴史的変遷を踏まえて. 精神障害とリハビリテーション. 8(2). p.166-172. 2004.
4) 久良木幹雄：精神保健福祉法の撤廃と精神障害者復権への道. 病院・地域精神医学. 41(3). p.309-317. 1998.
5) 吉松和哉, 小泉典章：精神病と偏見をめぐる現代社会の病理. 精神医学. 35(4). p.342-348. 1993.

# 自尊感情

Self-esteem

【 関連項目 】自尊心、自己評価

自尊感情は、従来、カントやリップスが哲学的立場から「人格性の絶対的価値すなわち尊厳を自己において認める意識」であると論じてきた。

しかし、1890年代に心理学的立場から論じたジェームズ以降は、自尊感情を「自己評価の感情」として捉えてきた。自尊感情は個人の経験によって異なり、常に一定しているわけではないと考えられている。[1]

## ▶ 自尊感情の見解 [1]

### 1. ジェームズ

アメリカの心理学者ジェームズは、心理学的実証的研究の可能性を明らかにした最初の人であり、自尊感情の問題を自我の領域における自己評価の感情として取りあげ、願望と成功の経験を結びつけた。

ジェームズは、自尊心を〈自尊心＝成功／願望〉という公式で表現できるとしている。この公式は、一定の行動領域に対する成功と願望を測定しており、その成功が自己にとって価値のある領域でなければ自尊心が高い値をとらないことを示している。また、成功と願望との間に大きな差があるなら、自己を価値のないものとして捉え、自尊心は低い値となる。

### 2. サリヴァン

サリヴァンは、人は絶えず自尊感情を失わないように自身を守っていると考えていた。幼児期の家庭内での人間関係のあり方が、その人の自尊感情の喪失を防いでいると指摘している。

### 3. アドラー

アドラーは、自尊感情の発展に不幸な結果をもたらす条件を次のように示している。①：器官の劣弱、身体の小ささ、力の弱さ、②：①の条件が周囲の親しい者によって受容、支持激励されることで劣等感が補償されてしまうこと

### 4. ローゼンバーグ

ローゼンバーグは、自尊感情には2つの意味があると指摘している。1つは自分を「非常によい（very good）」と考え、もう1つは自分を「これでよい（good enough）」と考えた。自尊感情が高いということは、後者の「これでよい」と感じることである。周囲の人と自身を比べたり、自分が完全であると感じるのではなく、自分自身に価値を見いだ

100

すことを意味している。

また、自尊心が低いということは自分が観察している自己に対して尊敬を欠いていることである。ローゼンバーグは自尊感情を測定するために10項目からなる尺度を作成した。我が国においても邦訳版が活用されている。

## 5. クーパースミス

クーパースミスは、ミード、ホーナイ、ロジャーズ、フロムらの研究より自尊感情に寄与している4要因を示した。

①：自分の人生に「重要な他者」から寄せられている尊敬、受容、関心の量

②：成功の歴史と保持している地位、立場

③：価値、願望

④：自分の価値が低下しないようにする対応力

自尊感情は多くの学者によって取りあげられているが、一致した見解はいまだ見られていない。

### ▷ 自尊感情と精神障害者

精神保健医療福祉施策により、精神障害者が安心して自立した地域生活が送れるように様々な施策が講じられている。

精神障害者の地域移行を定着させるためには支援体制を整えることが重要であると共に、精神障害者自身がリカバリー志向を持つことが重要である[2]。つまり、自尊心はリカバリーにとって重要な概念である。

國方[2]は、ほどよい自尊心を維持することは精神障害者の身体的、精神的健康や

QOLの向上をもたらすだけでなく、生存にも大きくかかわるため、自尊心を回復することが重要である、と述べている。自尊心は、変動しやすく時間の経過や状況により変化しやすいという特徴を持っている[3]。自尊心が低下すると、否定的な自己像とバランスを失った思考に巻き込まれ、攻撃的な、または保守的な行動をとる。その行動自体が引き金となり別の要因に影響を与えるという悪循環を形成する。

### ▷ 自尊感情を高める

悪循環から脱却するためには、否定的な自己像を変化させる必要があり、その方法として認知行動療法、WRAP（元気回復行動プラン）、呼吸法、笑いを取り入れたレクリエーション活動、リラクセーションなどの方法が注目されている。

（八谷美絵・安藤満代）

【文献】
1) 遠藤辰雄. 井上祥治. 蘭千壽編：セルフ・エスティームの心理学—自己価値の探求. ナカニシヤ出版. p.9-27. 1992.
2) 國方弘子：精神に病を持つ人の自尊心が低下した時の心身と行動の構造. 日本看護科学会誌. 30 (4). p.36-45. 2010.
3) 國方弘子：統合失調症者の self-esteem に関する研究の動向. 日本精神保健看護学会誌. 18 (1). p.80-86. 2009.
4) 坂下利香：包括型地域生活支援プログラム（ACT）の概要とその魅力. 精神科臨床サービス. 5 (2). p.277-281. 2005.

# 自閉スペクトラム症

Autism Spectrum Disorder

自閉スペクトラム症（Autism Spectrum Disorder：ASD）は、DSM-5 において、以前は、小児自閉症、カナー型自閉症、高機能自閉症、非定型自閉症、特定不能の発達障害、及びアスペルガー障害と呼ばれていた障害を包括し、それらが1つの連続体（スペクトラム）になった単一の障害として概念化したものである。

## ▷ 生物学的要因

家族に同様の特徴、あるいは特徴の一部を認めることが多くの症例で報告されている。特に、父親では同様の一方的な対人行動平衡、母親では不安傾向や融通性のなさを認めることが多い。[1]

また、脳の機能的な障害であると考えられており、前頭葉、側頭葉、大脳基底核、大脳辺縁系、小脳などの脳領域の機能不全が明らかになっている。

## ▷ 症状

持続する相互的な社会的コミュニケーションや対人的相互反応の障害、及び限定された反復的な行動、興味、または活動の様式などの特徴がある。これらの症状は、幼児期早期から現れ、日常生活の制限や障害をもたらす。[2] 具体的な事柄を以下に示す。

### ①社会的コミュニケーションの障害

これは、対人関係や社会面において適切で相互的な関係をつくることが困難なことを意味する。例えば、視線の合いにくさや、年齢相応の仲間関係の構築が困難であること、一人遊びを好むなどがある。

### ②対人的相互反応の障害

これは、相手との相互的な意思疎通を図ることが困難なことを指す。具体例として、会話が一方的である、話題が次々に変わる、など他人と会話を始めたり続けることに著明な障害があること、言語の常同的反復使用、年齢に応じた模倣またはごっこ遊びができないことなどがある。

### ③限定された反復的な行動、興味、活動の様式

具体例として、時刻表や気象などの興味のパターンに没頭する、手順や道順に融通の利かない執着がある、等がある。

## ▷ 疫学・診断

有病率は、人口の約1%と推測されて

おり[1]、年々増加傾向にあるとされている。診断される年齢は、3～4歳が多いが、最近では2歳頃に気づくことが多く、診断可能になってきた。また、性差は、女性よりも男性が4倍多い。

自閉スペクトラム症の最初の症状は、乳幼児期における言語の発達の遅れであることが多いとされている。また、それには視線が合わない、抱っこされることを極端に嫌がる等の社会的関心の欠如や特徴的な対人的相互反応を伴っている。児童思春期以降では、気分障害や不安障害、行為障害などの二次的障害によって生じる不登校や引きこもり、家庭内暴力などの行動上の問題を抱えている場合が多い（図1）。

▷ **中核症状・関連症状・二次的障害**

DSM-5では、①持続的な相互的社会関係の障害・コミュニケーションの障害、②行動、興味、および活動の限定された反復的で常同的な様式が中核症状として定義されている。これらには、儀式的なこだわり、集中力の欠如や、わずかな変化に対する抵抗がかんしゃくとして現れるなどの関連症状を含む。また、受診のきっかけになる行動上の問題は、気分障害や行為障害などの二次的障害によることが多く、根底には他者との関係における自己形成の歪みがあるとされている。

▷ **治療と対応**

自閉スペクトラム症の治療として、療育環境の調整、精神療法、家族を含めた心理教育の他、二次的障害の症状を緩和するための薬物療法を行う。

自閉スペクトラム症は、遺伝的要因や脳の機能障害が関与しており、先天的なものである。一方、その症状を「個性」「自分らしさ」と捉えることが重要である。患者やその家族が、それらの症状を「自分らしさ」として理解し、対処できる能力を高めていくと同時に、今後更なる社会的な支援等も必要である。（中村裕美）

図1　自閉スペクトラム症の中核症状と関連症状

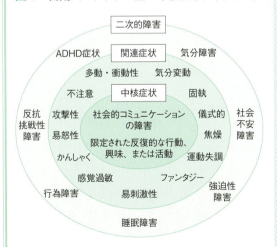

岡田俊［清水將之監］：広汎性発達障害．内科医、小児科医、若手精神科医のための青春期精神医学．診断と治療社. p.40-46. 2010.

【文献】
1) 宮本信也（上島国利監）：アスペルガー症候群．精神科臨床ニューアプローチ7 児童期精神障害 第4版．メジカルビュー社. p.28. 2005.
2) American Psychiatric Association（日本精神神経学会／日本語版用語監修. 高橋三郎／大野裕監訳. 染矢俊幸他訳）：自閉スペクトラム症／自閉症スペクトラム障害. DSM-5 精神疾患の診断・統計マニュアル第1版. 医学書院. p.54-55. 2014.

# 司法精神看護
## Forensic Psychiatric Nursing

【 関連項目 】クライシスプラン、医療観察法

　諸外国では司法精神看護の分野が看護の専門領域として位置づけられ、司法精神看護師の役割が明らかにされている。例えば、ナースは患者に対するアセスメント、危険な行動の予測、治療計画、計画の実施にかかわるだけでなく、適時介入する。[1]

　日本における司法精神看護は、広義では措置入院における触法精神障害者に対する看護や鑑定入院中の看護等も含まれるが、狭義には医療観察法に基づく看護を指す。本項では医療観察法に基づく指定入院医療機関で行われている看護と指定通院医療に関して言及する。

▷ **医療観察法病棟とは**

　医療観察法に基づいた入院医療を行う、国の指定入院医療機関に設置されている専門病棟を指す。指定入院医療機関は、2016年9月1日現在、全国に33カ所(825床)ある。ハード面に依存せず、マンパワーで対応することによって、アメニティとセキュリティの高度の両立を図るように工夫している。

　医療観察法病棟で導入している各種ガイドライン、多職種チーム、包括的暴力防止プログラム (CVPPP)、リスクアセスメントとマネジメント、ケア・プログラム・アプローチの手法を用いたケースマネジメント、認知行動療法を中心とする各種治療プログラム等は、イギリスの司法精神科医療サービスを手本にしている。

▷ **医療観察法病棟における看護の役割**

　リスクマネジメントを重視しながらも、対象者の自己決定を支援し、濃密なケアによって他害行為を再びおこさないように援助する。入院時はチームで出迎え2日間は対象者の不安に寄り添う。綿密な入院生活のオリエンテーションを行う。定期的に看護面接を行い、対象者のニードや問題点を共有する。患者の精神状態悪化時には隔離・拘束を行わずに付き添う（常時観察）、対象者の外出・外泊時に症状アセスメントを目的として付き添う、共通評価項目・評価尺度の定期評価が看護の役割である。

　共通評価項目に沿って評価を行うことにより、入院中の対象者の処遇を客観的に中長期的な視点で考えることにつながり、チーム医療を考える看護の領域が広

がる機会になる。また、再他害行為の防止について、対象者と一緒に考える。具体的には、対象者の特徴を理解した上で、日常生活技能の獲得や再他害行為防止のための疾病への対処、服薬の必要性への理解を促す治療プログラムを実施し、これらの治療プログラムへの参加を動機づけ、プログラムを勧める。

治療プログラムの内容は、大きく①症状・服薬のマネジメント、②健康管理、③自立生活技能、④社会生活状態、⑤教育及び就労関連技能、⑥家族問題へのプログラム、⑦犯罪行動への内省、である。

治療プログラムの実施にあたっては、「日常生活への般化」（プログラム場面だけでなく日常生活場面にも活用できるようになること）を促進することがナースの大事な役割である。ナースは対象者の生活に最も近い職種であり、観察、面接、生活援助の中から患者と共に治療の進展を共有しつつケアをする。

## ▷多職種チーム医療

1人の対象者に対して、医師・ナース・臨床心理士・作業療法士・精神保健福祉士の多職種専門職種がチームで担当になり治療を行う。この多職種チームを、MDT（Multi-Disciplinary Team）という。MDTは入院から退院までを一貫して担当し、治療方針やその実施、評価、社会復帰の方向性を話し合いと同意で決定する。また、その決定に際して、対象者の意向を尊重し、話し合いや決定の過程に対象者が参加することを重視す

る。司法精神医療における多職種チーム医療は、治療共同体の理念を基にしており、患者を中心に各職種が対等な立場でチームを組み支援を行うことが特徴である。ナースはコーディネーターの役割を担い、多職種間情報共有を橋渡しする。

## ▷指定通院医療機関

医療観察法における通院医療は、指定通院医療機関で行う。2013年12月現在、全国で3006カ所が指定されている。

指定通院医療機関は、病状悪化時の入院に対応できること、適性な医療が提供できるよう訪問看護センターと連携できること、精神科デイケアを提供できることなどの基準が定められている。通院医療は通常3年で通院処遇を終了し、一般の精神医療へ移行するが最大5年間まで延長ができる。退院後から6カ月までが通院前期としての通院医療への導入を目指し、2年までの間に通院中期として限定的な社会参加を目指す。そして3年目は通院後期として地域への参加が維持継続できることを目指す。

通院医療では社会復帰調整官を中心にケア会議を開催しケア計画のもと継続した医療を提供する。　　　　（高橋理沙）

【文献】
1) Carbonu,D.M.Soares,J.M.

# 社会学習理論
## Social Learning Theory

▷ **社会学習理論（社会的学習理論）とは**

カナダ人の心理学者バンデューラが提唱した、古典的条件づけ、オペラント条件づけ、に続く学習理論である。学習者が他者の行動を観察することにより、学習者が直接に反応し強化を受けなくても、観察するだけで学習が成立することについて理論化を行った。それ以前の学習理論では、学習者自身の行動に対し何らかの刺激が加わることによって学習が成立するとされていたが、社会学習理論は、学習者の直接経験だけでなく、他者の行動の観察や模倣によっても学習が成り立つ点に着目した。

▷ **モデリング（観察学習）と代理強化**

「バンデューラの実験」では、子どもたちに風船人形に暴力を振るう大人（モデル）の映像を見せた。[1] その暴力的な映像は途中までは同じ映像であるものの、最後のシーンが異なったものになっており、どの映像を見せるかによって子どもを、①暴力的なモデルに報酬を与える映像を見せるグループ、②暴力的なモデルを叱る映像を見せるグループ、③映像の後に特に罰や報酬を与えないグループ、の3グループに分け、その後、各グループの子どもたちを1人ずつおもちゃを置いた部屋の中に入れ、その様子をフィルムで撮影したところ、①のグループの子どもたち（特に男子）は、②や③グループの子どもたちに比べて明らかに暴力的な行動が見られた。①グループの子どもたちが、モデルに与えられた報酬という「強化」を見ることによって、観察者である子どもたちの行動が間接的に強化されることを「代理強化」という。

また、「バンデューラの実験」では、子どもたちに「モデルと同じことをしてください」と指示した時、模倣はどのグループもできた。このことから子どもは明らかな「強化」を与えなくてもモデルとなる人間の行動を自発的に模倣することがわかった。幼児においても、積木を色や形で分類する課題を行わせる時、初めから自分でさせるよりも、先に大人が行うのを見せてからのほうがスムーズに学習が進むとされる。

これは、幼児は大人をモデルとして課題に対する行動の観察や模倣を行い、分類の仕方を身に着けていくからであると

考えられている。

このように、モデルに対して与えられた報酬や罰は、観察者の行動遂行に対しても同様に報酬や罰としての機能を及ぼす。また、社会的学習には、社会的行動を学習するという意味に加えて、「社会の場」における対人相互行動の中で、他者の行動を真似したり観察したりすることによって、行動の獲得、修正、除去をする学習方法という意味もある。

### ▷ モデリング療法

社会学習理論は、臨床心理学において認知行動的アプローチの基盤となる理論であり、認知行動療法はこのモデリングを技法の1つとして取り入れており、「モデリング療法」といわれている。

モデリング療法とは、症状が現れる場面において自分以外の誰かが適応している様子を観察することで、症状の消失を試みる技法である。学習者に身に着けてもらいたい適応的行動を教示する「心理教育の段階」、それを学習者の前で支援者が実際に演じてみる、または映像などのメディアを用いるなど、学習者が「観察する段階」、観察した行動を実際に支援者と一緒に練習する「リハーサルの段階」、リハーサルでそれができるようになれば実際の問題場面に適用してみる「実践練習の段階」という流れで行う。

モデリング療法では、まずモデルとして示す行動がいかに有意義なものかを「心理教育の段階」で理解してもらうことが大切である。また、モデルとなる行動を、学習者の進度や能力に合わせて達成可能な小さな段階に分け、「自己効力感」が持てるようになることも大切である。

### ▷ 社会学習理論と「自己効力感」

バンデューラが社会学習理論の中で紹介したもので、「自分がある状況において必要な行動をうまく遂行できるかという可能性の認知」と定義している。ある行動を起こす前に感じている「できそうだ」「今の自分ならば、きっとここまでできるだろう」という、目標を達成する能力を自身がどう認知しているかを表している。

人間の行動には「先行要因」「結果要因」「認知的要因」の3つの決定要因があり、これらが絡み合って、「人」「行動」「環境」の三者間に相互作用が形成されている。更に、「行動」の先行要因である「予期機能」には、2つのタイプがある。1つは、「ある行動がどのような結果を生みだすか」という「結果予期」、もう1つは、「ある結果を生みだすために必要な行動をどの程度うまくできるか」という「効力予期」である。自己効力感とは、ある結果を生みだすために適切な行動を遂行できるという確信の程度、つまり自分が「効力予期」をどの程度持っているかを認知すること意味している。　　　　（木戸芳史）

【文献】
1）バンデューラ（原野広太郎．福島修美訳）：モデリングの心理学—観察学習の理論と方法．金子書房．1975.

# 集団療法と集団力動

## Group Therapy　　　Group Dynamics

【 関連項目 】グループ、活動、力動、ワーク

### ▷集団療法

　集団（group）とは複数の人の集まりを指す。集団には特有のメカニズムが働き、個々の心理や行動に様々な影響をもたらす。集団を1つの場と捉え、そこで生じる様々な力、心の動き、相互作用を集団力動（グループダイナミクス：group dynamics）と呼ぶ。ビオンは、グループには個々のメンバーの意図や意識を超えたグループ心性があり、意識的な次元と無意識的な次元があるとした。このような集団力動を活用して集団で行う治療・援助活動全般を、集団療法（group therapy）という。そのうち障害や困難を抱えた人の治療を目的として、集団で行う精神療法を集団精神療法（group psychotherapy）と呼ぶが、より広い意味で用いられる場合もあり、定義は明確ではない。

　集団療法には様々な理論・技法があり、狭義の集団精神療法を始め、心理劇（サイコドラマ）、心理教育グループ（psychoeducation group）、社会技能訓練（SST：Social Skills Training）、体験グループ（エンカウンターグルー

プ、Tグループ）、セルフヘルプグループ（self-help group）など多岐にわたる。[1]

### ▷集団精神療法の治療的要素

　集団で行う精神療法の治療的効果について、ヤーロムは以下の11の治療的要素を挙げている。[2]

1.希望をもたらすこと（他のメンバーの姿を見て自分も希望をもてる）、2.普遍性（困難を抱えているのは自分一人ではないと知り、安心感を得る）、3.情報の伝達（疾患等に関する知識や生活上の助言を得る）、4.愛他主義（自分が他のメンバーの役に立つ体験を通じて、自尊心が高まる）、5.初期家族関係の修正的な繰り返し（グループ内で生育初期の葛藤が再現され、修正的に繰り返される）、6.社会適応技術の発達（社会生活に必要な技能を高める）、7.模倣行動（他のメンバーを観察・模倣することで問題に取り組む）、8.対人学習（グループが社会の縮図となって、感情を表出できる）、9.グループの凝集性（グループに受け入れられる体験を通じて、自分をより表現できるようになる）、10.カタルシス

（体験を分かち合い、受容されることで解放感を得る）、11.実存的因子（信頼関係を基に、人間の有限性や孤立を受け入れることができる）。

### ▷集団精神療法の構造

集団精神療法の規模は様々で、病棟全体で行うものから、数人の小集団で行うものまで幅広い。また疾患や年齢、性別ごとに分かれたグループや、服薬管理・症状管理に焦点をあてたもの、対人関係に焦点をあてたものなど、目的も多岐にわたる。

集団が治療的であるには、構造が安定していることが必要である。場所や時間、メンバーが一定であること、グループの場で話したことはその場だけのものとするなどのルールを明確に示していること、安心できる雰囲気をつくりあげていること、などが大切である。

集団の種類や規模にもよるが、10名前後の参加者の場合、スタッフはリーダー1名、コリーダー1〜2名、記録または板書1名などの役割を分担する。リーダーはグループの構造を保ち、グループを進行する。コリーダーは相互作用を促し、参加者の発言だけでなく、非言語的な様子もよく観察して、安心して話せる雰囲気を保つようサポートする。スタッフによる事前・事後のミーティングで情報を共有したり、集団過程を振り返って力動を捉える機会も重要である。[3]

### ▷看護職と集団療法

スタッフとして集団療法に参加する場合は、参加者の発言内容だけでなく、表情や体の動き、他者の発言に対する反応などを観察し、一人一人が安心して参加できるよう心がける。参加者が自分の言葉で気持ちを表出できるよう受容的に受け止めると共に、話したくない場合は話さなくてもよいことを伝える。

ナースは、特定の集団精神療法にスタッフとして参加するだけでなく、病棟、外来、デイケア、学校、近隣、家族といった多くの場面において、集団を対象として活動している。集団の中で、個々のメンバーが表出する言葉や表情、態度、他者との相互作用を観察することは、その人を理解し、支援する際の重要なアセスメントとなる。

このように、集団の中で個々の対象者を捉える視点、また病棟全体の雰囲気やミーティングの進み方など、集団全体を捉える視点、そして集団の中で自分自身を見る視点を持つことは、集団の中でケアを提供する上で重要である。[4]近年、チーム医療や多職種チームでの実践が進む中、その一員としてチーム全体を俯瞰的に把握すること、その中での自分を認識することも重要となっている。

（瀬戸屋希）

【文献】
1) 小谷英文：集団精神療法の近年の発展. 精神科臨床サービス. 3（3）. p.263-267. 2003.
2) Yalom,I.D. Vinogradov,S.（川室優訳）：グループサイコセラピー ヤーロムの集団精神療法の手引き. 金剛出版. 1997.
3) 野中猛：集団精神療法適用の意義と手続き. 精神科臨床サービス.3（3）. p.258-262. 2003.
4) 武井麻子：グループという方法. 医学書院. 2002.

# 障害者基本法

## The Basic Law for Persons with Disabilities

【関連項目】医療観察法、司法精神看護

### ▷「障害者基本法」と関連する法

障害者に関する法律を大別すると、以下のようなものがある。「障害者基本法」は、国全体の責務や施策の責任について定めている。「障害者総合支援法」は、生活の全般にわたるサービスの内容について定めている。そして、「精神保健及び精神障害者福祉に関する法律（精神保健福祉法）」は、精神科の入院と外来治療、リハビリテーション活動について定めている。

「障害者基本法」の成立には以下のような経緯がある。1949年の「身体障害者福祉法」は、障害の定義が難しく、具体的な障害の状態を列挙することで身体上の障害を表現した。生活の安定に寄与する等その福祉の増進を目的としたものだった。1960年に、知的障害に関する援護事業の整備を図ることを目的とした、精神薄弱者福祉法（現在の「知的障害者福祉法」）が制定された。1970年の「心身障害者対策基本法」によって「障害者とは、長期にわたり日常生活又は社会生活に相当な制限を受ける者」とされたが、精神障害者は除外された。1993

年に「心身障害者対策基本法」が改正され、「障害者基本法」が成立した。[1]

### ▷「障害者基本法」の経緯

この法律は、「障害者対策に関する長期計画」を策定し、啓発広報活動、保健医療、教育・育成、雇用・就業、福祉・生活環境の各分野にわたり、その後の日本の障害者の施策の方向と目標を示した。1993年～2002年が最初の計画であった。新長期計画では、ライフステージのすべての段階において全人間的復権を目ざすリハビリテーションの理念と、障害者が障害を持たない者と同等に生活し、活動する社会を目ざすノーマライゼーションの理念の下に着実に推進されてきた。

更に、次の2003年からの10カ年の「障害者基本計画」を策定した。これまでのリハビリテーションとノーマライゼーションの理念を継承すると共に、障害の有無にかかわらず、国民誰もが相互に人格と個性を尊重し合う共生社会の実現を目ざし、「社会のバリアフリー化の推進」、「利用者本位の支援」、「障害の特性を踏まえた施策の展開」、「総合的かつ

効果的な施策の推進」を掲げ、各分野が連携して、障害者施策を展開した。また、同時期に「重点施策実施5カ年計画」が策定された。この計画では、地域での自立生活を基本に、身体障害、知的障害、精神障害、発達障害等の障害の特性に応じ、障害者のライフサイクルの全段階を通じた切れ目のない総合的な利用者本位の支援を行うことを重点に置き、「障害者自立支援法」によるサービスの提供を行うこととした。

▷現行の「障害者基本法」

2011年の「障害者基本法」の改正における基礎的な課題における改革の方向性として、「地域生活の実現とインクルーシブな社会の構築」、「障害のとらえ方と諸定義の明確化」があった。その上で、今後の進め方として、「障害者基本法の改正と改革の推進体制」、「障害を理由とする差別の禁止に関する法律の制定等」、「障害者総合福祉法（仮称）の制定」の3点があった。

具体的には、日常生活又は社会生活において障害者が受ける制限は社会のあり方との関係によって生じるとする、「社会モデル」に基づく障害者の概念や、障害者権利条約でいう「合理的配慮」の概念を盛り込んだ。更に、国内において障害者基本計画の実施状況を監視し、勧告を行う機関として、障害者政策委員会を設置した。

▷近年の障害者に関する法律

2011年の改正と共に、障害者に対する虐待の禁止、国等の責務の規定、虐待の発見者に通報義務を課す等を内容とする「障害者虐待の防止、障害者の養護者に対する支援等に関する法律（障害者虐待防止法）」が成立した。また、障害者の自立支援法は、2012年、「障害者の日常生活及び社会生活を総合的に支援するための法律（障害者総合支援法）」として成立し、2013年から施行されている。

国際的な動向として、2006年、障害者の人権及び基本的自由の享有を確保し、障害者の固有の尊厳の尊重を促進することを目的として、障害者の権利の実現のための措置等について定めた「国連障害者権利条約」が採択された。日本も2007年に署名した。これに関連して、国内法制度の整備の一環として、2013年に「障害を理由とする差別の解消の推進に関する法律（障害者差別解消法）」を制定した。2016年4月より施行された。この法律では、「不当な差別的取扱いの禁止（役所、会社などの事業者が障害のある人に対して正当な理由なく、障害を理由として差別することを禁止）」と「合理的配慮の提供」を求めている。

（安藤満代）

【文献】
1）厚生労働統計協会：2014年 厚生の指標 増刊 国民の福祉と介護の動向. p.107-111. 2013.
2）内閣府：平成26年版 障害者白書. p13. 2014.
3）改正障害者基本法：http://www.dinf.ne.jp/doc/japanese/law/6laws/kihon_easy_no.html

# 女性管理職のメンタルヘルス

【 関連項目 】ストレス、労働者のメンタルヘルス、適応

## ▷女性管理職

　我が国では、2012年の女性管理職は17万人おり、女性就業者の11%にあたる（総務省「統計局」）。ちなみに、男性管理職は136万人である（男女共同参画白書 平成25年版、内閣府）。女性管理職の割合が上昇したとはいえ、欧米諸国やアジア諸国と比べて、その割合が低い。また我が国では、女性管理職のメンタルヘルスに関する研究が少ない。しかしながら、日本国政府が進める「女性が輝く社会」の構築とそれに伴う女性管理職の比率を高める政策から、今後、女性管理職のメンタルヘルスへの関心を一層強くする必要があり、女性管理職の予防的メンタルヘルス対策を講じる必要がある。

## ▷女性管理職とライフサイクル

　女性管理職はキャリアを積みあげていく過程で男性管理職とは異なる役割変更、役割過多が生じることが考えられる。女性の労働力率が減少しはじめる（出産・育児にあたる）時期と、企業で管理職に昇進する年齢階級が重なり、介護・看護にあたる時期と役員人数が増加する年齢

階級もほぼ同様である（男女共同参画白書 平成25年版、内閣府）。男性の労働時間は減少しているが、家事関連時間は女性と比べると依然として短い。女性は、末子就業前の時期における家事関連時間が特に長い。

　女性管理職が少ない又は全くいない企業の理由は、現時点では必要な知識や経験、判断力等を有する女性がいない（54.2%）、将来管理職に就く可能性のある女性はいるが現在管理職に就くための在職年数等を満たしている者がいない（22.2%）、勤続年数が短く管理職になるまでに退職する（19.6%）、女性が希望しない（17.3%）（厚生労働省「雇用均等基本調査」2011年度）であることから、女性管理職はこれらの状況を超えてきた女性ということが考えられる。

## ▷女性管理職の死因

　女性管理職は、男性管理職に比べて死亡率が高く、主要死因の41.8%が悪性新生物である。悪性新生物は、慢性化したストレスによる免疫性の低下が関連していると、心理神経免疫学の視点からは指摘されている。ついで、心疾

患（12.7%）、脳血管疾患（9.4%）、肺炎（5.7%）とストレスとの関連が考えられる疾患が続き、自殺は 2.6% である。慢性的なストレスは自覚できないまま個人に影響を与え、自己申告できるほど意識化されていない場合が多い。更に、強い女性を演じる必要があることから、女性管理職はストレスを否認する傾向が強く、その結果としてストレスが身体化することによるものであろう。

## ▷ 女性管理職の役割意識

女性管理職が特有のストレッサーを有し、伝統的性役割意識がこれに関与していると考えられている。ジェンダーとパーソナリティの観点では、社会的に成功している女性管理職は、男性的役割特性を適応の一様式として取りこんでいる。女性管理職は、職位が高くなるにつれて男性的役割特性を取りこみ、両性具有型と男性型が増加する。職位が高くなるにつれて期待される役割を遂行するため、適応的に自己を抑制する可能性がある。

## ▷ 女性管理職とストレス認知

女性管理職は、ストレスに対して量的負荷よりも、情緒的な質的負荷を知覚しやすく、不快感を発散させるあるいは気晴らしをするといった、感情調節を目的とした情動焦点型の回避的な対処行動を多くとる傾向にある。

## ▷ 女性管理職の心的葛藤

女性経営者に関する質的研究は希少で、松本は、在職期間中に深刻な病を経[1]験し、その病が過労によるものであったと認識する女性経営者を対象として、女性経営者の心的葛藤場面における認知、感情、行動パターンに着目したインタビューならびに質問紙調査を実施した。質的分析の結果、女性経営者は様々な役割葛藤やジェンダーバイアスによるあつれきなど、「女性経営者が経験する見通しの立たない葛藤要因」に直面すると、「自己概念のゆらぎと不全感」が生じ、不安や不眠とともに自信喪失を体験する。葛藤が解決されず維持されていると、イライラ感を払拭する代償行動として、部下へのパワーハラスメントや買い物など何らかの衝動的な「不適応的対処行動」をとる。「孤高の闘い」を継続している過程で、「女性リーダーの役割意識と有意味感」を醸成し、自信はなくてもやらねばならないといった「逃避的対処行動パターンの形成要因」を牽引する。

しかし「超プラス思考の行動変容」で対処しても本質的な問題解決がなされていなければ、部下への過干渉や仕事中毒といった「嗜癖行動としての共依存や仕事中毒」を促進する。そして、この悪循環が増幅すれば「ストレスの精神化、身体化」につながることをモデル化した。

（川野雅資・松本敦子）

【文献】

1) 松本敦子：女性経営者の心的葛藤に関する質的研究〜病を経験した女性経営者の語りから〜. つくば大学大学院人間総合科学研究科スポーツ健康システム・マネジメント専攻. 修士論文. 2011.

# 人権擁護

The Protection of Human Rights

【関連項目】行動制限、隔離と拘束、障害者基本法

## ▷精神障害者に関する社会の動向

1991年に、精神障害者の権利を保護する国際的な取り決めとして「精神疾患を有する者の保護及びメンタルヘルスケアの改善のための諸原則」が示された[1)]。この決議で、1) 精神障害者の基本的自由及び基本的権利、2) 精神疾患の判定基準、3) 守秘義務の保護、4) 強制入院や治療への同意を含む治療及びケアの基準、5) 精神保健施設における権利と条件、6) 精神保健施設のための資源、7) 審査機関、8) 精神疾患を有する犯罪者の権利保護、9) 精神障害者の権利を守るための手続きの保障、などの内容が盛り込まれた。

これに基づきWHOは、1996年に「精神保健ケアに関する法：基本10原則」を作成した。更に、2014年1月に障害者の権利に関する条約(障害者権利条約)が批准され、同年2月から日本でも効力を生じている。

## ▷自由と制約

日本国憲法第13条は、誰もが自由を享受する権利があるとしているが、精神障害者は自由が制約される場合がある。そう状態の精神障害者が多額の買い物をしたり、ローンを組んだりする可能性がある。また、幻覚や幻聴によって自傷行為や他害行為に至る場合があり、なんらかの行動制限が必要なことがある。その制限を示す法律が「精神保健福祉法」である。

「精神保健福祉法」の第36条、第37条では精神科病院に入院中の患者に対する処遇について定めている。これらの基本理念は、「患者の個人としての尊厳を尊重し、その人権に配慮しつつ、適切な精神医療の確保及び社会復帰の促進に資するものでなければならないものとする。また処遇に当たって、患者の自由の制限が必要とされる場合においても、その旨を患者にできる限り説明して制限を行うよう努めるとともに、その制限は患者の症状に応じて最も制限の少ない方法により行われなければならない」である。

具体的には「通信・面会」、「信書の発受」、「電話」、「面会」などの通信、面会の自由に関すること、「隔離」、「身体的拘束」などの直接的に行動制限に関する基準、そして「任意入院患者の開放処遇」

に関する基準などがある。このように、患者を守るために、基本的人権の自由権が制約されることがある。

### ▷障害者と平等

日本国憲法第14条には、「すべて国民は法の下に平等であって、人種、信条、性別、社会的身分又は門地により、政治的、経済的又は社会的関係において、差別されない」とある。すなわち、人は皆差別されないことが示されている。しかし、日本の歴史を振り返ると、精神障害者は隔離されたり、家族からその存在を隠されたり、就労や住居の確保において差別されることがあった。その背景には、精神障害者に対する「偏見」や「スティグマ（烙印）」があった。

「障害者基本法」の第4条は、「何人も、障害者に対して、障害を理由として、差別することその他の権利利益を侵害する行為をしてはならない」としており、差別をなくすための動きがある。このことが、就労や障害者雇用納付金制度などにも反映し[2]、障害者も労働者として、職業生活において、その能力を発揮する機会が与えられなければならない。

### ▷人権擁護に関するナースの役割

ナースは、患者の権利擁護のためにどのようなことができるであろうか。

①**患者の代弁者となる**：患者の心身状況や家族との関係などを最もよく知っているのはナースである。そこで、ナースは患者の気持ちや患者が主張したいことを他の医療スタッフに伝えたり、家族に伝

えるということができる。

②**患者への説明**：精神保健指定医の指示によって、患者に身体拘束や隔離、強制治療などを行う場合がある。医師からその必要性の説明はあるが、ナースも法律を理解した上で、患者が理解できるような説明を行う必要がある。

③**活用できる社会資源の情報提供**：憲法第25条で、すべての国民が健康で文化的な最低限の生活を営む生存権を保障している。患者は、入院や地域での生活において、医療費や生活費などが必要になるが、就労の支援においてもまだ不十分なことがある。

上記のように、ナースは、精神障害を持つ患者に対して、入院している時から、地域で生活するまで、区切りなく権利擁護にかかわっている。ナースが、患者の権利に関する意識を持ち、日頃から病棟でも話し合える雰囲気をつくる必要がある。

日本では、精神障害者の医療や福祉に関して、様々な支援をするための法律が制定されている。その1つとして「障害者総合支援法」がある。これら生活にかかわる情報を提供することも、患者の人権や尊厳を守ることにつながる。

（安藤満代）

【文献】
1）精神疾患を有する者の保護及びメンタルヘルスケアの改善のための諸原則に関する国連決議.1991.
2）福祉行政法令研究会：障害者総合支援法がよーくわかる本.秀和システム.2015.

# 身体表現性障害

## Somatoform Disorders

【 関連項目 】女性管理職のメンタルヘルス、リラクセーション、ストレス

### ▷ 診断基準

身体表現性障害は、身体所見では異常が認められない、あるいは軽度の異常であるにもかかわらず、実際に身体症状を体験して苦痛を感じている。すなわち、精神的な原因による身体症状に苦しんでいる状態である。ICD-10[1]の下位分類は、以下の様である。

**身体化障害**：多発性で繰り返し変化する身体症状で、さまざまな検査、治療、手術などを受けているが効果がない。経過は慢性的で動揺性であり、社会生活、対人関係の困難が生じ、家庭が疲弊する。

**鑑別不能型身体表現性障害**：身体的愁訴が多発性で変化し持続的であるが、訴えが比較的少ない、社会生活や家族関係に支障をきたさないなど身体化障害の臨床像を示さない。

**心気障害**：繰り返し検査を受けるがその症状を説明できる状態ではないにも関わらず、1つ以上の重篤で進行性の身体疾患に罹患している可能性に強固にとらわれている。

**身体表現性自律神経機能不全**：心血管系（例えば、心臓神経症）、消化器系（例えば、胃神経症、神経性下痢）、呼吸器系（例えば、心因性過呼吸、吃逆）の身体疾患によるものである自律神経が障害されているという症状を示す。

**持続性身体表現性疼痛障害**：生理的過程や身体的障害によっては説明できない、頑固で激しく苦しい痛みを訴える。情緒的葛藤や心理社会的問題に関連して生じる。

**他の身体表現性障害**：自律神経系を介さず、特定の系統や身体部位に限局している。ストレスの多い出来事や問題と時期的に密接に関連している。

### ▷ 症状

身体面に表れる症状には、疼痛性障害（腹痛、非心原性胸痛、頭痛、非定型顔面痛、筋肉痛、骨盤痛、歯痛）、慢性疲労、非潰瘍性消化不全、過敏性腸症候群、動悸、めまい、耳鳴り、発声困難、月経前緊張、食物不耐性などがある。これらの症状が、いずれの集団でも人口の約 1/5 に見られる[2]。

### ▷ 予後と治療

12カ月後の追跡調査で回復せず残っている人が半数程度、より難治として専

門医に紹介されたケースの予後はあまりよくない。積極的に治療するというより、増悪しないように適切に対応する。一般に改善の程度が遅いものであることをあらかじめ説明する。[3] 薬物療法は、抗うつ薬を主体にし、苦痛が続くからといって安易に増量しない。かといって患者の訴えを軽視してはならない。自律訓練法、ヨガ、呼吸法など、心身のリラックス方法を併用する。

▷ **身体表現性障害患者の苦痛**

患者は、身体的な苦痛とともに、仕事や家事などの社会生活が十分に送れないことで自尊心が低下したり、経済的に困ることになりやすい。身体症状による苦痛に伴い睡眠障害が生じる、食欲がわかない、食べることができない、洗髪や入浴が負担になるなど日常生活に不自由を感じ、実際に ADL が低下する。なかなか周りの人、特に家族に理解してもらえないし、家族も患者の訴えにへきえきしていることがある。どんなに治療を受けてもよくならないことに絶望感を感じ、ドクターショッピングをする。よいと聞けばどんなに苦労があってもその医療を受けるが、期待したほどの効果が得られないと、又、元の医療者の所に戻る、ということを繰り返す。苦痛からの回復を期待するが、なかなか期待通りにならない。

▷ **看護**

ナースは、このような患者のつらい気持ちを理解して、少しでも症状が和らぐ方法を患者とともに探し、軽減すればそれを喜び、効果がなければ又別の方法を探すことをともに行う。患者には心理的な問題があることが推定できても、精神療法的に深い心の奥にかかわることをせずに、患者の苦痛に寄り添う姿勢のほうが効果がある。「それはつらいですね。○○で少し楽になりましたね。焦らずにゆっくりと取り組みましょう」と患者に伝える。

▷ **家族支援**

身体表現性障害の患者とともに暮らす家族は、患者の症状に対する訴えに「またか」「まだか」「いつまで続くのか」と感じ、さまざまな治療に付き添い、何とか苦痛を楽に出来ないか、と苦慮しているため時間的、経済的に疲弊する。そのような家族の気持ちを聞いて、受け止める。そして心理教育的に家族に対して、症状を実際に患者は感じるものであることと治療には年月がかかるので長い目で見守ることが重要であることを伝える。[4]

（川野雅資）

【文献】
1) WHO：ICD-10 精神および行動の障害—臨床記述と診断ガイドライン. 融道男他監訳. 医学書院. 2005.
2) Gelder,M.G. Mayou,R. Geddes,J.（山内俊雄監訳. 丸山敬訳）：オックスフォード精神医学. 丸善出版. p.92. 2007.
3) 山内俊雄. 小島卓也. 倉知正佳. 鹿島晴雄編集：専門医をめざす人の精神医学第3版. 医学書院. p.493. 2011.
4) 川野雅資（川野雅資編集）：身体化. 精神症状のアセスメントとケアプラン. メヂカルフレンド社. p.167. 2012.

# 心理教育

Psychoeducation

〖関連項目〗EE

## ▷心理教育とは

1980 年代、米国で統合失調症の家族研究から、統合失調症の治療法として発展した。当初は患者の家族を対象としていたが、次第に患者本人への治療的アプローチとして活用するようになった。

1996 年には、統合失調症の治療に関するエキスパートコンセンサスガイドライン[1]が治療方法の1つに位置づけた。心理教育は、精神障害やエイズなど受容しにくい問題を持つ人たちに正しい知識や情報を心理面への十分な配慮をしながら伝え、病気や障害の結果もたらされる諸問題・諸困難に対する対処方法を習得することによって、主体的な療養生活を営めるよう援助する技法である[2]。

統合失調症患者の患者・家族に対する心理教育は、患者の精神症状を改善し、病識を改善させるなど、肯定的な成果を導き出すことを海外の研究成果が示唆している[2]。

## ▷心理教育の対象と目的、方法

心理教育の対象は患者本人とその家族に大別できる。患者本人に対する心理教育は、患者に直接的に働きかけることで、疾病受容の促進、治療遵守性の向上、再発予防を目指す。家族に対する心理教育は、家族の感情表出を促すことにより、間接的な患者の再発予防を目的とする。

心理教育の方法は、専門家から患者、家族への一方的な疾病教育ではなく、SST（ソーシャル・スキルズ・トレーニング）や集団精神療法、解決志向的アプローチにおける技術などを取り入れながら、相互関係・相互交流を大事にする。本人や家族の対処能力の増大をはかり、疾患や障害、日常生活上の困難に対して対処やコントロールできることを目指す。

心理教育の援助は、本人と家族への教育を組み合わせることによって、より有効性が発揮できる。

## ▷心理教育の準備

患者や家族へ心理教育の必要性について理解度を確認し、対象者や施設の実態に合ったプログラム内容を検討する。

実施する場所、時間、実施回数、頻度、スタッフの編成や実施前後の評価など、多職種の意見を取り入れて決定する。オープンセッションとするかクローズド

セッションで行うか、途中参加を認める
かなどの約束事を決める。心理教育の効
果を高めるテキストの準備、参加者の特
徴を把握し、主治医や関係スタッフとの
連携体制を確認する。

### ▷心理教育の内容

　症状や症状につながる状況などについ
て理解できるように①～③を働きかけ
る。

#### ①疾患の知識教育の獲得

　精神障害の正しい知識を身につけるこ
とで精神的な負担の緩和をはかる知識教
育である。内容は、病気の症状（陰性症
状、陽性症状）、原因、治療法（特に薬
物療法と副作用）、再発予防（服薬の意義、
リハビリテーションなど）、救急対応シ
ステム、福祉・社会資源と制度、精神保
健システム、ストレス対処行動などであ
る。

#### ②患者の対応の仕方の習得

・コミュニケーション方法
　患者の話の聴き方、話し方、希望する
　ことの依頼の仕方、感情の表し方など。
・問題解決法等を練習し、スキルを獲得
　する。

#### ③ストレスとなる生活上の出来事についての認識

　就学、就職、職場での対人関係、恋愛、
友人関係での不和、結婚、出産、転居、
離婚、家族の死亡など、生活上の大きな
変化に関わるような出来事が、病気の発
症の契機となる場合が多い。

　また、精神科入院患者におけるストレ
スとなる出来事には、入院生活での私物
の持ち物制限や外出・外泊の行動制限、
他の患者の病状悪化やトラブルを見るこ
と、本人が望まない環境での生活が続く
こと、などがある。

### ▷心理教育を実施する上で大切なこと

　心理教育を実施するなかで、特にスト
レスとなる生活上の出来事に気づけるよ
うに、きめ細かい知識教育を繰り返す。
これは再発予防として重要である。スト
レスへの対応の仕方や問題解決法を助言
し、認識のずれに気づいてもらう。

　また、患者や家族が抱える疾患や障害
による困難さを受け止め、共に考える場
を提供する。疾患や障害によってできて
いない部分だけでなく、本人や家族が既
に行えている対処法や工夫、健康な部分
を支持する。そして健康な部分を更に強
化し、主体的に生活する力をつけるよう
に支援する。　　　　　　　（石川博康）

【文献】
1) McEvoy,J.P. Scheifler,P.L., France,A（1999）:The Expert Consensus Guideline Series; Treatment Of Schizophrenia, 大野裕訳：エキスパートコンセンサスガイドシリーズ　精神分裂病の治療 1999, ライフサイエンス. 2000.
2) 松田光信：看護師版【統合失調症患者】心理教育プログラムの基礎・実践・理論. 金芳堂. p22.2008.
3) 木戸幸聖監修・埼玉県立精神保健総合センター心理教育グループ編：心理教育実践マニュアル. 金剛出版. 1996.

# 睡眠障害

## Sleep Disorders

【関連項目】REM 睡眠、non-REM 睡眠、睡眠衛生

睡眠は、皮質脳波活動の上昇と筋弛緩、急速眼球運動などを示す REM（Rapid Eye Movement）睡眠と、睡眠深度依存性の脳波の徐波傾向を示す non-REM 睡眠で構成されており、ヒトでは 1 晩の睡眠中にこれらが周期的に出現する。睡眠と覚醒、REM 睡眠と non-REM 睡眠の発現および切り替えを担う神経機構としては、脳内のコリン作動性、モノアミン作動性および GABA 作動性ニューロン、ヒスタミン、オレキシン神経系の相互作用などが重要な役割を果たすと考えられている。[1]

### ▷ 睡眠障害の分類

不眠は睡眠機構の障害によって起こり、さらに覚醒機構の過剰興奮によっても生じる。睡眠障害の本態は、なんらかの要因によって睡眠が不足し、その結果として覚醒機構の障害、睡眠覚醒の相互調節の障害が生じると考えられる。

現在用いている睡眠障害の診断基準は、DSM-5 や ICD-10、ICSD-3 があり、主に症状や所見から分類し、さらに原因や症状のタイプから下位群の疾患に分けている（表1）。[2)3)]

表1　睡眠障害の分類と主な疾患

1. 不眠症状を呈するもの（不眠症）：慢性不眠障害、短期不眠障害、精神・身体疾患による不眠、薬剤もしくは物質による不眠　など
2. 過眠症状を呈するもの（過眠症）：ナルコレプシー、特発性過眠症、クライネーレビン症候群　など
3. 睡眠時に呼吸障害を呈するもの（睡眠関連呼吸障害）：閉塞型睡眠時無呼吸障害群、中枢型睡眠時無呼吸障害群、睡眠関連低換気障害群　など
4. 睡眠覚醒リズムの変調による障害（概日リズム睡眠障害）：睡眠・覚醒相後退障害、睡眠・覚醒相前進障害、不規則睡眠・覚醒リズム障害、非 24 時間睡眠・覚醒リズム障害　など
5. 睡眠中に異常行動が出現する障害（睡眠時随伴症）：錯乱性覚醒、睡眠時遊行症、睡眠時驚愕症、睡眠関連摂食障害、レム睡眠行動障害、悪夢障害　など
6. 睡眠開始時に身体の異常運動が出現する障害（睡眠関連運動障害）：レストレスレッグス症候群、周期性四肢運動障害　など

### ▷ 睡眠障害の検査法[4)]

睡眠日記：24 時間の時間軸に沿って、毎日の就床時間、起床時間、中途覚醒、仮眠や居眠りなどを被検者が記載するものである。睡眠日記を通して睡眠・生活習慣をみて、極端な夜更かし、休日の朝寝坊、夕方以降の長い仮眠、不十分な睡眠時間など不規則な生活スケジュールを確認できる。

その他には、睡眠経過や睡眠中の生理現象を総合的に評価する終夜睡眠ポリグラフ検査や睡眠潜時反復検査（MSLT）、調査票による検査などがある。睡眠につ

いての患者の自己評価は客観的な睡眠指標よりも悪いことが多い。

### ▷ 睡眠障害の薬物療法

睡眠障害に使用する主な薬剤は、ベンゾジアゼピン系睡眠薬、非ベンゾジアゼピン系睡眠薬、メラトニン受容体作動薬である[5]。統合失調症や気分障害などの精神障害に基づく不眠症状には、上記の薬剤では十分な改善がはかれないことがあるため、抗うつ薬や抗精神病薬を適用することもある。

### ▷ 睡眠障害の認知行動療法

睡眠障害を持つ多くの患者は、「毎晩8時間は眠らなければいけない」、「少しでも長く眠らなければいけない」と思い込み、「今日も眠れないかもしれない」という不安が増幅し、さらに安眠を妨げることになる。認知行動療法は、睡眠に対するマイナスイメージや誤った思い込みをプラス方向に変えることに焦点を当てて行なう。認知行動療法には、筋弛緩法、睡眠制限、イメージトレーニング、筋電図や脳波を用いるバイオフィードバック療法などがある。最も有効性が確立している刺激調整療法の良眠のための指導のポイントは、「眠くなってから布団に入る」、「寝床は寝るためだけに使う」、「寝床に入ってから10分たっても眠れないときは、寝室を離れて退屈な作業でもして過ごす」、「どんなに眠れなくても、毎日同じ時刻に起床する」、「昼寝をしない」である。

### ▷ 睡眠障害の看護

睡眠障害は生活習慣や環境など外因的要素が影響している場合が多く、睡眠衛生改善の指導が必要である。

生活習慣として、夜遅くの明るい光を避け、朝には光を浴びることを指導する。これは起床時に2500lux以上の光を浴びることで、生体リズムを24時間に合わせる機構が作動し、夜は暗くすることでメラトニンの分泌を促すからである。また、入眠を妨げる就床前の食事や、就床1時間以内の入浴や激しい運動を避けるように指導する。

就床前の習慣的飲酒は、一時的には入眠を促進するが、長期に飲酒を続けると耐性が形成され、同量では催眠効果が得られなくなる。さらに中途覚醒や悪夢が増える、浅眠になるなど不安定になることが多いため、他の対策への変更を指導する。カフェインやニコチンなどは覚醒作用があるので就床4時間前から摂取を避けることが望ましい。　　（伊藤桂子）

【文献】
1) Stephen M. Stahl.：ストール精神薬理学エセンシャルズ　神経科学的基礎と応用 第4版. メディカルサイエンスインターナショナル. p.482-507. 2015.
2) 内山真：ICSD-3とDSM-5. 睡眠医療 vol.9（2）. p.195-200. 2015.
3) 本多真：ICD-11とICSD-3. 睡眠医療 vol.9（2）. p.201-205. 2015.
4) 日本睡眠学会編：臨床睡眠検査マニュアル. p.2-111. 2015.
5) 日本臨床精神神経薬理学会専門医制度委員会 編：臨床精神神経薬理学テキスト改訂第3版. 星和書店. p.415-425. 2014.

# スーパービジョン

## Supervision

【 関連項目 】コンサルテーション、リエゾン

トラベルビーは、「臨床専門家が、学習者が臨床的なスキルを磨き習得するために、学習者を指導する対人関係のプロセス」とスーパービジョンを規定している。スーパービジョンには、スーパーバイズをする者（スーパーバイザー＝上級臨床家あるいは教育者）がいて、スーパーバイズを受ける学習者（スーパーバイジー）とともに、学習者の臨床体験を再構成する。その再構成の過程でスーパーバイジーは、自分の看護を振り返る。

### ▷スーパービジョンの目的

スーパービジョンの目的は、患者の状態のアセスメント、適切な看護方法や対応方法の検討、看護技術やコミュニケーションスキルの向上、患者が抱えている課題に関する深い理解、この場面での問題の核心、患者─看護師関係の客観視、説明方法と説明内容の工夫、看護師の困っている問題の理解と解決策、看護目標の妥当性、入院目標や退院目標の設定、看護実践の場・空間の意味の理解、看護師自身の心理に対する理解、看護師が行っている看護実践のよい点を保障する、看護実践を言葉にして看護の概念化を促進する、などがある。

### ▷スーパービジョンの3つの機能

**①技能を高める機能**　看護師の実践能力を高めるものである。自分自身が体験した看護を振り返ることは、患者のニードを客観的に反すうする機会になる。実践の場で気づかなかった患者の反応や、あるいは気づいていたものの深い理解にはつながらなかった患者の言動の意味を、スーパーバイザーの問いかけで、あらためて気づく。そのためには、スーパーバイジーが語った看護実践の内容に隠されている患者の反応の意味を瞬時に把握する臨床の専門家であるスーパーバイザーの存在が必要である。スーパーバイザーが見落とせば、スーパーバイジーは自分の臨床体験から学ぶ機会を逸することになる。スーパーバイジーは、自分の意図があるために、自分が意図していることとは異なる問題や患者の反応を見逃すことがある。

自分の看護実践を率直にスーパーバイザーに語ると、語っている間に自分自身で見逃したことに気づく、あるいはスーパーバイザーからの問いかけで気づく。

さらに、自分の意図を達成するには、自分がとった方法以外の方法もあることがおのずと明らかになる。あるいはスーパーバイザーから別の方法を提案される。別の方法が患者のニーズに応えるには魅力的な方法だとわかると、スーパーバイジーは「早く臨床に出たい。そして患者の看護がしたい」と思える。

スーパービジョンが評価的、指導的、高圧的、間違い探し、非難、であると、この機能が働かない。

②**力を得る機能**　看護師は、患者から拒否、攻撃、暴言、妄想対象、個人的関心、転移などにより患者に対する陰性感情や葛藤、逆転移の感情などを体験する。患者―看護師関係のなかで生じている現象を支援的なスーパーバイザーとの間で振り返ることにより、安心して自分の感情を表現し、自分の感情がどこから生じたのかを振り返る。時には、患者の問題だと思っていたことが自分の問題であることに気づくことがある。そのことで患者に対する自分の向き合い方を修正し、患者に対する先入観や偏見、あるいは自分の価値観を見直す機会になる。

③**精神医療・看護の結果責任を担う機能**　スーパービジョンに提示した看護実践の場面は、精神保健福祉法、人権擁護、地域移行、などの法的、専門的、そして現在の潮流が反映している。スーパーバイザーは、それらに精通していなければならない。それは、スーパーバイザーが結果責任をとるからである。

## ▷ スーパーバイザーの要件

スーパーバイザーは、スーパーバイジーの成長を促すために非評価的で客観的に看護現象を明らかにする力、「問いかけ」の技術を備えている必要がある。何が重要なことなのか、優先すべきことは何か、患者―看護師にはどのような関係が生じているか、それらに影響している要因は何か、ほかに取りうる方法があるか、という問題を見きわめる力と多様な看護技術、そして制度や政策に精通し、活用の仕方を理解していなくてはならない。スーパーバイジーとの間に支援的で、穏やかな感情が生じる関係形成をつくれる対人関係技能を持ちあわせていることが要件になる。

## ▷ スーパービジョンの意義

スーパービジョンの意義は、スーパーバイジーがスーパーバイザーから受けるスーパービジョンが自分の臨床体験になることである。スーパーバイジーは、どのようにスーパーバイザーが「問いかけ」、「受け止める」、あるいは「同意するか」によって、自分自身を率直に表現したり、自分を客観視したり、あるいは防衛的になるのか、という体験をする。この体験が、看護師として患者を理解し、対応する時の原型になる。スーパーバイジーにとっては、スーパービジョン自体が重要な原始的看護体験となり、その後の看護実践者としての基盤になる。

（川野雅資）

# スクールカウンセラー

## School Counselor

【 関連項目 】カウンセラー

スクールカウンセラー（以下、SC）とは、教育機関において心理相談業務に従事する心理職専門家の職業名、および当該の任に就く者のことである。

### ▷SC 導入の背景

我が国の教育において、1960 年前後から「学校に行かない（行けない）子どもたち」が問題視され始めた。厳しい指導や、管理教育を見直し、子どもたちの心の声に耳を傾けようとしたが、指導の厳しさが緩み、校内暴力が学校現場に吹き荒れた。それに対し、厳しく管理するという生徒指導の体制が復活し、子どもたちの荒れは一見おさまったように見えたが、今度はいじめという形で、弱いものに矛先が向かった。全国で不登校や、いじめによる自殺などが相次ぎ、教育現場はすさんだ状況にあった。そこで、SC という新たな役割が参入することになり、文部科学省は 1995 年より全国 154 の学校に SC を配置するという、「スクールカウンセラー活用調査研究委託事業」を開始した[1]。その後、SC の配置校は急激に増加し、2012 年には約 15,000 校にまで拡大した。又、ここ数年中学校に派遣された SC が小学校にも行けるシステムを取る自治体が増加してきた[2]。

### ▷SC の役割[3]

SC は非常勤職員で、その 8 割以上が臨床心理士である。相談体制は都道府県や市区によって異なるが、平均週 1 回、4 〜 8 時間といった学校が多い。

### 1. 児童生徒に対する相談・助言

SC が相談にあたる児童生徒の相談内容は、不登校に関することが最も多く、いじめ、友人関係、親子関係、学習関係等多岐にわたっている。児童生徒が安心して相談できる雰囲気づくりや、声なき声に耳を傾けることが求められている。

### 2. 教職員に対する相談

近年、教職員の精神性疾患による休職者数が増加している背景には、ストレスを抱える教職員が増加していることがある。教職員のストレスは、職場内の出来事や、人間関係に起因する割合が高いため、教職員のメンタルヘルスに寄与することも、スクールカウンセラーの役割として求められている。

### 3. 校内会議等への参加

SC が、特別活動や道徳の時間などの授業に参加する取り組みがあり、教育相談に関する校内体制におけるコーディネーターの役割を期待されている。

### 4. 教職員や児童生徒への研修や講話

教職員に対して研修の企画、実施という活動があり、1つの事例をしっかりと共通理解し、教職員全体で対応を考える時間を設ける必要性が求められている。又、児童生徒への働きかけの1つにニューズレターの発行がある。子どもたちが悩みをいだいた時、SC の存在を身近に感じ相談しやすい環境づくりに努める必要がある。

### 5. 多様な相談への対応

近年は、不登校やいじめの問題に加えて、虐待、発達障害、精神疾患、リストカット等の自傷やその他の問題行動などますます多様な相談に対応する必要性が生じている。[2]

### 6. ストレスチェックやストレスマネジメント等の予防的対応

児童生徒1人ひとりについて、性格、現在の状況、ストレス、悩み、問題などを把握し、問題が発生しそうな児童生徒に予防的に働きかけ、本人が主体的に自らの力で解決できるよう支援する活動を行う。

### 7. 事件・事故等の緊急対応における被害児童生徒（及び加害児童生徒）の心のケア

自然災害や事件・事故等の被害にあっ

た児童生徒に対する緊急時の心のケアなどに果たす役割や期待が大きい。

また、加害児童の背景には、勉強や人間関係等のストレスが潜んでいることがあるため、保護者や教職員と協力しながらストレス発散できるようにサポートする必要がある。

### ▷ SC の課題

SC の需要はますます高まる一方、SC の活用方法は都道府県や学校によって大きく異なっており、教職員と SC との連携不足、SC の人材不足、SC の資質の向上やマネジメントをどのように図るかなどが課題である。又、勤務時間が限定されていることで、児童生徒や保護者が相談したいタイミングで相談できないという課題もある。

### ▷ SC の方向性

SC に期待されている役割は大きく、今後、可能な限り中学校以外の学校種における配置・活用や相談時間数の増加等を検討する必要がある。又、SC をスーパーバイズする者の配置や、地域の実態に応じた一層多様な人材の活用等について検討することが必要である。

（八谷美絵・安藤満代）

【文献】
1) 伊藤美奈子：スクールカウンセラーの仕事. 岩波書店（岩波アクティブ新書 32）. p.4. 2002.
2) 倉光修（藤原勝紀編）：スクールカウンセリングの展開と仕事の中核. 教育心理臨床パラダイム（現代のエスプリ別冊）. 至文堂. p.69-70. 2008.
3) http://www.mext.go.jp/b_menu/shingi/chousa/shotou/066/gaiyou/attach/1369846.htm

# ストレス
Stress

【関連項目】女性管理職のメンタルヘルス、不安、うつ病、心理教育

## ▷ストレスとは

ストレスという言葉は「ひずみ」を表す物理学の専門用語といわれている。ストレスは、外界の刺激から脅かされた時に生じる全身反応であると考えられている。人がストレスを受けた時、それが自分に脅威をもたらすと考えられる場合には交感神経が働く。それと同時に、生体は体内のバランスを保つために副交感神経の働きを活性化させて、バランスを保とうとする。しかし、ストレッサーとなる刺激が長期に継続する場合は、様々な障害が生じる。セリエ[1]は、外界からの有害な刺激に対して、各身体部位に特有の変化だけでなく、一般的に生じる身体の変化である「汎適応症候群」があるという。汎適応症候群は、胸腺とリンパ腺の萎縮、胃腸管の潰瘍、副腎皮質の肥大、血糖の増加などである。

## ▷ラザルスのストレス・コーピング理論

ラザルス[2]の理論は、そのストレスをどのように認知するかという認知的評価、ストレスへの対処の仕方であるストレス・コーピング、本来その人が持っている素因・気質が関係し合ってストレスへの反応が出てくると考える。認知的評価には、1次的評価と2次的評価がある。1次的評価は出来事や状況に対する主観的評価であり、「無害・有益」又は「脅威・有害」に区別する。そして人が1次的評価で「脅威・有害」と評価した場合は、2次的評価に入り、刺激の内容や強度の再評価、ストレスフルな環境への適応のための対処方略（コーピング）を考える。そのコーピングには、ストレスの原因である問題に直接取り組む方法である「問題焦点型」と、楽しくなることを空想する、アルコール摂取やたばこの喫煙で気を紛らわすという「情動焦点型」のコーピングがある。これらを状況に応じて用いると効果的であると考える。

## ▷コーピングの方略と心身の健康

コーピングの方略にはいくつかあるが、それらは心身の健康にどのように関連しているかを以下に示す[3]。

「積極的な問題解決」は、直面しているストレッサーを直接的・根本的に解決・改善する方略である。そのため、心理的・身体的ストレス反応の出現につながる。しかし、この方略は対処努力を要

するので、長期化したストレッサーやコントロールが困難なストレッサーに対しては、逆にストレスを高めやすい。

「問題から離れる」という方略は、ストレス反応の低減に結びつく可能性が低い。しかし、状況を客観視したり、休息の機会を提供する機能を有していることから、長期化したストレッサーや対処が難しいストレッサーに対しては、「積極的な問題解決」の方略と組み合わせることで、ストレッサーに対処できる可能性がある。「他者からの援助を求める」は、ネガティブな情動を鎮め、ポジティブな情動を活性化させる機能がある。しかし、一方では周囲の過剰なサポートは、本人の問題解決をする学習機会を失わせることになる。

「諦め」という方略は、ストレッサーの根本的な改善や、ストレス反応の直接的な低減につながる可能性が低い。しかし、対処不可能なストレッサーなどに対しては、ストレッサーを受け入れたとして、更に次にすべき新たな対処法を生みだす可能性がある。

「行動・感情の抑制」は、早急な行動による問題解決や、ストレッサーによって喚起された感情表出を抑制する方略である。この方略は、心身のストレス反応を増幅する他、パフォーマンスの低下につながることが指摘されている。「積極的な問題解決」を行うと同時に、ネガティブな感情を周囲に受け入れられやすい形にして、表出するほうがストレッサーへの対処になる。

## ▶ストレスと精神障害者

ストレスの感じ方には個人差がある。一般に、精神疾患の1つの統合失調症の方は、ストレスに弱い体質で、ストレス脆弱性を持っている。ストレスのサインである不眠などの身体的変化、不安や怒りなどの心理的変化といった心身の反応に気づくことが重要である。

そこで、精神障害を持つ方は、自分のストレス脆弱性の程度を知るとともに、「自分にとって何がストレスなのか」を明らかにし、それへの対処法（積極的な問題解決、問題から離れる、周囲に相談する、解決を見送る、行動や感情を抑える等）を考えておくことが重要である。[4]また、ストレスに対処できそうだという自己への期待感である「自己効力感」を高めることも効果がある。

職場のストレスは、自死（自殺）の原因の1つであり、国も対策に取り組んでいる。厚生労働省は、「労働者の心の健康の保持増進のための指針」（メンタルヘルス指針：2015年改正）を定めストレスチェック制度を含め、職場のメンタルヘルス対策を行っている。[5] （安藤満代）

【文献】
1) セリエ
2) ラザルス,R.S. フォルクマン,S.
3) 小杉正太郎編
4) 石郷岡純
5) 厚生労働省

# ストレングスモデル
## Strengths Model

【 関連項目 】 パターナリズムからの脱却、リカバリモデル

## ▷ ストレングスモデルとは

ストレングスモデルは、米国で入院中の精神障害者の脱施設化を進めるプロセスの中で生みだされ、1998年にラップがケアマネジメントの一類型として体系化したモデルである。それまで支援者は、患者の"個人・家族・地域社会の病理、欠陥、問題、異常、犠牲および障害"に着目するアプローチを行っていた。

すなわち、患者個人とその環境の問題点を抽出し、それを改善する支援を中心に行っていた。その結果、患者の主体性は侵害され、患者が自分の力を感じられない状況（パワレス状態）に置かれていたと指摘されていた。[1]

このようなパワレス状態にある患者が、1人の人間としてリカバリに向かうことを支援するモデルがストレングスモデルである。

ストレングス（強み）とは、「対象者の誰もが持ち、対象者をプラスに変化させていく力」とされている。[2]ストレングスには、個人因子（希望・能力・自信）と環境因子（資源・社会関係・機会）があり、それらに支援者が働きかける（肯定的フィードバック、支持・強化する等）ことで、患者は自身の生活の質の高まりや満足を感じ、エンパワーされると考えている。つまり、彼らのリカバリを促進することが可能となる支援モデルである。

## ▷ 機能と支援プロセス

ストレングスモデルには、**①契約と関係性**、**②ストレングス・アセスメント**、**③個別支援計画**、**④資源の獲得**、**⑤モニタリングと段階的な契約解除**の5つの機能がある。[3]

まず、**①契約と関係性**とは、患者がリカバリの旅路を共に歩むパートナーとして医療者と相互同意に基づく契約を交わし、パートナーシップを形成する機能である。

その上で、患者と共に個人因子と環境因子に関する**②ストレングス・アセスメント**を行い、**③個別支援計画**を立案し、それを患者が実践していくことで、**④資源の獲得**（地域社会の一員として地域資源を獲得して生活）をすることができ、自らの地域生活をコントロールできるようになっていく。

このようにリカバリが促進されていくと、患者の力で生活をマネジメントしていくことができるので、医療者は、⑤モニタリングと段階的な契約解除を検討していくことになる。

▷ パターナリズムから脱却するために

パートナーシップの反対概念として、パターナリズムがある。田中は、「問題の本質はつねに専門職によって決定され、欠陥や問題点が指摘され、その改善や克服が援助の目標に定められ、一方的な援助される側から当事者はその位置を変えることもできない」[4]と医療者が患者のパワーを剥奪し、患者がパターナリズムの関係に置かれていたことを示唆している。

この状況下では、患者だけでパターナリズム的関係を修正、再構築することは困難である。その点からも、ナースは患者に対して、"本来はパワーを持っているが、それを発揮することができていない状態にあり、そのパワーを発揮できるように看護ケアを提供する"と見方、考え方を変える（パラダイムシフトする）ことが必要である。

更に、ナース自身もパワレス状態にならないことが必要である。特に長期入院患者に対するナースの見方について、石川らは、患者に大きな変化がないので、看護ケアも変化がなく、ナースの退院支援に対するモチベーションが下がり、退院支援における看護の停滞状態【看護の慢性化】が起こりやすい状態にあり、ナースは【退院支援の袋小路】を感じていたことを指摘している[5]。

このような状態から脱するためには、病院外の資源（＝環境のストレングス）を利用することも一案である。例えば、ピアサポーターや地域移行推進員などを活用することで、"風通しの良い病院・医療スタッフ"へと変化することが期待できる。また、実際に地域生活をしているピアサポーターの話を聞くことで、患者もナースも地域に目を向けるようになり、「退院できるのかもしれない」という思いが芽生えてくる可能性がある。

さらに、退院という患者の希望（＝個人のストレングス）を強化する機会になりうる。ストレングスモデルは、患者・ナース・医療者それぞれがパラダイムシフトすることが可能になるモデルなのである。

（大熊恵子）

【文献】
1) チャールズ・A・ラップ他（田中英樹監訳）：ストレングスモデル リカバリ志向の精神保健福祉サービス 第3版. 金剛出版. 2014.
2) 北村隆子：対象者が持つ「強み」についての概念分析. 人間看護学研究. 10. p.155-159. 2012.
3) 栄セツ子：ケアマネジメント？その人の持ち味を活かすストレングスモデル. 精神科臨床サービス. 10(4). p.512-515. 2010.
4) 田中英樹：当事者が力を発揮するのをどう援助するか？福祉の立場から. 精神科臨床サービス. 3(4). p.385-392. 2003.
5) 石川かおり他：精神科ニューロングステイ患者を対象とした退院支援における看護師の困難. 岐阜県立看護大学紀要. 13(1). p.55-66. 2013.

# 生活支援と活動支援
## Livelihood Support　Activity Support

【 関連項目 】ICF（国際生活機能分類）

▷生活支援

　精神疾患は疾患による症状だけでなく、日常生活、対人関係、就労や教育、社会活動といった生活上の幅広い障害や困難を伴う。そのため、必要な支援も症状や副作用の軽減、食事や睡眠、更衣、金銭管理等の日常動作や、家事、人との付きあい、外出や交通機関の利用などの日常生活、地域活動や創作活動、学校や職場での活動の援助まで多岐にわたる。

　生活支援とは、個々の抱える苦痛や困難、社会生活上の不利益などに対して、生活全般にわたって支援することをいい、上述のような生活上の幅広い領域を含む。多様な支援サービスを統合的に利用できるようなケアマネジメントや、制度の整備なども大切である。

　このうち、日中の創作活動や生産活動、地域での交流活動、就労や就学などの生活活動及び社会活動に関する支援を、特に活動支援などと呼ぶ。

　生活支援という言葉は、特にソーシャルワークの活動を示す言葉として多く用いており、また近年では地域ケアへの移行の流れを受けて、地域生活支援プログ

ラム、地域生活支援センター等の用語としても、幅広く使っている。生活支援という用語が注目された背景には、個々の病因や問題を特定して治療や援助することに重点を置いた医療モデルから、個人と環境の相互作用を捉え、双方に働きかけることを通じて本人の主体的な生活を支援するという生活モデルの視点が重要視されるようになったことによる。

　このように人の生活を、健康状態や環境との相互作用の中で捉えるという見方は、WHO（世界保健機関）の作成した、人の生活機能と障害のモデル（ICF: International Classification of Functioning, Disability and Health ［生活機能・障害・健康の国際分類または国際生活機能分類]）にも示されている。

▷ICF（国際生活機能分類）モデル

　ICF は、2001 年に WHO が発表した、人の健康状況を記述するためのモデルとその分類法である。生物・心理・社会の視点に基づいて、図1 に示すモデルを示している。「心身機能・身体構造」とは身体の動きや精神の働きなどを指し、「活動」とは個人が行為や課題を遂行するこ

図1 ICFモデル

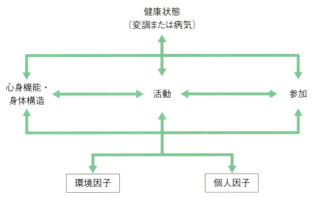

WHO障害者福祉研究会編：ICF国際生活機能分類 国際障害分類改定版. 中央法規出版. 2002. より[1]

と、つまり日常生活動作や家事、公共機関の利用、人との付きあい、余暇活動などを含む。「参加」とは人生の様々な状況に関与して役割を果たすことで、家庭内や職場での役割、趣味や地域活動への参加などを指す。これらは相互に関連していると共に、個人因子、環境因子とも関連しあっている。個人因子には、性別や年齢、生活歴、価値観、対処スタイルなどが含まれ、環境因子には物理的な環境だけでなく、人的環境や社会意識、制度なども含まれる[1]。

地域ケアが進められる中、訪問看護を始め入院中の看護援助においても、個々の生活全般を意識したかかわりが必要である。

看護援助は、精神症状への対処や服薬行動の支援、副作用や合併症への対処という心身の健康を維持・向上する援助を通じて、対象者の日常生活と活動を支え、社会の中への参加を促進する。また同時に、本人のセルフケア能力を高め、活動・参加を支えることで、あるいは環境を整えることを通じて、それらが症状の安定や心身の健康につながるようかかわる。

このように、それぞれの相互作用を意識しながら、生活機能の様々なレベルと環境、個人に働きかけることが、対象者の生活を包括的に支援する上で大切である。

加えて、障害やできない面ばかりでなく、プラスの面、できている面に着目することも大切である。症状や生活上の困難があっても、できている部分や環境面での強みを支え、その人の持っている力を共に引きだす姿勢が、本人が希望を持って主体的な生活を送るために重要である[2]。

（瀬戸屋希）

【文献】
1) WHO 障害者福祉研究会編：ICF 国際生活機能分類 国際障害分類改定版. 中央法規出版. 2002.
2) 上田敏：ICFの理解と活用. きょうされん. 2005.

# 生活療法

## Living Skills Therapy

【 関連項目 】レクリエーション

### ▷生活療法とは

生活療法とは、日常生活や入院生活自体を治療の場として捉え、治療的なアプローチを行う方法である。代表的な生活療法として、生活習慣病予防のため日々の生活に運動を取り入れる、アルコール類の摂取を控える、野菜中心の食生活を送る、といった日常生活での治療的な取り組みがある。

精神科における生活療法は、主に入院生活中に行う。作業療法や病棟生活での日常生活支援の中で行う。一方で、歴史的な背景から生活療法という言葉を使わない風潮があったこともあり、入院生活を治療の場として捉え治療的アプローチを行う方法として、医療観察法病棟における"治療プログラム"の概念がある。

### ▷生活療法の歴史と今後の展開

精神科における生活療法は、生活指導（しつけ療法）を中心に、レクリエーション療法（あそび療法）、作業療法（はたらき療法）を合わせて生活療法（くらし療法）として精神科医の小林八郎が提唱した。活動の場や範囲を広げ、自主性や協調性、勤労意欲を育て、社会性が持て

ることが目的である。その歴史は古く、1960 ～ 1970 年代にさかのぼる。生活指導は、日常生活、入院生活に根差した内容で、「起床・就寝・更衣」「洗面・歯磨き」「居室の清掃」といった 17 の項目に分け、現在の日常生活動作（ADL）や手段的日常生活動作（IADL）に関連する内容である。

生活療法が全国の精神科病院に広がるにつれて、その中心である生活指導の分析と検討に重きを置いた。本来であれば患者の自主性や協調性を育てる「くらし療法」であった生活療法は、次第に「あるべき姿」に患者をあてはめていく「しつけ療法」としての生活指導が色濃くなった。その後「しつけ」という側面を倫理的に見直して生活療法のあり方を検討し、患者の意欲や主体性に配慮した精神医療を推進した。

精神科における現在の生活療法は、レクリエーション療法や作業療法の言葉を残しながら発展し、生活指導に関しては、生活療法の本来の目的である自主性や主体性を引きだすかかわりとして、セルフケアモデルやストレングスモデルを用い

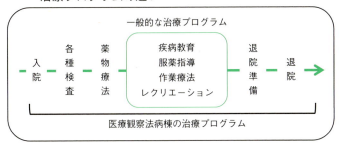

図1　一般的な治療プログラムと医療観察法病棟の治療プログラムの違い

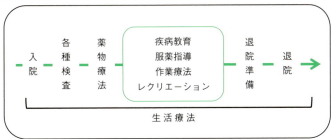

図2　入院生活における生活療法

た看護ケアとして名と形を変えて行っている。

　現在、充実したマンパワーに支えられ、倫理・人権に配慮した精神医療を行う医療観察法病棟では、発展した生活療法の姿を見ることができる。

▷**医療観察法病棟の治療プログラムと生活療法**

　医療観察法病棟は、強制医療でありながら患者の自主性・主体性を重んじ、治療共同体の理念の下、対象者と医療者が共に参加する医療を行う。医療観察法病棟は疾病教育や服薬指導などの治療プログラムを行い、時間枠に留まらず、ナースの個別のかかわりから対象者同士のかかわりに至るまで、入院生活自体を治療プログラムと呼ぶ。

　これは入院生活を治療の場として捉えて治療的アプローチを行う方法であり、精神科医療における生活療法の発展した形である（図1、図2）。

（髙橋寛光）

# 精神科救急
## Psychiatric Emergency

【 関連項目 】精神科スーパー救急

## ▷ 精神科救急の起源と現在

精神科救急は、1960 年代に欧米における脱施設、脱入院が国策として進み、地域で生活する精神障害者を支援するために発展した。アメリカ精神医学会は精神科救急を、「思考・行動・感情・社会的関係において、迅速な介入を要する急性障害があると、クライエント・家族・社会的集団が認めた状況」[1]と定義している。

精神科救急は、地域社会で生活する精神科利用者を支援するために必要不可欠である。救急医療サービスも病院の救急処置、入院治療だけで構成することはなく、多様化している。

日本では、1978 年に東京都が開始した夜間休日の緊急措置診察制度を医療へのアクセス手段とした精神科救急医療システム整備事業を全国の自治体が取り入れて、精神科救急医療として整備されてきた。現在、精神科救急医療のシステムは都道府県により特徴はあるが、精神科救急医療情報センター、救急搬送、精神科初期救急医療、精神科二次救急医療、精神科緊急医療、後方転送システム、専門的治療システム（精神科身体合併症医療）を含み、実施している。

精神科救急の体制に関する各都道府県のシステムの共通点は以下 3 点である。①地域の特性をふまえた合理的なトリアージュの過程、②アクセスの容易さ、③包括的な地域精神科医療を目指した取り組みを公立病院と民間病院、大学病院が共同した取り組み。

## ▷ 精神科救急の目的と機能

目的は、①精神疾患に起因する重大事象（自殺や重大事件）を未然に防止すること。②重症の救急患者に手厚い医療を提供し、慢性化と長期在院を防止すること。③地域で生活する精神科利用者の急性再燃に迅速に対応し在宅ケアを支援すること、である。

精神科救急医療の機能には 4 つの順序がある。

1) 評価と判定機能：緊急度を判定して、処遇形態を決定する。
2) 応急対応機能：救急ケースに対して今すぐにやるべきこと、できることを実行する。
3) 急性期治療機能：急性期入院治療プ

ロセス（急性期➡臨界期➡回復期）で行う。

4）地域ケアへのリンゲージ機能：急性期から回復した患者を地域のリハビリテーションプログラムへつなぐ。

▷ **精神科救急のプロセス**

精神科救急のプロセスは、受診前の相談支援である。精神科救急医療の対象となる事例を的確に選別し、適切な医療機関を紹介するトリアージの役割が重要である。

次に、精神障害者やその家族等からのクライシスコールを受け、問題への対応について助言する。相談者の不安を軽減し、緊急事態を回避する対処法を選択できるように働きかける。

精神科救急医療施設への入院は、自発入院として任意入院、非自発入院としての措置入院とその緊急形態としての緊急措置入院、医療保護入院とその緊急形態としての応急入院、計5種類の入院形式が規定されている。

入院は危機介入のひとつの手段であり、電話相談、緊急往診や訪問看護などのアウトリーチサービスの実践が在宅生活の維持に必要である。

▷ **精神科スーパー救急**

精神科救急治療体制をより救急機能を高めた急性期の集中的な治療を必要とする精神疾患の患者を対象に、1996年に新設された。

精神科救急入院料が規定され、精神科の入院料の中でも最上位の人員配置・設備・医療水準、施設基準を達成する必要がある。具体的基準は以下の内容である[2]。

①精神保健指定医が常勤で5名以上であること、②当該病棟に精神保健福祉士が常勤で2名以上であること、③病床の半分以上が個室（保護室含む）であること、④精神疾患に係る時間外・休日又は深夜における診療件数が年間200件以上であること、⑤当該病棟の年間の新規患者のうち6割以上が措置・緊急措置・医療保護・応急・鑑定・医療観察法に係る入院であること、⑥救急医療圏における1年間の措置・緊急措置・応急入院が年間4分の1以上又は30件以上を受け入れていること、⑦医療保護及び任意入院の新規患者のうち6割以上が入院日から起算して3か月以内に退院し、在宅（患者宅、障害福祉サービスを行う施設、福祉ホームや精神障害者社会復帰施設）へ移行すること。

▷ **精神科救急の看護の特徴**

精神症状の急性増悪により、集中的な治療の必要性を認めた患者の看護を行う。精神症状と身体管理をあわせた迅速な判断、看護を行う。短期間の入院が想定されるため入院時から退院場所や目標を明確にし、クリティカルパスなどを用いて、他職種と連携しながら早期の退院を目指す看護実践を行う。　（石川博康）

【文献】

1）澤　温

2）平田豊明

# 精神科デイケア

## Psychiatric Day Care

【 関連項目 】居場所、SST、通所リハビリテーション

精神科デイケアは、集中的な精神科外来通院医療の一形態であり、1953年大阪府堺市の浅香山病院でのデイケアグループ活動が、我が国のデイケアの始まりである[1]。厚生労働省の調査によると[2]精神科デイケアの実施施設、利用者数共に年々増加の一途をたどり、6万人以上の精神疾患患者が利用している。利用患者別に見ると、統合失調症、気分障害、神経症性障害が大部分を占めている。

### ▷ デイケアの役割

デイケアは、地域で生活する精神障害者が対象であり、福祉施設・機関などと連携しながら、利用者の通院や地域生活を支援する。利用者のニーズに合わせて、どのような機能を重視するかを絶えず柔軟に変化させる。今後は、精神障害者が充実した地域生活を確立していくために、デイケアが中核的役割を担っていく。

### ▷ デイケア利用の目的

利用者がデイケアを利用する目的は多様化しており、以下のようである。

**1. 生活リズムの獲得**

**2. 単身生活の維持**

**3. 余暇活動としてのレクリエーション**

**4. 居場所の獲得**

**5. 就労支援**

デイケア活動を通して利用者がその人らしい生活を獲得できるように、プログラムの開発や地域資源の活用と連携が必要である[1]。

### ▷ デイケアプログラム[2]

**1. 疾患別プログラム**

統合失調症、うつ病など特定の疾患によって分けたプログラム。

**2. 年代別プログラム**

児童期、青年期、高齢者、思春期など年代によって分けたプログラム。

**3. 目的別プログラム**

家事、日常生活技能の習得など特定の目的によって分けたプログラム。

**4. 文化系プログラム**

手工芸、陶芸、パッチワークなど。

**5. 運動系プログラム**

ソフトバレーボール、卓球など。

**6. 作業系プログラム**

袋制作作業、ロウソク詰め作業など。

**7. SST (Social Skills Training)、WRAP (Wellness Recovery Action Plan) など**

SST は社会生活技能訓練、WRAP は元気回復行動プランのことでありいずれも社会生活を送るために重要なセルフヘルプツールである。

### ▷デイケア等の区分[2]（表1）

**1. デイケア**

精神障害者の社会復帰を目的として、利用者に応じたプログラムに従って、グループごとに治療するものであり、実施する内容の種類にかかわらず、その実施時間は1人あたり1日につき6時間を標準とする。

デイケアスタッフは、医師、看護師、精神保健福祉士、作業療法士など、多職種で構成する。デイケアの看護師は、多職種と連携しながら利用者の健康維持、服薬状況確認などを行う。

**2. ナイトケア**

精神障害者の社会機能の回復を目的と

して行うものであり、その開始時間は午後4時以降とし、実施する内容の種類にかかわらず、その実施時間は1人あたり1日につき4時間を標準とする。

**3. デイナイトケア**

精神障害者の社会生活機能の回復を目的として行うものであり、実施する内容の種類にかかわらず、その実施時間は1人あたり1日につき10時間を標準とする。

**4. ショートケア**

精神障害者の地域への復帰を支援するため、社会生活機能の回復を目的として個々の利用者に応じたプログラムに従ってグループごとに治療するものであり、実施する内容の種類にかかわらず、その実施時間は1人あたり1日につき3時間を標準とする。

平成22年度診療報酬改定により[3]、ショートケア20点、その他50点の早期加算（算定開始から1年以内の場合の加算）が創設され、食事提供加算は本体報酬に包括化された。

（八谷美絵・安藤満代）

**表1 デイケア等の区分** （平成28年4月）

| | |
|---|---|
| デイケア | 時間：6時間<br>人員基準：小規模30人　大規模50～70人<br>食事回数：1回<br>診療報酬：小規模590点　大規模700点 |
| ナイトケア | 時間：午後4時以降の4時間<br>人員基準：20人<br>食事回数：1回<br>診療報酬：540点 |
| デイナイトケア | 時間：10時間<br>人員基準：30～70人<br>食事回数：3回<br>診療報酬：1000点 |
| ショートケア | 時間：3時間<br>人員基準：小規模20人　大規模50～70人<br>食事回数：なし<br>診療報酬：小規模275点　大規模330点 |

【文献】
1) 日本デイケア学会編：精神科デイケアQ&A. 中央法規. p.10-13. 2005.
2) 厚生労働省：精神科デイ・ケア等について
http://www.mhlw.go.jp/shingi/2009/06/dl/s0604-7b.pdf
3) 厚生労働省：精神科医療について
http://www.mhlw.go.jp/stf/shingi/2r9852000001bu83-att/2r9852000001cdmb.pdf

# 精神科ナイトケア

## Psychiatric Night Care

### ▷精神科ナイトケアの概要

　精神科ナイトケアは、1960年代の先駆的取り組みの1つであり、精神障害者に対する地域リハビリテーションの機能向上のために地域生活の土台づくりとして始まった。

　我が国で精神科デイケアが診療報酬として認められたのは1974年である。精神科ナイトケアはやや遅れて1986年に診療報酬として認められ、精神科デイ・ナイトケアが制度化されたのは1994年である。[1]

　精神科ナイトケアもデイケアと同様に地域生活を営む精神障害者を対象としており、精神障害者の社会生活機能の回復を目的にしている。

　2016年現在の精神科ナイトケアの診療報酬は、利用時間午後4時から4時間を標準として利用者1人あたり1日540点である。

　精神科ナイトケアのスタッフの設置基準は、精神科医師1名（兼務可）、作業療法士又は精神科ショートケア、精神科デイケアもしくは精神科ナイトケアの経験を有する看護師1名（専従）、看護師又は精神保健福祉士もしくは臨床心理技術者のいずれか1名（専従）の3名で構成する場合に、1日あたりの利用者20人を限度としている。[2]

### ▷精神科ナイトケアの設置数

　精神科ナイトケアは、精神科病院と精神科診療所に設置されており、2009年の厚生労働省[2]の報告によると、2006年現在で精神科ナイトケアの実施数は、精神科病院が110施設、精神科診療所が56施設である。

　精神科ナイトケアは2003年から毎年約90人の新規利用者がいる。2006年までの傾向として、精神科ナイトケアの利用者数は2004年の2684人が最大でその後は横ばいである。しかし、精神科デイ・ナイトケアの施設数と利用者数が増加傾向にあり、これは「入院医療中心から地域生活中心へ」の改革ビジョンの影響を受け、地域社会における支援の幅が広がっているためと考えられる。

### ▷精神科ナイトケアの有用性

　精神科ナイトケアは、精神科デイケア同様に精神障害者の社会生活機能の回復を目的としている。軽い運動や調理、就

労支援、疾患教育などのプログラムを展開している。例えば、利用者間で夕食を調理し、一緒に食事をとることで、調理の生活スキルを獲得し、集団の中でのお互いの役割を尊重し、協力し合う対人関係を構築する機会になっている。

また、利用者の中には、夜間自宅で1人で過ごすことに不安を持つ者や日中は働いてその疲れの癒すことを目的に利用している者も多い。特に就労をしている利用者は、働いている間に起きた悩みや心配事をスタッフに相談したり、他の利用者と共有したりすることで問題解決や職場での人間関係構築の糸口を得ることもある。また共に時間を過ごすことで孤立を防止し、ストレスの緩和につながっている。精神科ナイトケアで夕食や入浴などの支援を受けることで、地域で生活しながら規則正しい生活リズムを獲得することができるため、ナイトケアの設置によって精神障害者の社会参加を促進する幅が広がったと考えられている[1]。さらにデイ・ナイトケアの患者と入院病棟の患者を比較した岩井らの調査では、デイ・ナイトケアの患者の身体活動能力が高いという結果を報告している[3]。

▷ **精神科ナイトケアの課題**

精神科ナイトケアの目的は地域社会における精神障害者の社会生活機能の回復であるため、精神科デイケアや精神科ナイトケア、精神科デイ・ナイトケアは、就労などの次のステップへの通過点として設けられていた。

しかし実際は、精神科ナイトケアや精神科デイ・ナイトケアの利用期間が5年以上と長期化し、精神科病院等への再入院を理由に通所を終了する場合が多い[4]。そのため、厚生労働省は、精神科デイケアや精神科ナイトケア、精神科デイ・ナイトケアの本来の役割を再認識するよう指摘し、利用期間の適正化を図るよう、診療報酬に反映させている[2]。

2016年現在の診療報酬の算定要件は、精神科ショートケア、精神科デイケア、精神科ナイトケア、精神科デイ・ナイトケアのいずれかを最初に算定した日から起算して1年を超える場合は、週5日を限度として算定することになっている[5]。

また、2016年の診療報酬改定によって週3日を超えて算定できるのは、①医学的に特に必要と判断されること、②精神保健福祉士が聴取した患者の意向に沿った診療計画に基づいて実施されること、③当該保健医療機関において、週3日を超えて利用する患者の割合が8割未満であること、これら全て満たしていることが要件となっている[5]。（菅原裕美）

【文献】
1) 小川一夫（蜂矢英彦・岡上和雄監修）
2) 厚生労働省
3) 岩井和子, 山田和政
4) 日本精神科看護技術協会
5) 厚生労働省

# 精神科リハビリテーション

Psychosocial Rehabilitation

▷ **リハビリテーションの語源**

リハビリテーションの語源はラテン語の habilis（形容詞）を語幹に re（接頭辞）を前接続し、名詞形に整えた合成語であり、その意味は「再び適した状態にすること」である。広義の概念としては「身分・地位・資格・権利・名誉などの回復」という全人間的復権を意味する。[1]

したがって、精神科リハビリテーションでは、精神障害者の権利擁護であり、精神障害者が社会の中で自ら人生を選択し、自律した生活を営むことを示している。

▷ **重度精神障害者へのリハビリテーション**

精神科リハビリテーションの対象となるのは、重度精神障害を経験した人で見解がある。[2]ここでいう「重度精神障害を抱える人」とは精神疾患と診断され、周囲の人と上手な対人関係を築けない、仕事を覚えるのに時間がかかる、1人では食事の準備やお金の管理ができない等の活動や社会参加に制限がある人を指している。[2]また、リハビリテーションの必要性の可否はその人の年齢や診断名、合併

症の有無等で決定されるのではなく、対象の健康状態によって異なると述べている。[2]

▷ **アウトリーチとしての精神科リハビリテーション**

厚生労働省から発表された「精神保健医療福祉の改革ビジョン」によると、「入院医療中心から地域生活中心へ」と方策を推し進めるため、新規入院者ができる限り1年以内に退院できるような良質な医療の提供をすること、アウトリーチを主とした退院後の地域生活支援を強化することが示されている。[3]これらのことから、精神科リハビリテーションとは、入院中から地域生活を見すえて、患者自身が治療に参加できるようにし、患者の持つ力を生かして患者が望むような生活に向けて援助することである。

▷ **本来の精神科リハビリテーション**

ディーガンはリハビリテーションを「精神障害者が彼らの世界に適応していくすべを学ぶための利用可能なサービスとテクノロジー」と定義している。[4]さらに、ディーガンは、例えば機械や車などを修理して「もとの状態に戻す」という

意味のリハビリテーションは、障害をもつ者には当てはまらず、病気や障害をもった自己を障害者自身が受け入れ、病気や障害の枠を越え自身が新しい価値を見出すことであると述べている[4]。またその障害者を支援することがリハビリテーションへの支援になると述べている[4]。

したがって、精神科リハビリテーションでは、症状の軽減・消失や病前の状態に戻すことを目標とするのではなく、今現在の自己をみつめ、病気や障害を持つ前の自分と異なる自己の価値を見いだし、自己成長することが重要となる。また、その人らしく生きる幸福の獲得が精神科リハビリテーションの最大の目標となる。

そのため、精神科リハビリテーションを実践するナースは、精神障害者の「病」や「障害」による"できないこと"に注目するのではなく、"その人の強み"や"その人の持っているよさ"に着目することが大切である[4]。さらには、その人がどのような生活を送りたいと考えているのか、あるいはどんな人になりたいのかに注目することが重要である。そして、患者が抱く将来の目標や理想に近づくために、病気や障害を患者自身が自分の中にどのように位置づけ、今もっている自分の力と可能性について再認識するような関わりが必要となる。

例えば、患者が自分に足りていないことを理解するのではなく、現段階でどこまで自分ができているのか、周囲の人から何を援助してもらえれば生活に支障なく暮らせるのかについて、患者とナースが一緒に考えていく姿勢が必要となる。また、地域生活に向け患者自身の意向を確認しながら、その目標を達成するために"今できること"と"頑張ればこれからできそうなこと"をナースが見極めて、その人が地域生活を送れるようなサポートをコーディネートすることが必要である。そのためには、ナースはその人の住んでいる地域の資源である訪問看護や保健センター、居住施設等を把握し、連携を考えることも重要である。このような考えのもとに実践された援助は、精神障害者にとっては"できないこと"に注目した援助より受け入れやすく、精神障害者と援助者が同じ目標を共有する。さらに、治療が進むにつれて、地域で生活するための目標が少しずつ達成され、自己成長していることを認識し、その人らしさの気づきにつながる。

（菅原裕美）

【文献】
1) 伊藤哲寛（蜂矢英彦・岡上和雄監）：精神障害リハビリテーション学. 金剛出版. p.25-31. 2000.
2) Anthony, W. A., Cohen, M., Farkas, M., Gagne, C（野中猛・大橋秀行監訳）：精神科リハビリテーション第2版, 三輪書店. p4-10. 2012.
3) 水野雅文. 山田紗梨：総論 制度・システムからみた退院支援. 精神科治療学. 29(1). p.3-11. 2014.
4) Deegan, PE：Recovery：The Lived Experience of Rehabilitation, Psychosocial rehabilitation journal 11 (4). 11-19. 1998
5) Anthony, W. A. : Recovery from mental Illness: The guiding vision of the mental health service system in the 1990s. Psychosocial Rehabilitation Journal (16) 4. 11-23. 1993.

# 精神看護専門看護師

## Certified Nurse Specialist in Psychiatric Mental Health Nursing

【関連項目】リエゾン精神看護、コンサルテーション、スーパービジョン

## ▷定義と役割

専門看護師とは、複雑で解決困難な看護問題を持つ個人、家族及び集団に対して、水準の高い看護ケアを効率よく提供するための、特定の専門看護分野の知識・技術を深めたナースであり、保健医療福祉の発展に貢献し併せて看護学の向上を図ることを目的としている。専門看護師には、以下の6つの役割を果たすことが求められている[1]。

①**実践**：専門看護分野において、個人、家族及び集団に対して卓越した看護を実践する。

②**相談**：専門看護分野において、看護者を含むケア提供者に対し、コンサルテーションを行う。

③**調整**：専門看護分野において、必要なケアが円滑に行われるために、保健医療福祉に携わる人々の間のコーディネーションを行う。

④**倫理調整**：専門看護分野において、個人、家族及び集団の権利を守るために、倫理的な問題や葛藤の解決を図る。

⑤**教育**：専門看護分野において、看護者に対しケアを向上させるため教育的機能を果たす。

⑥**研究**：専門看護分野において、専門知識及び技術の向上並びに開発を図るために実践の場における研究活動を行う。

精神看護専門看護師については、「精神疾患患者に対して水準の高い看護を提供する。また、一般病院でも心のケアを行う"リエゾン精神看護"の役割を提供する」と定義されている[2]。

具体的な実践活動として、重度な精神障害者の地域生活への支援、ケア困難な患者・家族への直接的支援を行ったり、身体疾患を有し、適応障害・精神的に不安定な患者、家族の精神状態の悪化を予防するケアを行っている[3]。

1996年から精神看護専門看護師の認定、登録が開始され、2016年12月9日現在の登録者数は267人で、がん看護専門看護師に次いで多くなっている[1]。

## ▷精神看護専門看護師の認定システム

看護師免許を有することが前提条件である。その上で、日本看護系大学協議会が定める精神看護専門看護師教育課程基準を満たした看護系大学院修士課程を修了し（2016年現在41校）、実務研修が

通算5年以上あり、うち3年間以上は精神看護分野の実務研修を受講していれば、専門看護師認定審査を受けることができる。

認定審査は、書類審査と筆記試験があり、それに合格すると精神看護専門看護師認定証が交付、登録される。その後も5年ごとに更新審査（書類審査）があり、それに合格しなかった場合は、専門看護師の認定登録から外される[1]。

▷ 精神看護専門看護師への期待と課題

精神看護専門看護師に期待されている役割の1つが「相談（コンサルテーション）」である。入退院を繰り返す患者、精神症状が不安定で長期入院している患者への対応にナースが困難を感じ、精神看護専門看護師へ相談を持ちかけることがある。

その際、精神看護専門看護師は、その患者に直接ケアを提供することもあるが、ナースや医療チームメンバーに対して、どのように患者理解を深めたらよいのか、どのようなかかわりや看護ケアを提供したらよいのかを検討するために、カンファレンスや意見交換する場を設けることもある。その中でナースや医療チームメンバーの力を引きだし、彼らが困難ケースにかかわれるように間接的にケアを提供する。

このような専門看護師のかかわりによってナースがエンパワーされ、自己の看護実践に自信を持てるようになり、より看護ケアが向上するという教育的側面

がある。コンサルテーションの場を定期的に設けている病院、施設もあり、精神看護専門看護師に求められている役割は大きい。

精神看護専門看護師が質の高いコンサルテーション等を提供するためには、スーパービジョン（熟達した専門家による個別指導）を受け続けることが必要である。スーパービジョンにより、事例への深い理解や分析ができるようになる[4]。

しかし、精神看護専門看護師の配置について、望ましいとされている看護部長直属のスタッフ部門に配属されているのは26.7％、専従配置は36.7％に留まっている[5]。師長業務やスタッフ業務を兼務しながら、専門看護師としてコンサルテーションやスタッフ教育をすることは、時間のやりくりや立場上、難しい点が多々ある。

今後、増加していくであろう精神看護専門看護師を活用し、看護の質を向上していくためには、その配置について検討することが必要ではないだろうか。

（大熊恵子）

【文献】
1) 日本看護協会ホームページ：専門看護師への道 http://nintei.nurse.or.jp/nursing/wp-content/uploads/2016/12/CNS_miti-20161209.pdf)
2) 日本看護協会ホームページ：専門看護師(http://nintei.nurse.or.jp/nursing/qualification/cns)
3) 宇佐美しおり：根拠に基づく精神看護の実践―患者・家族の体験、先駆的看護実践と研究の統合.日本精神保健看護学会誌. 21(2). p.39-51. 2012.
4) 野末聖香：コンサルテーション.リエゾン精神看護 患者ケアとナース支援のために.医歯薬出版. p.220, 2004.
5) 馬場薫.齋藤深雪：精神看護専門看護師の活動状況と雇用・活用ニーズの認識に関する調査研究.北日本看護学会誌. 17(2). p.31-37. 2015.

# 性同一性障害
## Gender Identity Disorders

【 関連項目 】インフォームドコンセント、シェアードディシジョンメイキング

### ▷性同一性障害の診断

性同一性障害は、割り当てられた性とは逆の性でありたいという持続的で広汎な欲望あるいは固執がある。割り当てられた性の行動、属性、装いに対する強い拒絶がある。

**性転換症**：異性の一員として暮らし、受け入れられたいという願望があり、自分の解剖学的な性に対する不快感、不適当という意識があり、自分の好む性と可能な限り一致させたいと望む。

**両性役割服装倒錯症**：生活の一部で異性の衣服を着用して、一時的に異性の一員という体験を享受する。性転換や外科的な変化は望まない。服装を交換することで性的興奮は伴わない。

**小児期の性同一性障害**：思春期以前の小児期早期に、割り当てられた性に対する持続的で強い苦痛を体験し、異性に属したいという欲望を持つ。

### ▷性同一性障害と性別違和

DSM-5 は性同一性障害から性別違和に診断名を変更した。それは、性同一性を獲得することに障害があるのではなく、性同一性は確たるものを持ちあわせ

ている、それが指定されたジェンダーとは反対、ということによる。

性同一性障害を精神疾患と考えるか、そして性同一性障害の人を精神障害者と考えるか、は難題である。今は、精神疾患の診断が付くようになっているが、社会の価値観が変われば、精神疾患とは見なされなくなる可能性がある。ただし、現時点では社会での生き難さを抱えており、自殺に追い込まれることもあるため、精神疾患として支援の対象と考えることが求められている。

### ▷MTF と FTM

性同一性障害は、指定されたジェンダーが男性で、反対の性に同一化している場合が MTF（Male To Female）で、その逆が FTM（Female To Male）と言われている。MTF は、喉仏が出てきて声変わりする、睾丸、陰茎が大きくなる、精通が起こる、骨格が発達する、ことに嫌悪を感じ、学生では学生服に制帽、成人ではビジネススーツにネクタイ姿などに耐え難い苦痛を感じる。FTM は、乳房が発達する、初経（月経）が起こる、子宮・膣・外陰部・卵巣・乳房が発達す

る、丸みを帯びた体型になることに苦痛を感じ、スカートをはきたくない、などと強く思う。

## ▷治療[1]

### 精神療法

性同一性障害の人は、自分の思いを語ること自体が精神療法になる。治療者に出会うまで、性同一性障害ということで苦しみ、罪悪感、孤立感、などを感じ、存在することの意味に疑問を感じる、自殺を考えることも多い。少しずつ話をしながら内在化していたこれまでの自分の思いを表出して、どうなりたいかという希望を明らかにする。自分が望む性の生活（実生活体験）をして、自分が嬉しい、幸せ、こうありたい、という気持ちを確かめて治療者と今後の治療を話しあう。どうありたいかはそれぞれの人によって異なるので、本人の望む生活が送れるように支える。時には、カムアウトをしなくてはならないことが生じる。いつ、誰に、どのようにカムアウトするのかを話しあい、揺れる気持ちを支える。カムアウトの結果、例えば職を失う、などということが予測できる場合には、どちらを選ぶか、迷うことに寄りそい、決断を支援する（インフォームド・ディシジョン）。そして、身体的治療に移行するかを決定し、身体的治療を開始した後も精神療法を継続する。

### ホルモン療法

専門医によるホルモン治療を受ける。開始年齢が条件付きで15歳に引きさげ

られた。開始時期、家族などへの説明、終了時期を明らかにし、インフォームド・ディシジョンに基づいて開始する。致命的な副作用が生じる可能性があるので、事前の説明と治療開始後にも継続的に注意して、MTFでは、エストロゲン製剤、プロゲステロン製剤、及び抗アンドロゲン製剤の投与を行い、FTMには、アンドロゲン製剤を投与する。

### 性別適合手術

意見書を基に性別適合手術対応判定会議の議を経て専門医及び専門医チームが実施する。MTFの場合は、乳房手術（豊胸術）、外性器手術（精巣摘出術、陰茎摘出術、膣・陰核・外陰部形成術）を行い、FTMでは、乳房切除術、子宮・卵巣摘出術、膣粘膜切除、膣閉塞術、尿道延長術、陰茎形成術を行う。

## ▷看護

入院中の性同一性障害の患者は、様々で複雑な気持ちを持ちあわせ、望んでいる生活は多様であることを理解する。多床室の場合はどの部屋がよいか、トイレはどこを使用するか、どのように呼称したらよいか、リストバンド・食事・ベッドの名札、身体に触れるケアは男性又は女性のナースがいいかなど、患者の要望に沿ったケアを行う。入浴は1人でできるように調整する。他者から好奇な目で見られる可能性があることに配慮して細やかなケアを行う。　　　（川野雅資）

【文献】
1）松本洋輔，阿部輝夫，池田官司他

# セルフヘルプグループ

## Self Help Group

セルフヘルプグループとは、自助グループとも呼ばれ、同じ悩みや障害を持つ人たちによってつくられた大小様々なグループを意味する。

### ▷セルフヘルプグループの目的

自分が抱えている問題を仲間のサポートを受けながら、自分自身で解決あるいは受容していくことを目的とする。問題解決を目ざすグループや、社会に対して働きかけるグループもある。解決できない問題（障害や死別など）をどう受容していくかを考えるのもセルフヘルプグループの大きな特徴である。以下に代表的な4つの目的をあげる。

**1）問題の解決や軽減**

メンバーが抱えている問題や悩みについてメンバー間で話し合うことにより、問題解決に向けたヒントを得て、悩みを軽減する。

**2）問題との付き合い方を学ぶ**

「解決」や「完治」が望めない問題（先天的な身体障害、事故後の脳損傷、親しい人との死別、悪性腫瘍など）に対しては、「どう克服していくか」ではなく、「どう共存していくか」「どう付き合ってい

くか」について考える。

**3）安心していられる場所をつくる**

本当のことを話しても、誰からも脅かされない、同じような問題を抱えている人がこんなにいる、ここに来ると仲間がいてほっとする、という安心感を得る。

**4）情報交換**

同じ問題を抱えている仲間同士で情報を交換し合う。例えば、どこの医療機関に行けばよい治療が受けられるのか（口コミ情報）、医療費の助成や補助金の知識、受給のための具体的な手順、知識を深めるためにどんな勉強会が開催されているのか、などの情報を交換する。

### ▷セルフヘルプグループの実際

ミーティングと呼ばれる話し合いは、原則的に「言い放し、聞き放し」が多い。その場合、ディスカッションは行わず、淡々と1人ずつが自分の経験を話す。ディスカッションを行うグループであっても、相手の意見を変えようとしたり、説教したりすることは禁止されていることが多い。その他に基本ルールとして、その場で話したことは外部で話さない（プライバシーの保護）、言いたくな

いことは言わない（無理に話さない）を設定していることが多い。

また、グループを円滑に運営するために、ファシリテーター（世話人）を設けることが多い。（セルフヘルプグループの場合は）ファシリテーター自身もメンバーの1人であり、同じ問題を抱えた当事者である。ファシリテーターをいつも同じ人が担うと、その人の負担になり、他のメンバーが依存的になることがあるため、定期的に交代する（当番を決め、交代制が多い）。

▷ **セルフヘルプグループ活動の効果**

**1）「あなたは1人ではない」**

自分の経験をメンバーと共有することで、「こんなことで悩んでいるのは自分だけだ」と思っていたのが、同じ問題を抱えている人がたくさんいること、同じ問題を抱えていても、明るく前向きに生きている人もいれば、日々悩みながら生きている人もいるということに気づくことができる。

**2）「あなたはあなたのままでいい」**

解決できない問題を抱えた自分も、解決に向けて努力できない自分も、この世の中で生きていきにくい自分も、まずはその現実を見つめ「ありのままの姿」を受け入れることができる。

▷ **様々なセルフヘルプグループ**

セルフヘルプグループには、大小様々なグループが存在する。解決しがたい同じ悩みを持った人たちが集まるグループでは、問題に解決も終わりもなく、その問題と「どのように付き合っていくか」ということが話題になるグループが多い。以下に、セルフヘルプグループの例をあげる。

・病気や障害などを持つ人たちのグループ（患者会など）、及び支えている家族のためのグループ（家族会など）
・嗜好（依存）を持つ人たちのグループ（断酒会など）、及び支えている家族のためのグループ（家族会など）
・暴力などの被害者のグループ
・マイノリティ（少数者）のためのグループ
・不登校や引きこもりの人を支える家族のためのグループ
・死別を経験した人のグループ

これらのグループ活動のために専門家がグループ開設・維持に協力することはあるが、基本的に本人たちの自主性・自発性を最も重視する。

▷ **サポートグループ**

セルフヘルプグループと類似する概念として、サポートグループがある。サポートグループとは、特定の悩みや障害を持つ人たちを対象に行う小グループ活動を指す。その目的は、参加者が抱えている問題を仲間のサポートや専門家の助言を受けながら、解決あるいは受容を目ざすものである。サポートグループは専門家、あるいは当事者以外の人々が開設・維持する点がセルフヘルプグループと異なるが、参加者の自主性・自発性を重視する相互援助グループであることは同様である。

（木戸芳史）

# せん妄

Delirium

**【 関連項目 】** 意識

せん妄は、注意の障害（注意の方向づけ、集中、維持、転換する能力の低下）及び意識の障害（環境に対する見当識の低下）で、短期間のうちに現れる（通常数時間から数日）。1日のうちで重症度が変動する傾向がある。更に認知の障害（記憶欠損、失見当識、言語、視空間認知、知覚）を伴う。他の神経認知障害ではうまく説明できず、昏睡ではない。物質中毒に伴うせん妄、物質離脱期のせん妄、医薬品誘発によるせん妄がある。また高齢、認知症、脳血管障害、電解質代謝異常、手術などが原因になる。

認知症では入院という環境の変化だけでも生じうる。せん妄は、病気では、認知症や急性統合失調症、うつ病、パニック障害との、症状では、アメンチア、もうろう状態との鑑別が必要である。

▷ **せん妄と他の疾病**

せん妄と認知症とは類似の状態に見えることがあるが、発症の違いを始めとして様々な相違がある。

せん妄と急性統合失調症との相違は、せん妄は幻覚では幻視が主になり、統合失調症では幻聴が主になり、多くは妄想

も現れる。発症がせん妄の場合は急に現れ、統合失調症の場合は以前から徴候が現れている。

▷ **せん妄の原因**

せん妄が一般身体疾患によるものかどうかを判断するためには、一般身体疾患があることと複数の要因の評価を包括的に行う必要がある。特に、身体疾患の発症、急性増悪または寛解とせん妄との間に時間的な関連があるかを判断する。外科、集中治療室、術後、がんの末期などは発症のリスクが高い。せん妄の原因を①準備因子（高齢や認知症などせん妄が発現しやすい患者の条件や状態）、②促進因子（疼痛、便秘、発熱、入院などという突然の環境の変化など、間接的な要因)、③直接因子（物質離脱、脳機能障害、代謝異常、全身感染、手術、薬物などせん妄の発症に直接関係する因子)がある。

▷ **せん妄の特徴**

せん妄には、①過活動型せん妄（不穏、焦燥、興奮、錯覚、幻視、徘徊、自律神経障害、大声、不眠、落ち着きがない、怒り、注意散漫、悪夢など）、②低活動型せん妄（注意減退、無表情、傾眠、目

がうつろ、ぼんやりし反応があまりない
など）、そして③混合型せん妄（過活動
型と低活動型が混在する）の３つのタ
イプがある。低活動型せん妄は、発見が
遅くなる危険がある。

　せん妄の個別特徴から、①夜間せん
妄（多少の意識混濁があり幻覚興奮を伴
う状態が夜間によく起こる。認知症によ
く起こる）、②振戦せん妄（全身の粗大
な振戦、発熱、血圧の上昇から、著しい
見当識障害、混乱、妄想、幻視、精神運
動興奮が出現する。アルコール離脱せん
妄として離脱後48時間から72時間後
に生じ、３〜４日続く。幻視は多数の小
動物や虫、小人が壁や床をうごめいてい
るのが見える幻視が多く、時にはそれ
らが身体にはい上がってくる感覚「幻
触」を伴う。また、壁のシミが人の顔な
どに見える、両眼瞼の上から眼球を圧迫
して、暗示を与えると幻視が出現する現
象〈Liepmann現象〉、がある。幻覚は、
夜間や暗い部屋の中で増強し、明るい部
屋では軽減する。振戦せん妄は強度の不
眠状態が数日続いたあとに深い眠りに入
り、覚醒後その症状は消失する。また、
この時期、脱水、低栄養状態、電解質異
常、低血糖などの合併症のために死に至
る場合もある）、そして、③作業せん妄（普
段日常生活上や仕事上で行っているしぐ
さをする）がある。

### ▷せん妄の評価

　せん妄の診断基準がICD-10や
DSM-5にあるので、それらの診断基準
と照合することと、様々な評価尺度があ
るので臨床で活用することができる。ス
クリーニングには、意識・覚醒・環境認
知のレベル、認知の変化、そして症状の
変動の３系列を評価するDST（Delirium
Screening Tool）、４つのA（Alertness,
AMT4, Attention, Acute change or
fluctuating course）で２分以内でせん
妄と認知を評価する4AT、そして「最近、
（患者の氏名）は混乱が強くなりました
か」と１つの質問を家族や近しい友人
に質問するSQiD（Single Question in
Delirium）があり、診断と重症度の判
断と経過の評価をするには13項目の
重症度セクションと３項目の診断セク
ションの16項目を２時間ごとに評価す
るDRS-R-98（Delirium Rating Scale-
Revised-98）がある。

### ▷せん妄の看護

　リエゾンナースが対応するせん妄は、
薬物の副作用、がんの終末期、術後など
多様な身体疾患や治療に伴うせん妄で一
過性の場合が多い。一過性のせん妄で
は、ケアをするナースを特定して多人数
にしない、家族の面会を多くする、規則
正しい日課、慣れ親しんだ環境を用意す
る、薬物療法を始め医学的介入を最小に
する。精神科病院で対応するせん妄は、
強度の錯乱やまったく活動が低下した重
度のせん妄状態か物質離脱に伴うせん妄
が多い。重度のせん妄では身体管理を最
優先にする。　　　　　　　（川野雅資）

# 早期介入
## Early Intervention

【関連項目】 臨界期、精神病未治療期間（DUP）

### ▷ 早期介入

早期介入とは病気の早期の段階に早談・支援・治療を実施することである。疾患の早期発見、早期治療は当然のことであり、その予後や機能回復にとって重要である。

しかし、精神病は、病気の経過を診断基準とするもので治療の重点は経過を十分に確認した上で開始するという経緯があった。そのために、病気の予防や発現を頓挫させることへの試みは、他の疾患に比べて遅れた。

1990年代に早期治療により精神病の良好な予後が期待されるという考えが台頭し始め、欧米諸国は統合失調症への早期介入を実践的な活動として展開した。その背景に副作用の少ない効果的な抗精神病薬の開発や、精神病の初期段階の臨界期に着目することで、症状が顕著に軽減し、社会的機能の維持、患者や家族のQOLの向上に結びついた多数の症例の発見があった。

### ▷ 精神病未治療期間（DUP）

幻聴や妄想などの精神病様の症状が出現してから薬物治療が開始されるまでの期間を精神病未治療期間（DUP：Duration of Untreated Psychosis）といい、今日では治療開始の遅れの指標になっている。これまでの世界各国の報告から、平均して約1年前後のDUPがあることがわかっている。DUPと予後の関連についても明らかになり、DUPが長くなり治療開始の遅れが生じることで、治療への抵抗性を増大させること、症状（特に陰性症状）の重症化、社会機能の低下、再発頻度の増加が指摘されている[1]。

DUPが長期化する背景として、発症年齢、性別、診断などが相互作用的に関連する。当事者や家族が精神病を認識する困難さや、思春期や青年期前期における逸脱行為や多様な症状が、家庭や学校を含む地域の中で許容されうることが、治療遅延のリスクファクターになる。

英国は、2000年以降にブレア政権のもとで精神保健改革に重点的に資金を投入し、精神医療への予防的サービス、すなわち早期支援・治療サービスを重視する政策を展開した。早期介入によりDUPを短縮し、症状や機能の改善及び

治療継続率の向上に貢献した。そうしていても精神病で苦しむ当事者が多く、当事者の視点からの早期介入・支援・治療を考えることが必要になった。

英国最大の当事者団体のリシンク（Rethink）は、早期介入の必要性を訴えるキャンペーン（Reaching People Early）を行った。その結果、精神病に苦しむ当事者に①社会全体の中での精神病に対する理解が乏しいこと、②早期から適切な支援や治療を受けることが困難なこと、③相談・支援のアクセスの悪さ、④初診時の治療者や治療環境に対する悪い印象、⑤エビデンスに基づく最良の治療を受けることの困難さ、⑥当事者や家族の治療への主体的関与の困難さ、⑦全般の総合的サービスの乏しさ、⑧入院治療に代わる地域訪問型サービスの不足、の８つの障壁（バリア）[2]が存在することを明らかにした。

治療の遅延を防ぐためには早期発見、早期診断が必要である。その目的は病気の進行、症状の悪化の予防・緩和、抑うつ、不安、自殺、物質使用などの二次的な精神状態や症状の出現の予防・軽減、役割機能の明らかな低下や達成不全の予防・軽減、入院に伴う当事者や家族のストレスやトラウマ的体験の防止・軽減、スティグマの低減、早期の心理教育の提供、本来持っている正常な発達段階が阻害されることの軽減・最小化、地域や国のコストの削減など多岐にわたる。当事者の視点に立ち、早期治療に到達できるような

精神保健システムの改革が重要である。

## ▷ 早期介入の取り組み

日本においても早期介入についての重要性や必要性の認識は高まってきており、様々な取り組みが始まっている。

精神病に発展するリスクの高い年代としては思春期や青年期前期の若者が該当し、治療を受けないまま地域社会の中で暮らしているものもいる。思春期・青年期前期は、就学・就労を通して心身の発達が促される重要な時期である。

教育現場では、養護教諭、学校カウンセラーや教員全体を対象に精神病に対する正しい知識や情報が得られるような研修の充実が進んでおり、労働現場でも保健師、産業カウンセラー、監督者への教育を実施するようになり、精神病に対する意識と認識を強化している。同時に一般市民を対象として、精神病に対する理解と関心を高め、誤解や偏見を取り除く取り組みを継続している。

また、思春期や青年期前期の対象を専門とする精神科外来やセンターが増加しており、学校や労働現場、地域と連携しながら専門的な早期支援を展開している。

（萩典子）

【文献】
1）Johannessen
2）RETHINK

# 退院支援

## Discharge Management

【関連項目】SST

### ▷ 長期入院精神障害者の退院阻害要因

精神病床での入院が長くなるにつれて、入院患者の退院は難しくなる。もちろん、患者の年齢が高齢化していくことも1つの要因ではあるが、他にもいくつかの要因がある。

まず、入院による社会生活からの隔絶によって、社会的活動性、社会生活技能、対人関係能力が低下し、家族・友人・職場・近隣等との関係性の希薄化や関与の低下などが起こる。また、入院中は食事・服薬・入浴・掃除などセルフケアのほとんどが提供されるばかりか、対人トラブルが起こらないように先回りして調整し、金銭トラブルが起こらないように使用を管理することもある。このような保護的環境は短期的には治療に必要であるが、入院期間が長くなればなるほど退院後の社会生活環境との乖離が大きくなり、退院に向けた調整やリハビリテーションにより多くの時間がかかることは、退院を妨げる大きな問題である。

### ▷ 長期入院精神障害者に対する支援

#### 1）退院に向けた意欲の喚起

入院が長くなるにつれて病棟での生活が日常になり、退院後の生活のほうが非日常になる。精神疾患を抱える患者は、環境のちょっとした変化に対してストレスを感じ、症状の悪化があるため、「このままの生活でよい」と本人もスタッフもあきらめてしまいがちである。

そのため、①病院スタッフの地域移行に関する理解の促進を行いスタッフから本人への働きかけを促進する、②ピアサポート、地域の障害福祉事業者、自治体など行政機関などを活用し、外部の支援者等とのかかわりを確保する、③社会に開かれた環境（見舞い、外出をしやすい環境等）の整備を行う、などを積極的に行う必要がある。

#### 2）本人の意向に沿った地域移行支援

本人の希望を聴取しながら、精神障害者保健福祉手帳などの申請に向けた支援、退院後に利用可能な医療保険サービス（通院先、訪問看護ステーション、デイケア・ナイトケア）、障害福祉サービス（障害者総合支援法に拠るサービス）、介護保険サービスなどの利用検討と導入準備など、地域移行後の生活準備に向けた支援を、入院後のできるだけ早い段階

から行うことが大切である。

また、退院後の地域生活を体験する機会の確保などを行う。退院前訪問看護や外泊訓練を繰り返し、そこで感じた退院に向けた自信や不安、発生した問題点などを、本人と支援スタッフとで共有することで、退院後の地域生活に必要な生活能力を身に着けるために必要な支援方策を検討することができる。

## ▷ 診療報酬に位置づけられる入院中の退院支援看護

### 1）精神科退院前訪問指導

入院中の精神障害者の退院に先立ち居宅または社会復帰施設等を訪問し、患者または退院後の看護や相談にあたる家族等に対し、退院後の療養上の指導を行う。2016 年現在、精神科退院前訪問指導料として 1 回の入院につき 3 回（6 カ月超入院の場合は 6 回）算定でき、380 点／回である。複数職種（看護師、精神保健福祉士など）が共同して訪問指導を行った場合は 320 点を加算できる。医師または看護師、作業療法士もしくは精神保健福祉士が配置されている施設に入所予定患者は算定できない。

精神科退院前訪問指導は、主に①生活環境の確認・アセスメント、②治療環境の確認・アセスメントを実施する。

①生活環境の確認・アセスメントは、住居の確認、環境整備、家電製品の使用、生活に必要な商店や銀行の所在地の確認、食材の購入や調理が自宅でできるかどうかをアセスメントし、退院先の地域のルール（ゴミ出しなど）を把握し、対応できるように一緒に考え、実行できるように練習する、あるいはホームヘルパー、訪問看護などが必要かどうかを一緒に考える。特に、住みなれない地域に退院する場合、通院経路の確認、交通機関の確認、公共機関の利用方法の確認などを行い、必要であれば一緒に練習する。

②治療環境の確認・アセスメントは、生活環境に応じて、服薬忘れがないようなしくみや、再発のきっかけになるものとの距離の取り方を一緒に考えることが必要である。また、家族との関係・近隣との関係の確認・アセスメントをし、必要があれば調整を行う。

### 2）SST（詳細は SST の項目を参照）

行動療法の理論に裏づけられた一定の治療計画で、観察学習、ロールプレイ等を行い、服薬習慣、再発対処技能、着衣、金銭管理等の基本生活技能や対人関係保持能力等を獲得することにより、病状の改善と社会生活機能の回復を図る。

2016 年現在、入院生活技能訓練療法として 1 人または複数の入院患者（複数の場合は 1 回 15 人が限度）に実施でき、入院の日から起算して 6 月以内の期間は 100 点／回、6 月を超えると 75 点／回となる。精神症状が安定しない急性期の精神疾患患者は算定することができない。また、同一日に行う他の精神科専門療法（作業療法等）は、別に算定することができない。　　　　（木戸芳史）

# 多職種チーム
## Multidisciplinary Team

【 関連項目 】 チーム医療、連携

### ▷ 多職種チーム

　精神疾患を持つ人の抱える困難は、症状だけでなく、身体状態、日常生活、社会的活動など、生活全般に及ぶ多面的な支援が必要である。しかし、複数の支援を継続して利用することは簡単なことではない。特に近年、地域ケアへの移行に伴い、個々の多様な状況・環境に応じた包括的な支援が求められており、多職種で構成されるチームによる支援が必要とされている。

　多職種チームとは、医療・保健・福祉等にかかわる複数の専門職から構成されるチームのことで、共通の目標に向かって各職種が協働・連携（collaboration）し、各々の専門性を発揮しつつ統合的な支援を提供する。精神科における多職種チームに含まれる職種として、医師、看護師、精神保健福祉士、臨床心理士、作業療法士、薬剤師、栄養士、保健師、介護福祉士などがある。また、当事者スタッフ・家族スタッフの役割も重要といわれており、ACT（※アウトリーチの項参照）などの地域サービスでも活用されている。多職種チームは同一施設内で形成される場合もあるし、医療機関、訪問看護ステーション、保健所、精神保健福祉センターなど異なる機関に属するスタッフから構成される場合もある。

　多職種チームが、主に医療を提供する場合は「チーム医療」と呼び、「医療に従事する多種多様な医療スタッフが、各々の高い専門性を前提に、目的と情報を共有し、業務を分担しつつも互いに連携・補完し合い、患者の状況に的確に対応した医療を提供すること」と定義されている。[1]

　チームのモデルには様々あり、専門職の独立実践が高い「multidisciplinaryモデル」、専門職間の相互作用が高い「interdisciplinaryモデル」、各専門職の知識と技術を吸収して包括したサービスを提供する「transdisciplinaryモデル」などがある。[2]

　各職種の専門性を活かすということは、単に業務を分担することとは異なる。状況によって、各職種が担う役割は流動的であるし、一見同じようなケアをしていても、職種によってその意図が異なる場合も多い。多職種チームは、情報

とアセスメントを共有し、共通の目標を認識した上で役割分担をすることが鍵になる。

### ▷多職種チームの利点と課題

多職種チームやチーム医療では、患者のアセスメントが多面的・立体的になり、広い視点でアセスメントすることができる。更に精神症状、身体症状、日常生活、地域での活動、家族や他者との関係、教育や就労、経済面など地域生活にかかわる多様な支援を提供することが可能になる。またチームメンバーが自分の専門性を超えて新たな視点やかかわり方を学ぶ機会にもなる。このようにチームが有機的に機能すれば、効率的かつ質の高い支援が提供でき、また医療安全の向上につながることが期待できる。

しかし一方で、多職種チームをサポートする環境が不十分であったり、各専門職のアセスメントの違い、基盤とする法や施策の違い、教育・倫理・価値観の違いなどにより意見が対立したり、意見を十分に伝えることができずに葛藤や困難が生じる場合も少なくない。また、時間とともにチームが発展したり、構成メンバーが変わるなど、チームの構造や機能を維持することに困難が生じうる。[2]

多職種チームが効果的に機能するために、まずそれぞれの専門職が相互に理解し合うことが欠かせない。個々の意見や立場が異なるという認識を持ち、互いの動きや働きが目に見えてわかるよう工夫する、共通の用語を用いる、コミュニケーションを促進する、などのかかわりを通じて、相互理解を深めることが必要である。

加えて、チームの目的・目標が明確であること、チームメンバーの役割がはっきりしていること、それらに関してメンバー間で合意を得ていることが大切である。[3]チームの目的・目標の設定に関しては、支援を受ける患者本人の意向や希望を十分に聞き、合意を得ていることも重要である。

特に地域支援においては、個々の対象者の状況によって提供する支援が大きく異なるため、各職種の担う役割が流動的になることが多い。看護職は、主として対象者の精神症状や身体状態、生活を身近で観察・アセスメントし、本人のセルフケアと自己決定を支える役割を担っている。症状や治療とのつきあい、身体ケアをどのように支えるか、それらを生活面の支援とどう結びつけるか、チームの中で専門的な判断をわかりやすく伝え、支援サービスを提供することが期待される。

〔瀬戸屋希〕

【文献】
1) 厚生労働省：チーム医療の推進について（「チーム医療の推進に関する検討会」報告書）. 2010.
2) 松岡千代：ヘルスケア領域における専門職間連携. 社会福祉学. 40(2). p.17-38. 2000.
3) 松岡千代：チームアプローチに求められるコミュニケーションスキル. 認知症ケア事例ジャーナル. 3(4). p.401-408. 2011.

# 地域移行
## Community Transition

### ▷日本における長期入院患者の現状

　1952年に抗精神病薬クロルプロマジンが開発された後、欧米諸国は脱施設化を推進し精神科サービスは地域を主体に展開していった。しかし、日本では1950年に施行された「精神衛生法」をきっかけとして精神科病院設立が相次ぎ、全国の精神病床数が激増した。結果として精神疾患を抱えた多くの人々は、精神科病院に入院することで長期間にわたり地域社会や住民から切り離された生活を送ることになり、現代においても日本の人口あたり精神病床数及び精神病床平均在院日数は諸外国と比較して圧倒的に多い。

　WHO等の国際機関は、日本に対し長期入院を減らす取り組みを行うよう繰り返し勧告し続けており、厚生労働省は社会的入院患者（受け入れ条件が整えば退院可能な状態にある患者）の解消を目ざして、2004年に「精神保健医療福祉の改革ビジョン」を示した。

### ▷精神保健医療福祉の改革ビジョン

　「精神保健医療福祉の改革ビジョン」は、「国民意識の変革」「精神医療体系の再編」「地域生活支援体系の再編」「精神保健医療福祉施策の基盤強化」という柱を掲げ、「入院医療中心から地域生活中心へ」という方策を推し進めていくことを示した。現在、この改革ビジョンに基づいて、入院患者が地域で生活できるよう、様々な取り組みを進めている。

### ▷精神障害者地域移行・地域定着支援事業

　「精神障害者地域移行・地域定着支援事業」は、地域移行推進員と地域体制整備コーディネーターの配置に加え、未受診・受療中断等の精神障害者に対する支援体制の構築と精神疾患への早期対応を行うための事業内容を加え、ピアサポーターの活動費用を計上するとともに、精神障害者と地域の交流促進事業も行えるよう見直しを行い、2010年度から実施している。

#### 1）対象者

　本事業の対象者は、①精神医療の受療中断者、②精神疾患が疑われる未受診者、③重度の精神障害者、④引きこもりの精神障害者、⑤長期入院等のあと退院した者、のいずれかに該当する者である。

#### 2）支援期間

利用者が、円滑に医療機関や障害福祉サービスによる安定的な支援に移行するまでの間とし、概ね6カ月を目安としている。ただし、予定実施期間の終了後も、対象者の疾患が重度等、地域の多職種チームでの支援を要する場合は実施期間を延長し支援を行うことが望ましい。

### 3）実施機関

対象者の危機介入や早期支援に対応可能な多職種チーム体制を備える保健所及び精神保健福祉センターが実施する。また、都道府県等は、①訪問看護ステーション（主として精神障害者への対応を行っていること）、②相談支援事業所、地域活動支援センターなど（主として精神障害者の対応を行っており、病院、保健所等と十分に連携を図る体制を講じていること）、③精神科を主に標榜している診療所（往診、訪問看護に対応できること）、④精神科病院（往診、訪問看護に対応できること）、に業務の一部を委託できる。

### 4）支援の手順

①相談受付、状況把握、②個別支援会議の開催、③初回訪問、④アセスメント、⑤個別支援計画の作成、⑥個別支援計画の実施（危機介入を含む）、⑦再アセスメント及びモニタリング、⑧実施評価（エバリュエーション）、⑨支援終了、という手順に沿って実施することを推奨している。③〜⑦は多職種チームが実施する。

▷ **精神障害者アウトリーチ推進事業**
**（精神科重症患者早期集中支援管理料）**

2011〜2013年度に実施した「精神障害者アウトリーチ推進事業」は、厚生労働省が実施したモデル事業であり、対象とする圏域内において地域住民や対象者の家族等から保健所や行政機関に相談のあった、精神疾患の未受診者・治療中断者・引きこもり・入退院を繰り返す者及び長期入院後の退院者に対して、多職種によるアウトリーチ（訪問支援）サービスを提供するものであった。

受付機関に相談が寄せられた対象候補者は、保健所や自治体等の行政機関、民生委員、患者会や家族会、地域医療福祉事業者や学識経験者等が構成する検討委員会において、事業対象者にするかどうか判断した。対象者になった人に対しては、当時の公的保険では算定することができない、同一日の複数回訪問、患家以外への訪問、受診同行などのサービス提供をすることが可能であった。また、サービスを提供する多職種アウトリーチチームはそれぞれの判断で職種構成や人数等を調整することができたが、精神科医・看護師・作業療法士・精神保健福祉士に加え、当時の公的保険では診療報酬を算定することができない臨床心理技術者（臨床心理士等）・薬剤師・栄養士・ピアサポーターをチームに加えることができた。このモデル事業が担っていた機能の一部は、2014年度より診療報酬で「精神科重症患者早期集中支援管理料」を新設し、公的保険サービスで提供することになった。

（木戸芳史）

# 地域移行機能強化病棟

【 関連項目 】リカバリモデル

2004年に掲げた精神保健医療福祉の改革ビジョンで、国は約7万人の受入条件が整えば退院可能な入院精神障害者を退院させる、とした。1年以上の長期入院精神障害者は約20万人で、そのうちの5万人が毎年退院するが、新たに5万人が長期入院患者になり、かつ長期入院患者が高齢化している。地域移行機能強化病棟は、精神医療の抜本的な改革の1つである。

病院は治療をするところという基本原則に立ち戻り、①精神医療を急性期治療とし1年以上の入院患者を生み出さない。②慢性で重篤な精神障害者を積極的に治療する。③長期入院患者の退院支援をして病床数を減らしデイケア、アウトリーチ、訪問看護などを強化する、というものである。地域移行支援を行うには、長期入院患者が退院に向けた意欲が湧くように働きかけ、本人の意向に沿った移行と地域生活の支援を行う。

▷ 施設基準と要件

地域移行機能強化病棟は2016年に新設された。地域移行機能強化病棟の施設基準は、「当該保険医療機関に1年以上入院している患者又は当該保険医療機関での入院が1年以上に及ぶ可能性がある患者に対し、退院後に地域で安定的に日常生活を送るための訓練や支援を集中的に実施し、地域生活への移行を図る病棟である」、と規定している。入院料は1日1527点でその他に非定型抗精神病薬加算、重症者加算などがある。主な要件は以下の様である。

①当該保険医療機関に常勤の精神保健指定医が2名以上の配置、かつ、当該病棟に専任の常勤の精神科医が1名以上の配置、②看護職員、作業療法士、精神保健福祉士、看護補助者を15対1以上配置、③専従の精神保健福祉士を2名以上配置、④1年以上の長期入院患者が自宅等（患家、精神障害者施設、特別養護老人ホーム、介護老人保健施設）に退院する数が、当該病棟の届出病床数の1.5%以上である、⑤医療機関全体で、1年あたり、当該病棟の届出病床数の5分の1に相当する数の精神病床数が減少している。他に、退院支援部署の設置、退院支援委員会の開催、退院支援計画の作成、などがある。

## ▷多職種協働による支援

**退院意欲の喚起**　長期入院精神障害者は、病院の生活に慣れており、かつ変化が起こることに対して脆弱性がある。長い間具体的に退院するということを考えていないことがあり、現在のある程度安定した入院生活を変えたいという意欲が湧いてこない。

　ナースは、月に1回以上、定期的に退院に向けた話し合いをし、患者が感じている退院へのイメージや心配事を聞く。例えば、ピアサポーター等との定期的な交流機会を設けるとか退院した患者が暮すグループホームの見学に行く、等の活動を取り入れて、患者の退院への意欲を喚起する。あくまでも患者本人の意向を尊重するもので、強要はしない。その頃合いをナースは把握する。

**日常生活に必要な能力の獲得**　退院により単身生活になる患者は、自分で日常の生活を整えることができる力が必要になる。退院後の生活でまず困難なのが1日3回の食事である。IHクッキングヒーターの使い方、電子レンジの効果的な活用などを栄養士から学び、又、金銭に余裕がある人には宅配食の利用情報を提供する。お風呂を沸かす、金銭管理、服薬管理、ごみの分別、部屋の掃除などの退院後の日常生活に必要な力をSSTなどで入院中に訓練する。外出して、退院先の近くにある映画館や公会堂、公園や図書館など退院後に安価で楽しめる場所を探す。

**退院後の医療の確保**　自分の病気あるいは状態、又は病状悪化の要因になるストレスなどを心理教育で学習する。家族にも心理教育を行う。クライシスプランを作成し、自分の状態を自己観察する。主治医や精神保健福祉士と相談して退院後の外来通院先、訪問看護ステーションや居宅支援サービス、デイケアなど活用できるサービスを確保する。

**居住先の確保**　自宅、グループホームあるいは新たなアパートなどの居住先を確保する。居住先を確保したら退院前に試験外泊をする。試験外泊で課題になったことを入院中に訓練する。

**退院後の生活支援**　退院後に定期的に訪問して、退院後の生活で患者が困っていることを一緒に解決する。患者が退院後に是非行いたい、と希望していることを叶える。可能であれば一緒に行動する。退院後の生活をエンジョイできる様に相談に乗る。

　病状が悪化したとか薬を飲み忘れたという医療上の困り事や水が漏れたなどの生活上のトラブルを相談できる体制を整える。困り事を解決するのに患者がスマートフォンを持つことも効果的である。

　地域移行機能強化病棟では、リカバリモデルに基づいたチームアプローチが重要で、スタッフがステレオタイプな漫然とした医療から脱却し、病院自体が病院の構造改革に取り組むということと一体化することが肝要である。　　（川野雅資）

# 地域活動支援センター
## Community Activity Support Center

【 関連項目 】 地域包括支援センター

## ▷地域活動支援センター

　地域活動支援センターとは、「障害者総合支援法」によって規定されている「地域生活支援事業」の１つである。

　基本方針は、①障害者等を通わせ、創作的活動または生産活動の機会の提供、社会との交流の促進等の便宜を供与すること、②利用者または保護者の意思及び人格を尊重して、常に当該利用者等の立場に立ったサービスの提供に努めること、③地域及び家庭との結び付きを重視した運営を行い、市町村、障害福祉サービス事業を行う者その他の保健医療サービスまたは福祉サービスを提供する者等との連携に努めること、④利用者の人権の擁護、虐待の防止等のため、責任者を設置する等必要な体制の整備を行うとともに、その職員に対し、研修を実施する等の措置を講ずるよう努める、ことである。

　地域活動支援センターは、「障害者自立支援法（現・障害者総合支援法）」施行以前までは「小規模作業所」と呼ばれており、国や都道府県からの補助金交付を受けながら精神障害者の雇用を支え、社会資源の不足を補うものとして 1960年代に始まったものである。厚生労働省の調査結果によると、2012 年時点で小規模作業所の 約37％（2206 カ所）が自立支援給付事業に移行したのに対して、約 55％（3258 カ所）が地域活動支援センターに移行した。

　地域活動支援センターの運営主体は、NPO 法人が全体の約 66％（665 カ所）と最も多く、次いで、社会福祉法人、社会福祉協議会である。１施設の定員は平均 17 人であり、最も多いのが 11 ～ 20人で全体の約 62％を占め、次いで 10人以下が 約23％（221 カ所）であり、全施設の 8 割以上が 20 人以下の規模である。通所者の障害種別は、精神障害、知的障害、身体障害の順に多い。

## ▷地域活動支援センターの 3 類型

　地域活動支援センターはその基礎的事業として、地域の実情に応じて市町村が創意工夫により柔軟な支援を行うとともに、機能強化事業として目的に応じた I型・II型・III型の 3 類型を設けている。

1）I 型：専門職員（精神保健福祉士等）を配置し、医療・福祉及び地域の社

会基盤との連携強化のための調整、地域住民ボランティア育成、障害に対する理解促進を図るための普及啓発等の事業を実施する。なお、相談支援事業を併せて実施または委託を受けていることを要件としており、1日あたりの実利用人員は概ね20人以上である。

2) Ⅱ型：地域において雇用・就労が困難な在宅障害者に対し、機能訓練、社会適応訓練、入浴等のサービスを実施する。1日あたりの実利用人員は概ね15人以上である。

3) Ⅲ型：事業内容はⅡ型と同様であるが、地域の障害者のための援護対策として地域の障害者団体等が実施する通所による援護事業の実績を概ね5年以上有し、安定的に運営している。この他、自立支援給付に基づく事業所に併設して実施することも可能。1日あたりの実利用人員は概ね10人以上である。

▷ 地域包括支援センター

地域包括支援センターは、2005年の介護保険法改正が定めた「地域住民の心身の健康の保持及び生活の安定のために必要な援助を行うことにより、その保健医療の向上及び福祉の増進を包括的に支援すること」（「介護保険法」第115条の46第1項）を目的とする、地域住民の保健・福祉・医療の向上、虐待防止、介護予防マネジメントなどを総合的に行う施設である。

責任主体は市町村であり、市町村から委託を受けた法人（在宅介護支援センターの設置者、社会福祉法人、医療法人、公益法人、NPO法人等）も設置することができる。機能を以下に記す。

1) 総合相談支援業務：住民の各種相談を幅広く受け付け、制度横断的な支援を行う。

2) 権利擁護業務：成年後見制度の活用促進、高齢者虐待への対応等を行う。

3) 包括的・継続的ケアマネジメント支援業務：「地域ケア会議」等を通じた自立支援型ケアマネジメントの支援、ケアマネジャーへの日常的個別指導・相談、支援困難事例等への指導・助言を行う。

4) 介護予防ケアマネジメント業務：二次予防事業対象者（旧特定高齢者）に対する介護予防ケアプランの作成等を行う。

5) 介護予防支援：要支援者に対するケアプラン作成を行う。これは、介護保険給付の対象である。

6) 多面的（制度横断的）支援の展開：介護サービス、ボランティア、ヘルスサービス、成年後見制度、地域権利擁護、民生委員、医療サービス、虐待防止、介護相談員等と、行政機関、保健所、医療機関、児童相談所等をつなぐ。

（木戸芳史）

# 知的能力障害

## Intellectual Disability

【 関連項目 】自閉スペクトラム症

### ▷ 知的能力障害の定義

　児童・思春期精神障害のうち、約半数が神経発達障害である。神経発達障害には、知的能力障害、コミュニケーション症群、自閉スペクトラム症、注意欠如・多動症、限局性学習症、運動症群、他の神経発達症群が含まれている。「知的能力障害」という名称は、DSM-5 に基づく名称である。知的能力障害は、相対的な知的能力の高低よりも実際的な生活適応能力の高低を重視している。判断は、①概念的領域（conceptual domain）、②社会的領域（social domain）、③実用的領域（practical domain）で総合的に判断する。

　5 歳以下で、各領域に全般的な発達の遅れが見られ、年齢の低さのために知的発達評価がしづらい場合には、全般性発達遅延（global developmental delay）、5 歳以上で身体的な異常や挑発的・反社会的な問題行動などによって知的発達評価のためのテストができない場合には、特定不能の知的能力障害（unspecified intellectual disability）と区分している。

　知的能力障害は、①論理的思考、問題解決、計画、抽象的思考、判断、指導や経験からの学習、実用的な理解を含む知的機能全般の欠陥があること、②個人の年齢、性別及び社会文化的背景が同等の仲間に比べ、日常の適応機能が障害されることで定義する。

　知的能力障害の重症度についてDSM-Ⅳまでは、ビネー式知能検査やウエクスラー式知能検査で測定した IQ（Intelligence Quotient）を目安にしていた。概ね IQ70 ～ 75 以下の児童を知的能力障害と見なし、「75 ～ 52 を軽度、51 ～ 36 を中等度、35 ～ 20 を重度、20 未満を最重度」としていた。しかしDSM-5 では、IQ 尺度は、その IQ 範囲の下限において妥当性が乏しいとし、必要とされる支援のレベルを決めるのは適応機能であるため、重症度のレベルはそれぞれの IQ の値ではなく、適応機能に基づいて評価する。

### ▷ 知的能力障害の疫学

　知的能力障害の有病率は一般人口全体の約 1％であり、年齢によって変動する。重度の知的能力障害は 1000 人に 6 人程

度である。軽度の知的能力障害の男性対女性の割合は、1.6：1、重度の場合 1.2：1 と女性に比べて男性が多いとされているが、報告によって結果が異なる。原因疾患がない場合が多いが、遺伝子症候群（染色体疾患）、先天性代謝異常、脳形成異常、母胎疾患、外傷などの出生前、周産期による影響があることも多い。出生後の要因には、低酸素性虚血性障害、外傷性脳損傷、感染などがある。またネグレクトや虐待によっても出現する。

#### ▷ 臨床的特徴

軽度の場合は、学業の困難さが明らかになる学童期に診断されることが多い。2 歳までに言語、運動、対人関係の遅れが現れる場合は、重度のことが多い。知的能力障害は、知的能力だけではなく運動発達の遅れや、運動機能の障害も現れる。また、情緒不安定、こだわり、多動、自傷、他害などの非特異的な異常行動、睡眠障害が現れる場合がある。また、注意欠如・多動症、適応障害、不安障害、抑うつ障害、統合失調症などの精神障害を伴う場合も多い。

一部の遺伝子症候群では進行することがある。進行性ではなく提供される援助によっては、日常生活のあらゆる活動に参加できるようになり、適応機能の改善を認めるようになる可能性がある。

知的能力障害のある子どもは、全般的な精神機能の障害によって特徴づけられることから、理解することが難しいだけではなく、一度に複数のことを伝えても記憶が乏しいために一部のことしか覚えられないことがある。

そのために、日常生活の様々なことを学習するのに時間が必要である。また、表現する力が乏しいために、思っていることを十分に伝えられず、泣いたり騒いだりすることがある。更に、理解してもらえないためにパニックになりやすいという特徴がある。

#### ▷ 知的能力障害の子どもとの接し方

このような子どもに接する場合は、訴えようとしていることに注意を向け、何を伝えたいのか理解するように努める。またあいまいな言葉をさけ、わかりやすい言葉で、端的に伝えるようにする。さらに、理解を促すために、言葉だけではなく、身ぶりやわかりやすい絵などを用いることが有用である。

知的能力障害があることを理解されないことが多いため、自尊心が育ちにくく自信がないことも多い。そのため、できたことを自分で認められるようなかかわりをすることや、得意なことを見きわめ、得意なことをのばすようなかかわりが重要である。

（森千鶴）

【文献】

1) American Psychiatric Association（髙橋三郎. 大野裕監訳）：DSM-5 精神疾患の診断・統計マニュアル. 医学書院. p.31-39. 2014.

# 注意欠如／多動性障害 (ADHD)

Attention Deficit Hyperactivity Disorder

【 関連項目 】 同情

　注意欠如／多動性障害（以下、ADHD）は、精神年齢に比べ、不注意、多動性、衝動性を主症状とする行動障害である。診断は、早期発症（7歳未満）、持続性（6カ月以上の持続）、複数の場面で主症状が観察されることが条件である。

　ADHD は、以前は微細脳機能障害（Minimal Brain Dysfunction：MBD）と呼ばれてきた。微細脳機能障害とは、明確な中枢神経系の障害による運動障害や、知能障害は見られないが、中枢神経系の微細な機能異常によって、脳障害の患者と同様に行動・認知面の特徴を示す小児疾患を指す。微細脳機能障害の概念は 1960 年代頃より使われたが、その概念の不明確さから、1980 年代になり行動面の症状を示すものには、「注意欠如／多動性障害」という用語を使うようになった。[1]

　ADHD の患者は、社会認知能力の障害を抱え、独特の思考や行動様式（こだわり）を持っている場合が多いため、社会的ルールの理解が不足し他者の考えを理解することが困難である。そのため、結果として仲間集団に入れず社会的に孤立する。注意されてもどうすればよいかわからず同じ失敗を繰り返し、それに伴い自己評価が低下するのも特徴の1つである。

## ▷疫学

　発症率は学齢期児童の 3 ～ 7% と推定される。性差は、圧倒的に男児に多く、男女比は 4 ～ 9：1 とされている。[2]

## ▷生物学的要因

　脳の機能障害が主な要因とされ、前頭前野（考えや記憶をまとめたり、感情を調整するなど、脳全体の働きをコントロールする）や、大脳辺縁系や大脳基底部（運動調整や感情の表出、意欲や動機づけをコントロールする）の働きが低下している。また、神経伝達物質の異常も大きな要因と考えられている。

　これらの脳機能障害は、先天的なもので、遺伝的要素があると考えられている。双生児研究において 75% の遺伝性が、親子関係では、ADHD の子どもの父親の約 25% に同様の特徴を認めたと報告されている。[3]

## ▷症状

### ①不注意

1つのことを継続して行うことができない。また、他者の話を落ち着いて聞くことが困難で、外部からの刺激にしばしば注意をそらされる。

### ②多動性

落ち着きのなさのため、例えば、授業中や食事中にじっと座っていられず、立ち上がって動き回る。また、椅子に座っていたとしても絶えず身体のどこかを動かしており、手や足で何かをさわったり、物音を立てたりする。静かに遊んだり読書をしたりするのが苦手である場合が多い。

### ③衝動性

順番を待つことができない。皆が列をつくって順番を待っている時も、列に並べず、割り込んでしまう。例えば授業中では、先生からの質問が終わる前に答えをいったり、あてられていないのに答えをいう。また、自分の思いどおりにならないことがあると、易怒的になることがある。

## ▷治療

### ①環境の調整

ADHDは、周囲の刺激に敏感で、集中できないという場合が多く見られるので、生活環境での刺激を最小限にし、学習に向かいやすい環境を整える。家族や学校の教師はこの障害の本質をよく理解し、患者が自尊心や自己評価を高められるような環境の調整を行うことが大切である。具体的には、日々の生活の流れを安定させるために予定表を作成することと、注意する内容を厳選して短い言葉でわかりやすく伝えることを心がける必要がある。またうまくできた場合は褒めて更にやる気を引きだすかかわりを行う。その方法の1つとして、達成できた課題に対しポイントを加算し「ごほうび」を与える「トークン・エコノミー」という行動療法が効果的である。

### ②薬物療法

薬剤を適切に使用することで、落ち着いて課題に取り組むことができるようになる場合が多い。現在、ADHDの症状そのものを改善する薬剤はないが、中枢神経刺激薬であり、ドパミン再取り込み阻害作用を持つメチルフェニデートが有効とされている。これは、一時的に集中力を改善し、多動を減らす効果がある一方、食欲の低下や衝動性の亢進などの副作用に注意が必要である。また、ノルアドレナリン再取り込み阻害薬であるアトモキセチンも近年開発され、国内で臨床的に使用されている。　　　（中村裕美）

【文献】

1) 宮本信也(上島国利監)：注意欠陥／多動性障害(ADHD). 精神科臨床ニューアプローチ7 児童期精神障害. メジカルビュー社. p.37. 2005.
2) 青木省三(野村総一郎他編)：多動性障害. 標準精神医学 第5版. 医学書院. p.344. 2012.
3) 大熊輝雄：多動性障害. 現代臨床精神医学 第12版. 金原出版. p.409. 2013.

# 治療共同体
## Therapeutic Community

【関連項目】社会学習理論、エンパワメント、リカバリモデル

### ▷治療共同体の背景

治療共同体は、1940年代に英国の精神科病院においてメインやジョーンズが試みた、グループで行うコミュニティミーティングを核とした改革的な治療形態である[1]。

「スタッフと患者の双方が各自の責任性と主体性を発揮して共同体に関与し、そして日常に起きている出来事について理解することで、患者ばかりでなくスタッフも成長を達成していくことが共同体の目標[1]」である。これを実現するために、組織を民主化し自治主義をとる、などの改革を行う必要がある。

### ▷治療共同体の特徴

治療共同体には次のような特徴がある。

### ①グループによる話し合いが治療の主軸である[2]

病棟やデイケアなどその環境において、患者とスタッフの集団を1つのコミュニティとして捉え、患者の対人関係の課題や日常生活で起こる様々な問題について、患者とスタッフが対等な立場でミーティングを行い、問題の意味や解決法を検討する。ミーティングは、自分の気持ちや考えをそのまま言葉で表現する練習になるため、それができるよう温かい雰囲気をつくることが大切である。心を開いて他者と交流することによって、治療に適した集団の文化、すなわち治療文化を形成しコミュニティは治療的なものとなる。したがって、治療共同体はミーティングの機会を多く設けている。

病棟の規則についてミーティングで決まったことは、患者に守る義務が生じる。つまり、患者は責任能力を持っていると考えるのである[3]。

### ②治療者と患者が従来の権威的な治療関係にしばられない[2]

医師がトップである医療チームが、一方的に患者を治療する伝統的な医療に対し、ミーティングを通して患者が自分の問題について積極的に考えることから始まり、患者同士、そして患者と治療者も相互に交流し影響し合い、成長していくことを目ざす。ミーティングでは、患者もスタッフも自分の考えを主体的に表現するよう鼓舞される。

### ③患者同士の治療的可能性を重視する[2]

患者も他の患者に対し治療者としての役割が期待されている。ミーティングを重ねることにより患者は、スタッフや患者自身も気づいていない健康な部分・能力を発揮することがある。

患者同士の観察力、悩みや孤独感を共有して支え合う、という医療者にはできない患者同士の援助能力を治療に活かす。また、先輩患者からの助言は、スタッフからのものより受け入れやすく、患者が自分を振り返るきっかけになる。他者から関心を持たれることや他者に援助できることは、新しい自分を発見することで、患者の自尊心を高める。更に、着実に回復している他患者の存在は、患者にとって社会復帰への希望につながる。

### ④社会的学習

ジョーンズは、「互いに生活を共にしながら起きて来る事柄を検討していく連続する過程」を社会的学習[2]と呼んだ。共に生活する中で起こる患者の問題となる行動について検討することは、患者が自分の行動について洞察し、同じ事態を起こさないための対処法を学習する過程であり、検討すること自体が学習体験になる。スタッフは、患者が様々な活動とミーティングを重ねる体験から成長できるよう勇気づける。治療共同体は、共同体を構成するメンバーや状況によって常に変化しており、連続する過程である。

### ⑤活動を共有する[2]

活動を共有することが治療共同体の基本である。手工芸やレクリエーション、院内の作業、治療としての様々な活動、など全ての活動を共有し生活を共にすることが社会的学習につながる。

### ▷治療共同体の実施施設

患者とスタッフ間の人間関係の構築には一定の時間を要する。薬物治療の進歩や地域精神医療の充実により、入院期間が短縮されたことなども重なり、治療共同体を実践する施設が減少している[1]。

我が国において治療共同体を実践している病院[4]は、のぞえ総合心療病院（久留米市）、浅田病院（広島市）、向陽台病院（熊本市）などごくわずかである。

なお、薬物依存症から先に回復した者がスタッフとなって共同生活を行い、ミーティングを基本とした治療によって回復を目ざす自助活動も治療共同体と呼ぶことがある。　　　　　（谷多江子）

【文献】
1) 舘哲朗：治療共同体論―力動的入院治療の構成要素として. 精神分析研究. 35(2). p.98-114. 1991.
2) 鈴木純一：いわゆる民主主義と治療共同体. 集団精神療法.2(2). p.111. 1986.
3) 堀川公平：わが国における「力動的チーム医療」の展開とさらなる発展. 精神科臨床サービス. 14(3). p.341. 2014.
4) 堀川公平：「力動精神医学的チーム医療」と「伝統精神医学的チーム医療」. 精神科臨床サービス. 14(4). p.451. 2014.

# 治療的コミュニケーション
## Therapeutic Communication

〖 関連項目 〗傾聴、非言語的コミュニケーション

### ▷ "治療的" とは何か

ペプロウは、「看護とは、有意義な、治療的な対人的プロセスである。(中略)パーソナリティの前進を助長することを目的とした教育的手だてであり、成熟を促す力である」と述べている[1]。

つまり、"パーソナリティの成長を助け、成熟を促すこと" が治療的であり、治療的な対人関係を促進するコミュニケーションを治療的コミュニケーションといえる。

精神看護における対象者は、「人を信頼し人から信頼されることが難しい」「自分の気持ちや考えを周囲に適切に表現することが難しい」「他の人々と何かを協調して進めることが難しい」など人間関係に課題を持っていることが多く、ナースとのコミュニケーションの中で、これまでの人間関係における課題が現れてくる。

ロジャーズが、「人間関係によって受けた心の傷は、人間関係だけによって癒すことができる[2]」と述べているように、精神看護においては患者との信頼関係が直接的に治療として意味を持つ[3]。患者との信頼関係を構築するためにコミュニケーションが重要である。

ロジャーズのアプローチにおいて「テクニックを使うことで可能になる『関係の質』そのものが相手を癒したのだ[2]」と考えるように、何の条件もなく患者を理解しようとする温かい気持ちや態度があってこそ、治療的なコミュニケーションとなり、技術が活かされる。

治療的なコミュニケーションを行うことによって、患者は無条件に自分を受容してもらえたと感じ、その人らしく自然にそこにいることができる。そして、ありのままの自分を受け入れることができるようになる。

### ▷ 治療的コミュニケーション技法

治療的コミュニケーションには様々な技法がある。

#### 1) 傾聴

傾聴は、患者を理解するために全身で聴く積極的なプロセスである。

うなずく（相づちを打つ）、視線を合わせる、姿勢、沈黙などの非言語的コミュニケーションによって、患者を理解したいという態度が伝わることが大切である。どんな話の内容であってもナース

の価値観で判断・拒絶せず、その背景や意味、患者が伝えたいことの本質を推察しながら聴く。

患者は傾聴により受容されていると感じ、自分をありのままに表現することができる安心感、聴いてもらえる安心感の中で話すことができる。沈黙は、患者に考える時間を与え、患者が話し始めるのを待つ姿勢、つまり、患者が主導となって会話を進めてほしいという期待が患者に伝わる。また、会話のペースをゆっくりにするなどの意味がある[4]。

### 2) 開かれた質問

会話のきっかけをつくり、患者が主導して会話が進むように、話す内容を患者に選択してもらう。患者が自由に話すことができるよう「それについてどう思いますか？」などの開かれた質問をする。

### 3) 不一致の明確化[5]

ナースは、話の内容や言葉（言語的メッセージ）と表情や声などの非言語的メッセージが一致していること（自己一致）が求められる。不一致の場合、患者はナースの言語と非言語のどちらのメッセージを信頼してよいかわからず、不信感が生じてしまう。

逆に、患者の話の内容や言葉（言語的メッセージ）と表情や声などの非言語的メッセージが一致していない時、ナースに違和感が生じる。このような時、ナースが自分の言葉と非言語的メッセージを一致させて疑問を患者に伝えることによって、つまり、ナース自身が率直に自己表現することによって、患者の思いを引き出し信頼関係を構築していく。

### 4) 繰り返し

患者の話の内容や感情、考えを患者の話した言葉のままオウム返しのように繰り返す。ナースから繰り返されることによって、患者は自分の感情や考えを振り返り、探ったり確認したりすることができる。患者が自分のことを自分で決定することにもつながる。

### 5) 言い換え

患者の話の内容や感情、考えを別の言葉で言い換えたり、要約したりすること。患者は、自分の話した内容や感情について客観的に見つめ直すことができる。

言い換えによって、ナースが患者の話を傾聴したことが伝わる。また、ナースが解釈した話の内容が正しいか確認することができる。

#### ▷ 治療的コミュニケーション技法の習得

ナースが意図的に治療的コミュニケーションを駆使するスキルを磨くため、また、自分のコミュニケーションの傾向を認識し、非治療的なコミュニケーションを避けるために、ロールプレイやプロセスレコードを用いる。　　　（谷多江子）

【文献】
1) Peplau,H.E.(稲田八重子他訳)
2) 諸富祥彦
3) 安藤一博
4) Hays, J.S. Larson, K.H.
5) 宮本真巳

# 適応
## Adaptation

**【 関連項目 】** 自我、ストレス、防衛機制

## ▷適応と不適応

適応とは、ある環境において効果的な反応や適切な行動がとれることである。一方、不適応とは、ある環境において無効な反応や不適切な行動をとる場合をいう。適応や不適応は大別して、身体面と社会面がある。

身体面として、身体は環境の刺激に対して一定に保とうとするホメオスタシスが働くが、ストレスが強い場合には均衡を失い、身体症状が現れて不適応となる。一方、社会面としては、職場、学校、家族、友人関係などの人間関係がたもてなくなる場合に不適応になる。職場における不適応では、バーンアウト（燃え尽き症候群）や職場への欠勤、学校での不適応では不登校などとして現れる。

不適応の状態が続くと、身体的ストレス反応として、気管支喘息、関節リウマチ、潰瘍性大腸炎などが生じる。また精神的なストレス反応としては、抑うつ症状、不安、アルコール依存、嗜癖的行動などが現れる。これらの症状に対しては、適切なケアが必要である。

## ▷職場や学校における不適応

職場において、本人にとってストレスが強い場合は欠勤やうつ病など職場での不適応の問題が生じる。その背景には、IT化、高齢労働者の増加、女性労働者の増加、若者の非就労、ハラスメントなどさまざまな要因がある。各企業ではそのような問題への対策として産業カウンセラーの配置やリワークプログラムなどの支援を行っている。また2014年には、労働安全衛生法が改正され、労働者のストレスチェックを実施するようになっている。

一方、学校における不適応の問題としては、不登校、いじめ、発達障害などが考えられる。不登校の割合は近年減少しているものの、一部は長期化し、引きこもりに移行することもある。いじめについては、ネットやラインなどを利用したものがあり、社会情勢を反映している。2013年には「いじめ防止対策推進法」が成立し、それらへの対策を行っている。発達障害については、行政が特別支援学校の整備などをしているが、まだ不十分なところもあり、発達障害をもつ児童、

生徒にとって学校での適応が困難なことがある。

## ▷適応機制

坂田[1]は、人は環境からのストレスを受けたとき「基本的な心理過程」、「適応機制」、「防衛機制」を用いて対処していることを示した。

「適応機制」としては、「共感（人の立場を感じる）」、「躍動性（過去の問題解決を想起し、新たな気持ちで取り組む）」、「抑制（一時休止）」、「注意の集中」「欲動の変化（社会的に受け入れられるように衝動を変容させる）」、「昇華（衝動をより次元が高いと考えられている行動に移しかえる）」、「あいまいさに対する耐性（決心に至るまでの不安定で落ち着かない状況に耐えることができる）」、「客観性（客観的に評価することができるよう思考と感情を区別する）」、「知性（思考を感情的場面から自立させ、抽象的、生産的に考える）」、「論理的思考（原因に対して慎重に分析する）」などがある。

一方、防衛機制のなかでも「投射（受け入れられない内的衝動を他人に見つける）」、「退行」、「抑圧」、「否認」、「反動形成」、「置き換え」、「合理化」などは、強固に使うと自我が萎縮するといわれている。また、防衛機制を繰り返し常習することによって精神的・心理的な問題が生じたり、防衛機制が適度にうまく機能しない場合は、対処機制が破綻することがある。防衛機制と適応機制をうまくバランスよく用いることが必要である。

## ▷適応障害

適応障害[2]は、はっきりと確認できるストレス因が原因であり、単一の出来事でも複数のストレス因でも生じる。また反復するものでも持続するものでも、自然災害や健康上の問題、ライフイベントなどでも生じる。ストレスが生じたときから3カ月以内に症状が出現し、そのストレスが消失してから6カ月以上続くことはない。

症状として、不安・焦燥感・抑うつ症状などの情動面と、社会的・職業的・生活面などの機能障害がある。治療は、休養、環境調整が基本で、ストレス因を除去するか、ストレスへの対処能力を高めることである。そのために、カウンセリングなどが有効である。ストレス因を除去できる場合は予後が良好であるが、除去できない場合はうつ病などに移行することがある。

（安藤満代）

【文献】
1) 坂田三允：心を病む人の看護. 中央法規出版. p.10. 1995.
2) 落合慈之監修：精神神経疾患ビジュアルブック. 学研メディカル秀潤社. p.217-218. 2015.

# 転移と逆転移
Transference Countertransference

## ▷転移および逆転移とは何か

精神分析療法は19世紀末、フロイトが創始した精神療法であり、この精神分析の核心となる概念が「転移」である。治療の古典的スタイルである患者が寝椅子に横になり、心に浮かぶことを、批判せずに話してもらうことが転移の発展を促すものと考えられた。

転移とは、患者がそれまでの生活史の上でかかわりを持った、父親、母親、教師、権威者などに対して示してきた感情や態度を、医師をそれらの人に置きかえて、向けることをいう。例えば父親に強い憎しみをいだいている患者が、医師を父親と同一視して、父親に対する態度を医師に転移する。これが「転移神経症」といわれる状態である。

転移には陽性転移と陰性転移がある。陽性転移は好意、信頼、愛情などであり、陰性転移は憎悪、非難、攻撃などである。一般に陽性転移は治療に促進的に働き、陰性転移は阻害的に働くが、陽性転移と陰性転移は治療中に移行することがあり、いずれも重要である。

面接の際に医師も患者に対して好悪の感情をいだいたり、患者の人格や現実の言動に反応を示したりする。これらの事態に十分気づけず、そして、それを自分でコントロールできない場合がある。このように医師が意図的に行っているものでなく、非意図的に起こっているものを逆転移という。逆転移は、例えば医師が患者に理由のない嫌悪感をいだいたり、好意を持ったり、特に厳しい態度をとって非難、攻撃したり、患者と激しく議論したり、患者を理解できずに自信を失ったりするなどの種々の形で生じる。

## ▷看護実践における転移と逆転移

精神療法として精神分析を行う精神科医は、患者との関係で生じた転移、逆転移を治療に活用する。しかしこれらの現象は、患者と医師以外の医療従事者（ナース、カウンセラーなど）との間でも起こることが知られている。転移と逆転移は「看護ケアの行きづまり」の原因の1つになる。

看護ケアの行きづまりは、抵抗、境界の侵害などさまざまな理由によって生じる。転移や逆転移もその原因の1つである。ナースにとって、患者とナースの

172

信頼関係の発展を妨げる看護ケアの行きづまりを予防することは重要な課題である。看護ケアの行きづまりは、ナースと患者の双方に激しい感情を引き起こす。それは心配、気がかり、欲求不満、愛、激しい怒りなど、多方面に及ぶ。

転移は、患者がこれまでの人生で出会った他の重要な人物を思い出させるナースに向けて、その時の感情や態度を経験する無意識の反応である。ナースは、過去の権威的人物や、親、失った恋人、以前の配偶者といった人の姿として見られるであろう。転移の反応を分析しないままだと、看護ケアに有害となる。

患者とナースの関係で問題となる転移には2つのタイプがある。

1つ目は敵意のある転移である。もし患者が敵意を内面化したら、抑うつや落胆として表出する。もし敵意が外面化したら、患者は批判的、反抗的、そして怒りっぽくなり、ナースの実践能力を疑う可能性がある。

2つ目は依存反応の転移である。依存反応の転移では、患者は服従的になり、機嫌をとる、そしてナースを万能者のような存在と見なす特徴がある。この反応においては、ナースは患者の圧倒的な期待に沿うように努力することになる。しかしこれらの期待は非現実的であるにもかかわらず、その後も患者からナースに対して要求が続く。そしてこれらのニーズが充足できなくなった時、患者はナースに敵意と軽蔑をいだくことになる。

逆転移は、患者の性質に対し、ナースの特別な感情反応によって生みだされ、看護ケアの行きづまりにつながる。ナースが起こす逆転移の反応は、普通「極端な愛情や援助の反応」、「極端な嫌悪感や敵意の反応」、「極端な心配」の3種類である。ナースは絶えず「自己洞察」して、逆転移を警戒する必要がある。

看護場面における転移、逆転移は、患者とナースの援助関係で一般的に生じる現象であると考え、治療に対して促進的に働くものと妨害的に働くものとがある。そしてナースは患者とのケア過程において、傾聴し、患者に近づいて共感的態度を示し、ある時には距離をおいて客観的態度をとるという様に、ある程度、柔軟な態度をとることが望ましい。

ナースが自分自身の逆転移に援助が必要なら、個々またはグループのスーパービジョンが有益である。　　　（水野正延）

【文献】
1) 日本専門看護師協議会監修（宇佐美しおり. 野末聖香編）：精神看護スペシャリストに必要な理論と技法. 日本看護協会出版会. p.326-327. 2009.
2) ゲイル・W・スチュアート他著（金子亜矢子監修. 安保寛明. 宮本有紀監訳）：精神科看護——原理と実践（原著第8版）. エルゼビア・ジャパン. p.58-62. 2007.
3) 大熊輝雄：現代臨床精神医学改訂第8版. 金原出版. p.68-69. 2000.

# 統合失調症

Schizophrenia

【 関連項目 】 幻覚、妄想、抗精神病薬、ACT、SST

## ▷ 統合失調症の診断基準

統合失調症は、思考と知覚の根本的で独特な歪み、および状況にそぐわない鈍麻した感情、という特徴がある。また、病期によらず陽性症状と陰性症状が混在し、ある程度の認知機能障害が進行することがあり、記憶力の一部が障害される（表1）。

## ▷ 統合失調症の病態と病因、予後

統合失調症の病態と病因は未解明で、仮説の段階である。仮説にはドパミン仮説、グルタミン酸仮説、グルタミン酸受容体を賦活する D−セリンの関与、染色体異常、神経発達障害仮説、ストレス−脆弱性モデルがある。WHO の長期予後に関する国際比較研究では 50% 近くが回復し、先進諸国より開発途上国のほうが精神状態、生活状況、就労状況共に良いことから文化の影響が強いことが明らかである。[1]

## ▷ 統合失調症を持つ人の治療とリハビリテーション

治療は、ドパミン遮断を目的とした非定型又は定型抗精神病薬による薬物療法、認知行動療法、精神力動的精神療法、支持的精神療法がある。近年、それらを組み合わせた初回エピソードサイコーシスへの早期介入を行っており、長期予後の改善や認知機能低下の予防、発症予防が期待できる。

しかし日本では、神経毒性のある抗精神病薬を若年者に使用する是非、薬物療法への偏りやスティグマなどの倫理的な問題があり[2]、賛否両論ある。陽性症状は非定型又は定型抗精神病薬で比較的改善し、陰性症状は非定型抗精神病薬の一部で改善する。しかし認知機能障害（表1）のうち、注意転導性以外は薬物療法がマイナスに働くため、リハビリテーションや看護の役割が大きい。また、統合失調症患者とのコミュニケーションには工夫が必要で、目標の設定や課題遂行に関する説明は、理解度を確認しつつ具体的に分かりやすく行う。

リバーマンは、脆弱性―ストレス―保護因子モデル[3]を提唱している。これは、継続的援助、専門職者との良好な治療・援助関係、向精神薬による治療、SSTや心理教育による対処技能の獲得、家族による援助と問題解決、援助付・過渡的

表1　統合失調症を持つ人の認知機能の障害

| 障害の種類 | 障害の内容 |
|---|---|
| 記憶障害 | エピソード記憶、即時記憶の障害 |
| 注意障害 | 注意対象の不適切性、不適切な刺激への集中と適切な刺激の無視、選択的注意や持続困難 |
| 意識障害 | 覚醒水準の低下による、誤反応、反応遅延 |
| 実行機能の障害 | 課題の解決、抽象化、認知機能の調整困難 |

な雇用や住居、ACT や CBCM などの包括的なケアマネジメントなどの保護因子の強化で、症状と再発の減少、認知機能障害と社会的機能の改善、生活の質の向上をもたらし、リカバリーを促進するという考え方である。このモデルを意識しながら看護を行うと、患者に統合的な援助を提供できる。

### ▷統合失調症の人への病期に応じた看護

急性期は自我の障害から病識が持てず不本意な入院が多い為、ナースは信頼関係を築き、患者が入院に意味を見出せるよう援助する。患者は精神症状により自分の身体やセルフケアに注意を向けにくくなるので、セルフケア不足を代償し、刺激のコントロールと症状マネジメントを促進して病状の回復を目指す[4]。自分や他者を傷つけるよう命令する幻聴により、衝動的な自殺や他害のリスクがあるため、注意深い観察と対応を行う。

回復期前期は消耗感に配慮しつつ、精神状態が良い時はセルフケアを促進し、悪い時は保護的に関わる[5]。回復期前期は現実感を取り戻してくるので将来を悲観して自殺のリスクが高まる。その場合は、希望が見いだせるように看護する。

回復期後期は退院を目指して具体的な不安をどのように乗り越えるかを一緒に考え、社会資源の活用や治療継続への働きかけを強化する。慢性期には患者の健康な面を刺激しながら社会参加を促進し、QOL の向上を目指す[4]。

統合失調症は社会的偏見が強い病気の為、患者家族の苦悩は計り知れず、家族看護も重要である。また長期入院統合失調症患者の「看護の慢性化」や、患者、家族、ナースの「変化への抵抗」の問題が指摘されている[5]。

そのため、ナースが自分たちの患者像や看護観を見直し、ACT をはじめとする社会資源を活用して、患者のリカバリーを目指して根気よく地域移行・地域定着のための看護を行う。

（松枝美智子　宮﨑初）

【文献】
1) Harrison, Glynn. Hopper, Kim. Craig, Thomas. et.al
2) 石原孝二, 佐藤亮司
3) ロバート・ポール・リバーマン（西園昌久, 池淵恵美, 他訳）
4) 宇佐美しおり, 鈴木啓子, Patricia R Underwood
5) 石川かおり, 葛谷玲子

# ドメスティックバイオレンス

Domestic Violence : DV

**【 関連項目 】** PTSD

ドメスティックバイオレンス（DV）とは、配偶者や恋人など親密な関係にある又はあった者から振るわれる暴力である。「配偶者からの暴力の防止及び被害者の保護等に関する法律」において、「配偶者からの暴力」とは配偶者からの身体に対する暴力（身体に対する不法な攻撃であって、生命又は身体に危害を及ぼすもの）又はこれに準ずる心身に有害な影響を及ぼす言動をいい、配偶者からの身体に対する暴力等を受けた後に、その者が離婚をし、又はその婚姻が取り消された場合にあっては、当該配偶者であった者から引き続き受ける身体に対する暴力等を含むものである。[1]

暴力の形態はさまざまで、殴る、けるなどの「身体的な暴力」、大声で怒鳴る、無視する、電話や手紙を細かくチェックするなどの「精神的な暴力」、生活費を渡さない、女性名義の財産をつくらせないなどの「経済的な暴力」、性的行為を強要する、避妊に協力しない、子どもの前で性行為を強要するなどの「性暴力」がある。

## ▷ DV のサイクル

暴力のサイクルは第1相；緊張が高まってくる「緊張形成期」、第2相；暴力が振るわれる「爆発期」、第3相；凄まじい暴力の後の蜜のような和解と束の間の自由を得られる「解放期（ハネムーン期）」がある。[2] 3相のサイクルを繰り返し、暴力は次第にエスカレートし、被害者は自尊心をなくし、解放期での加害者の優しさに幻想を抱くなかで、逃げ出すチャンスを失い、支配と服従の関係が強化される。

## ▷ 暴力が健康に与える影響

暴力にあった女性は身体的にも精神的にも深刻な健康被害を来すことが多い。さらに自分自身の感覚を信じる力を失い、正常な判断力や前向きに生きる力さえも奪われ、誰かに助けを求めることも困難になる。暴力による身体的・精神的影響は表1 に示す通りである。

## ▷ 子どもに及ぼす影響

子どもの目の前で行われる暴力は世代間の連鎖において問題になり、次世代のDV の危険性を生じる。また育児中の女性が暴力被害にあうと、自身の身体的・

## 表1　暴力による健康への影響

| 身体的影響 | 精神的影響 |
|---|---|
| 急性外傷 | 薬物乱用（アルコールを含む） |
| 慢性または反復性の頭痛 | 睡眠障害 |
| 慢性の腹痛、過敏性腸症候群 | 慢性疲労 |
| 下腹痛 | 不安・パニック・PTSD |
| 反復性の性感染症 | 過覚醒 |
| 筋骨格系の愁訴 | 医療処置中の解離 |
| 摂食障害 | 抑うつ |
| 「関連性のない」健康への影響 | 自殺念慮、企図 |

友田尋子：暴力被害者と出会うあなたへ―DVと看護.
医学書院. p.21-26. 2006. より引用一部改変
Alphert, EJ, Albright CL: Seminar Series on Domestic
Violence. Massachusetts Medical Society, 2002.

精神的問題が生じ、十分に育児ができずネグレクト状態に陥ったり、夫（加害者）の機嫌を損なわないために子どものしつけに敏感になり、子どもに暴力を振るうという、子ども虐待の加害者になることがある。

### ▷日常のケアのなかで暴力被害に気づく

被害者が医療機関を受診する機会は多いものの、暴力を受けていることを医療者はもちろん他者に自ら相談することは少ない。その理由は、暴力を受けていることを恥ずかしいと思うことや加害者からの報復を恐れているからである。他者に相談したことを加害者が知ることで、暴力がエスカレートすることが多い。被害者の安全が最優先であり、ナースは的確な観察視点を持ち、早期発見をすることが重要である。すべての女性患者に対して、暴力に関する同一の質問―例えば「パートナーとの関係で悩んでいることはありませんか」など―を定期的に行うことが有効である。

### ▷身体的アセスメントから疑う暴力

以下のような徴候がある時は、暴力の有無を注意深く観察する。①すべてのけが、②複数箇所にあるけが（新旧のけがが混在している）、③けがをしてから治療を受けるまでの時間が長い、④患者が傷の状況と矛盾した説明をする、⑤過去に他の外傷で救急医療を受けたことがある、⑥原因がはっきりしない慢性疼痛症候群、⑦精神的な苦痛（不安、抑うつ、睡眠障害、自殺企図など）、⑧性的な暴力（性感染症や性器の異常・出血など）、⑨妊婦のけが、⑩夫が常に離れずに寄り添っている。

夫は診察に終始付き添い、一見、心配している様子を見せることが多い。これは妻（被害者）が暴力を受けていることを医療者に知られないようにするためである。ややもすると、医療者は「妻を心配する優しい人」と捉えることがある。夫は、「けがの原因は階段から落ちただけ」というかもしれないが、暴力の早期発見のためには、夫の言い分だけをうのみにせず、患者をしっかり観察し、ナースは患者と1対1でかかわる時間と環境を整える。

### ▷危険レベルの評価

暴力が明らかとなった時は、被害者の置かれている状況の危険性を確認しながら関係機関と慎重に対応する。その際は、被害者自身の意思を尊重した上で安全策を講じることが重要である。（大平肇子）

【文献】
1) 戒能民江：危機をのりこえる女たち―DV法10年、支援の新地平へ―. 信山社. p266. 2013.

# トラウマインフォームドケア

Trauma Informed Care：TIC

## ▷トラウマインフォームドケア（以下 TIC）とは

北米の人の約75%は生涯のどこかの時点でPTSDに結び付くようなトラウマ的な出来事に出あっている[1]。トラウマ的な出来事を体験した人たちのうちの約8%はPTSDと診断され、更に多くは、PTSDの症状を呈している。米国の統計では、精神医療の場で90%以上の人が暴力やトラウマにさらされている[2]。精神障害者の多くがトラウマ的な出来事を体験しており、従来の入院精神医療、地域精神医療のケアでは、隔離・拘束、行動制限など数知れない環境・場面で医療従事者から再トラウマ体験を被る。

暴力やトラウマにさらされることは、慢性の過覚醒的警戒状態、闘うか逃げるか（Fight or flight）反応の傾向、思考せずに行動する認知力の減弱という神経生物学的変化を引き起こす。

患者のこのような問題は医療システムや治療環境、そして医療者によるものである。医療提供者は、患者がもともと虐待の体験を持っていたのではなく、入院治療や地域支援サービスを受けたがため

に生じた問題なのだということの責任を持たなくてはならない。

厳しい規則のあるところで治療やサービスを受けている患者が被るトラウマ体験は、医療者の虐待によるものなのである。トラウマを体験した患者の隔離・拘束は、再トラウマ体験になり、学習性無力感（長期間、回避不能な嫌悪刺激にさらされ続けると、その刺激から逃れようとする自発的な行動が起こらなくなること）を促進し、誰も助けてくれないという感覚を強化し、医療関係者や治療を信頼できない気持ちが強まる。

そして隔離・拘束を、罰や力と管理を表すものとして体験し、良好な治療関係を形成する障壁になる。患者は、もともと体験した虐待やトラウマの状態に戻ることがあり、恐怖、拒絶、そして怒りを表す。患者は、医療関係者が「力」を使うことに混乱しその危害から守られない、と感じる。そして、入院生活での最もつらい記憶として残る。

TICは、トラウマに基づく症状や徴候を治療するのではなく、ケアを提供する全ての場面でトラウマを理解したケアを

行うことである。

## ▶TIC の定義

TIC は、様々な種類のトラウマを理解し、認識し、そしてかかわりを持つという組織的な構成であり治療枠組みである。TIC は更に、ケアを受ける人とケアを提供する人の身体的、精神的、そして情緒的に安全であることと、ケアを受ける人が自分でコントロールする感覚とエンパワーメントを獲得することを強調する。[2] TIC は、決まった手順に則るのではなく、下記の 6 つの基本原理をその施設、病棟、状況にふさわしい具体策を実行する。[3] ①安全、②信頼、③ピアサポート、④協働と相互性、⑤エンパワーメント、意見を述べる、選択する、⑥文化、歴史、そして性差の尊重。

## ▶TIC と NTIC（非トラウマインフォームドケア）

トラウマに対する意識が醸成されているシステム、施設、病棟、機関では、①制限を加える介入はトラウマの原因になることと再トラウマ体験になることを意識している、②再トラウマと二次受傷を理解している、③ケアのいかなる場合も利用者の意見に価値を置く、④利用者が思うことと感じることの全てを含めて人を全体として見る、⑤利用者に何が生じたのかに焦点をあてる。

一方、トラウマに対する意識が不十分なシステム（Non-Trauma informed Care：NTIC）、施設、病棟、機関では、①鍵をかけることや隔離など権力を示すことが多い、または誤って用いている、②職員のモラルが低下し離職率が高い、③利用者のエンパワーメントが低減し自尊感情が低下する、④利用者を操作的、訴えが多い、わがまま、身体化するなどラベルづけし症状で表現する、⑤利用者のできない点に焦点をあてる、⑥規則を強要する、⑦すぐに薬物療法に頼る、⑧「それは先生と相談してください」と安易に医師にまかせる。

## ▶スリッパリースロープス [4]

滑りやすい坂道のように、気を緩めると小さな制限がだんだんと大きくなる。あるいは、安易な方向に向かう。例えば、入浴回数が少なくなる、外出時間や消灯時間が早まるなどのように。TIC は、気づかないうちに NTIC になりかねないので、TIC について定期的に教育を行い、ケア提供者が気持ちを新たにし続ける必要がある。

（川野雅資）

【文献】
1) Kessler,R.C. Sonnega,A. Bromet,E. Hughes,M. Nelson,C.B.：Posttraumatic stress disorder in the National Comorbidity Survey. Archives of General Psychiatry. 52(12). p.1048-60. 1995.
2) Charles StLouis：Presentation at Kawano Nursing Seminer. Sep. 20th. 2015.
3) SAMHSA's Trauma and Justice Strategic Initiative：SAMHSA's Concept of Trauma and Guidance for a Trauma-Informed Approach.. U.S. Department of Health and Human Services Substance Abuse and Mental Health Services Administration. July. 2014.
4) 川野雅資：欧米での精神看護研修 第 16 回 Trauma Informed Care（トラウマ・インフォームド・ケア）. 看護実践の科学. 41(1). p.52-59. 2016.

# 難治性精神障害
## Severe And Persistent Mental Illness

### ▷ 難治性精神障害とは

難治性精神障害は、治療抵抗性精神障害ともいう。「実行可能なあらゆる治療手段を用いても十分な反応が得られない」精神障害である。重度かつ慢性であり、色々な治療手段を試しても効果がない精神障害であり、地域の社会資源を利用して取り組んでも退院が進まず長期入院を余儀なくされている[1]。このうち約7割が統合失調症であるが[2]、双極性障害、パーソナリティ障害などの精神疾患も当てはまる。

難治性精神障害は、治らないと思われがちだが、「実行可能なあらゆる治療手段」と「十分な反応が得られない」という点に着目する必要がある。例えば、治療困難といわれていた患者が治療内容が変わらないのにもかかわらず、主治医が変わった、ナースが変わった、病棟が変わった、という環境の変化で改善した事例がある。

このように「実行可能なあらゆる手段を用いても十分な反応が得られない」とは、その時点での環境（病棟、スタッフ等）の下での治療では回復しないということであり、回復の見込みがないわけではない。

### ▷ 難治性精神障害の治療法

難治性精神障害には、通常の治療に比べ副作用の影響などリスクが高い治療法を選択する場合がある。例えば、難治性の統合失調症では、電気痙攣療法やクロザピンによる治療を選択する。

これらの治療は、リスクが高いことからどの治療法を選択するかについて、リスク、効果、倫理的側面を含めて慎重に検討する必要がある。

### ▷ クロザピンによる治療

クロザピン（製品名：クロザリル）は、非常に効果的な抗精神病作用を有しながら、錐体外路症状の出現が低く、治療抵抗性統合失調症に対して有効である。一方で服用患者の0.38〜0.9%に無顆粒球症が発症するため、反応性不良統合失調症か耐容性不良統合失調症の基準を満たす者を治療抵抗性統合失調症患者とし、投与する（表1）。

クロザピン使用時の副作用の早期発見、及び発見時の重篤化予防を目的として、クロザリル患者モニタリングサー

表1　クロザリルの効能・効果に関連する使用上の注意

<反応性不良の基準>
忍容性に問題がない限り、2種類以上の十分量の抗精神病薬[a)b)]（クロルプロマジン換算600mg/日以上で、1種類以上の非定型抗精神病薬（リスペリドン、ペロスピロン、オランザピン、クエチアピン、アリピプラゾール等）を含む）を十分な期間（4週間以上）投与しても反応がみられなかった[c)]患者。なお、服薬コンプライアンスは十分確認すること。
a) 非定型抗精神病薬が併用されている場合は、クロルプロマジン換算で最も投与量が多い薬剤を対象とする。
b) 定型抗精神病薬については、1年以上の治療歴があること。
c) 治療に反応がみられない：GAF（Global Assessment of Functioning）評点が41点以上に相当する状態になったことがないこと。

<耐容性不良の基準>
リスペリドン、ペロスピロン、オランザピン、クエチアピン、アリピプラゾール等の非定型抗精神病薬のうち、2種類以上による単剤治療を試みたが、以下のいずれかの理由により十分に増量できず、十分な治療効果が得られなかった患者。
・中等度以上の遅発性ジスキネジア[a)]、遅発性ジストニア[b)]、あるいはその他の遅発性錐体外路症状の出現、または悪化
・コントロール不良のパーキンソン症状[c)]、アカシジア[d)]、あるいは急性ジストニア[e)]の出現
a) DIEPSS（Drug-Induced Extra-Pyramidal Symptoms Scale）の「ジスキネジア」の評点が3点以上の状態。
b) DIEPSSの「ジストニア」の評点が3点以上の遅発性錐体外路症状がみられる状態。
c) 常用量上限の抗パーキンソン薬投与を行ったにもかかわらず、DIEPSSの「歩行」、「動作緩慢」、「筋強剛」、「振戦」の4項目のうち、3点以上が1項目、あるいは2点以上が2項目以上存在する状態。
d) 常用量上限の抗パーキンソン薬投与を含む様々な治療を行ったにもかかわらず、DIEPSSの「アカシジア」が3点以上である状態。
e) 常用量上限の抗パーキンソン薬投与を含む様々な治療を行ったにもかかわらず、DIEPSSの「ジストニア」の評点が3点に相当する急性ジストニアが頻発し、患者自身の苦痛が大きいこと。

（ノバルティスファーマ：クロザリル添付文書より）

ビ ス（CPMS：Clozaril Monitoring Service）を導入する。これはCPMSセンターが情報を管理し、医療機関や医療従事者、患者を登録して、血液検査の確実な実施と処方の判断を支援する仕組みである。

▷ 非薬物療法

認知行動療法は、難治性精神障害の中の難治性気分障害、特にうつ病に関する治療法として効果をあげている。また米国では難治性パーソナリティ障害に対する治療法として、弁証法的行動療法が有効との報告がある。

▷ 難治性精神障害と看護

現在の精神障害における治療のゴールは、内服治療を行わず疾患を患う前の状態に戻ることを目標とする「完治」ではなく、自らの障害を受容し、内服治療を行いながらその人なりの幸せを感じなが

ら生きることを目標とする「寛解」の考え方が一般的となっている。

難治性精神障害の看護は長期的なかかわりが必要である。症状が引き起こす暴力等の看護の難しさ、治らないのではという無力感や疲弊など、一般の精神看護でも起こる困難さがより際立っている。ナースがメタ認知を意識し自分の感情を見つめてチームであきらめずにケアをする。

（高橋寛光）

【文献】
1) 全国自治体病院協議会
2) 日本精神病院協会
3) 中込和幸責任編集

# 人間関係論
## Interpersonal Theory

【 関連項目 】 対人関係論

### ▷ ペプロウの人間関係論

看護学で人間関係論を最初に理論化したのは、ペプロウである。ペプロウは、力動精神看護とパーソナリティ成長の考えから、看護を次のように規定している。

看護とは、有意義な、治療的な、対人的プロセスである。看護は地域社会にある個々人の健康を可能にする他の人間的諸プロセスと共同する。看護とは、創造的、建設的、生産的な個人生活や社会生活を目ざす。

看護とは、パーソナリティの前進を助長することを目的とした教育的手だてであり、成熟を促す力である[1]。そして、患者―看護師関係において何が起こるのかを認識するために、一部重なりあうものの明確に見わけられる4つの段階を明らかにした。それらは、方向づけ、同一化、開拓利用、問題解決である。

方向づけの段階では患者は、ある「切実なニード」を持ち、有効と思われる専門的援助を探している。看護師が他者を援助するということについてどう思っているかによって、患者に及ぼす結果に大きな差異が生じる。看護師は、患者が受ける援助に対して様々な疑問を感じながら、自分の体験を意味づける。よって看護師は、情報提供者、相談相手、代役、技術的専門家としての役割を果たす。

同一化の段階では、患者の第一印象がはっきりし、患者の置かれている場が何を自分に提供しうるかがわかってくると、自分のニードに応えてくれそうな患者を選んで反応するようになる。これが同一化の段階である。看護師が患者の感じていることを自由に表現できるように支援し、なおかつ必要な看護がすべて与えられる時、患者は感情に新たな方向を与え、パーソナリティの中の肯定的な力を強める1つの体験として病気を受け入れることができる。

この段階で患者が示す反応には、①看護師との共同あるいは相互依存的な関係を基盤にしているもの、②看護師から独立あるいは分離した関係を基盤としているもの、③自分ではどうすることもできず、看護師に依存しきった関係を基盤にしているもの、の3つがある。看護師は、患者の医学上の問題点を解決するために専門教育と技能を利用して、患者が患者

―看護師関係をフルに活用できるように援助する。

開拓利用の段階では、患者は自分に与えられるサービスを十分に利用する段階に進む。患者はその場の状況に対する自分の見解に従って種々の方法で両者の関係から十分な価値を引きだそうと試みる。自由に利用できる物品やサービスをすべて知るようになると、患者は自己の関心とニードに基づいてそれらを利用するようになる。依存したいニードと独立したいニードとの葛藤を経験する。看護師は、生じたニードをその時々満たしていく。

問題解決の段階とは、援助者との同一化から徐々に抜け出し、多少とも独り立ちできる能力を身に着け、それを強めていく段階である。その段階に至るには、これまでの3段階すべてで、十分にニードを満たすような支持的関係において相手を無条件に受容すること、患者側から出てきた成長の兆しはいかに小さなものでもそれを認め反応を示すこと、患者が自分の願望の充足が遅れることもいとわず新しい目標を達成するために進んで努力するようになった時、看護師から患者へ実権を移すことである。

### ▷トラベルビーの人間関係論

トラベルビーは、実存主義の立場から、看護師と患者の出会いは、それぞれ一度限りのものであるが、あらゆる患者―看護師関係の相互作用はいくつかの段階を進んでいく、と考え以下の4段階を提示した[2]。①相互作用以前の段階、②導入ないしオリエンテーションの段階、③同一性出現の段階、④対人関係終結の段階、である。

### ▷外口の人間関係論

外口は、我が国で最初に患者―看護師関係を理論化した。患者―看護師のかかわりは、その都度一度限りのものであるが、時間の流れの中で積みかさねられ、いくつかの段階や時期を経ていくと考え、3つの段階を明らかにした。①初期の信頼が芽生える時期、②信頼が持てるようになり関係の深まりと広がりを生みだしていく時期、③自立への歩みを始め関係に一区切りをつける時期[3]。

### ▷川野の人間関係論

川野は、患者―看護師関係は、見知らぬ患者・家族と看護師が医療という場で出会うことから始まり、患者・家族は、看護師の力を借りて回復・健康増進に努め、苦慮し、そしてやがては自分たちの力で社会生活を送るようになる。患者・家族と看護師の関係は常に一定したものではなく、その時その時において様々な近づき方や関係の持ち方がある、と考えている。そして①関係を持ちはじめる時期、②関係を持ちつづけていく時期、③関係の終結に向かう時期の3つの時期を示した。

（川野雅資）

【文献】
1) Peplau H. E.
2) Doona M. E.
3) 外口玉子他

# 認知行動療法
Cognitive Behavioral Therapy：CBT

【関連項目】SST、アサーション、リラクセーション

## ▷認知と気分・感情（図1）

　人は、周囲の世界や自分の置かれている状況を現実のままではなく、自分なりの解釈によって主観的に捉えている。このようなものの考え方や受け取り方、イメージといった主観的体験を認知という。人の気分や感情は認知に大きく影響される。うつ病や不安障害（パニック障害、強迫性障害など）、摂食障害などでは、認知のゆがみや偏りが気分や行動、身体に影響しており、気分や行動、身体の状態がさらに認知のゆがみを強める、という悪循環に陥っている。

　認知のゆがみは、自動思考とスキーマによって生じる。ある状況において自然に瞬間的にまた自動的に浮かんでくる思考やイメージを自動思考という。この自動思考の根底にあり影響を及ぼしているのがスキーマである。スキーマは、生得的な素質や様々な人生経験から形づくられたその人に特有な無意識の考え方のパターンで、その人の信念や人生観が反映されている。例えば、「自分は何の才能もないダメな人間だ」というスキーマを持っている人は、何かを始めようとする時「自分なんかどんなに頑張ってもどうせダメだ」という自動思考が生じる。

　認知行動療法は、自動思考とスキーマに働きかけ、現実に適応できるよう認知や行動の柔軟性を高めることを目的とした治療法である。今日実施されている認知行動療法は、主としてベックの認

図1　環境・個人の相互作用と自動思考・スキーマ

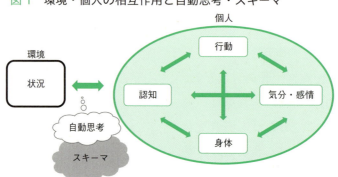

知療法の理論と方法を起源にしている[1]。1990 年代から、認知療法と行動療法を認知行動療法として統合してきており[2]、治療効果のエビデンスを多く報告している[3]。

## ▷ 認知のゆがみ[3]

スキーマから次のような認知のゆがみが生じ、自動思考となって意識される。

### 1）感情的きめつけ

証拠もないのに自分のその時の感情で「○○に違いない」と判断し思い込む。

### 2）選択的注目（心の色眼鏡）

よいことがあっても、ささいなことを全て否定的に捉えてしまう。

### 3）過度の一般化

少しでもうまくいかなかったことがあると、全てを否定的に結論づけてしまう。

### 4）拡大解釈と過小評価

うまくいかなかったことは大きく捉え、成功したことは小さく捉える。

### 5）自己非難（個人化）

周囲で起こる悪いことは全て自分の責任だと思い込み、自分を責める。

### 6）"0 か 100 か"思考

何事にも白黒をはっきりさせないと気が済まず、あいまいにしておけない。

### 7）自分で実現してしまう予言

自分で否定的な予測をしてそのとおり失敗し、更にその予測を確信する。

## ▷ 認知行動療法の実際

認知行動療法には、リラクセーション、読書療法、ロールプレイ、認知再構成法（コラム法）、問題解決技法、アサーションなどの様々な技法がある。患者と目標を決定後、患者に合った技法を選択し組み合わせる。どの技法を用いる場合でも、①患者自身と環境の相互作用、患者の認知－気分・感情－行動－身体の間の相互作用を看ること、②患者と医療者がチームを組んで信頼関係を構築し、一緒に患者の認知のゆがみを「科学者」のように検証するため[2]、患者の主体性を尊重し、患者自身がこれまでとは違う認知や行動の仕方を発見できるよう問いかけること、③患者と医療者がよく話し合って目標を決めること[3]、が大切である[2]。

コラム法（表1）を用いた治療は、

第1段階：動機づけとアセスメント

第2段階：患者と共に目標設定

第3段階：コラム法を導入

第4段階：コラムで患者が認知のゆがみを理解し適応的思考に修正する

第5段階：スキルの練習

第6段階：振り返りと今後の目標設定

（谷多江子）

表1　7つのコラム

| 状況 | 気分が動揺したときの状況について具体的に |
|---|---|
| 気分（%） | その時の気分・気持ちとその強さ |
| 自動思考 | その時頭に浮かんでいたこと、イメージ |
| 根拠 | その自動思考が浮かんだ根拠となる事実 |
| 反証 | 自動思考とは矛盾する事実 |
| 適応的思考 | バランスのとれた新しい、より柔軟な考え |
| 今の気分（%） | 気分が変わったか評価する |

【文献】
1）Freeman,S.M. Freeman,A.
2）伊藤絵美
3）慶應義塾大学認知行動療法研究会編

# 認知症
Dementia

## ▷ 認知症とは

認知症とは、せん妄や精神障害ではなく、脳の器質的な疾患によって、患者や家族、もしくは専門家の判断によって認知障害を認め、日常生活に支障を来す状態を指す。

原因疾患としては、①アルツハイマー病、②脳血管性疾患、③ピック病、④クロイツフェルト・ヤコブ病、⑤ハンチントン病、⑥パーキンソン病、⑦ HIV 感染、⑧物質・医薬品の使用、⑨外傷性脳損傷、⑩レビー小体病、⑪前頭側頭葉変性症、がある[1]。そのうちアルツハイマー病と脳血管性疾患が多くの割合を占める。ここでは代表的なアルツハイマー型認知症、脳血管性認知症、レビー小体型認知症、前頭側頭型認知症について述べる。

### 1）アルツハイマー型認知症

アルツハイマー型認知症は、認知症の中で最も多く、女性に多い。脳にアミロイド β タンパクの塊である老人斑やタウタンパクの塊である神経原線維変化が出現し、これらのタンパク質の蓄積によって神経細胞の機能低下や死滅を認め、認知症へ至る。

### 2）脳血管性認知症

脳血管性認知症は、脳梗塞や脳出血など脳の血管の障害により、神経細胞の機能低下や死滅が起こり、認知症になる。男性の発症が多く、脳の血管障害を繰り返すたびに症状が悪化する。脳血管障害を起こした部位に関連した症状の出現があり、その他の部位が正常な場合、記憶障害はあまりないが、実行機能障害が強く現れるなど中核症状に大きな差があることがある（まだら認知症）。

### 3）レビー小体型認知症

レビー小体という神経細胞にできる特殊なタンパク質が大脳辺縁系や大脳皮質に蓄積し、認知機能の低下を招き、レビー小体型認知症となる。レビー小体が脳幹部に蓄積した場合は、パーキンソン病となる。どちらも進行が進むと脳幹部及び大脳辺縁系や大脳皮質にタンパクの蓄積を認めるため、認知症とパーキンソン症状で区別がつきにくい。先に発症した疾患により、「レビー小体型認知症」と「認知症を伴うパーキンソン病」に区別する。レビー小体型認知症は、①変動の大きい意識レベルの低下を伴う認知機能の

低下、②パーキンソン症状、③現実的な幻視、などの特徴的な症状がある。

### 4）前頭側頭型認知症

前頭側頭型認知症は前頭葉と側頭葉の萎縮によって起こる認知症である。タウタンパクが異常に蓄積するピック病のタイプと TDP-43 が蓄積するタイプに分かれる。前頭前野は、理性や抑制を司っており、ここが障害されることで理性や抑制が失われた行動をとることがある。同じことを繰り返す常同行動や、同じ物ばかり食べようとするなど食に対する異常な行動、欲しいと思った物をその場の状況にかかわらず取るなどの反社会的な行動が現れる。

### ▷ 認知症の症状

認知症の症状は中核症状（認知障害）と行動・心理症状（Behavioral and Psychological Symptoms of Dementia：BPSD）に分けられ、BPSD は周辺症状と呼ぶ。

### 1）中核症状（認知障害）

①記憶障害：認知症における記憶障害は、昔の記憶は覚えているにもかかわらず新たなことは覚えられない短期記憶障害と家族の名前や生い立ち等の昔の記憶を忘れてしまう長期記憶障害がある。箸を使う、ペンを持つといった動作性の記憶は比較的残る傾向にあるため、できている能力に働きかけることで BPSD の改善につながる。

②見当識障害：時間や場所、日付などがわからなくなる障害である。外が暗いにもかかわらず昼か夜かわからない、気温が熱くても夏か冬かわからないなどの症状がある。

③実行機能障害：物事を行うための段取りや順番がうまくできない障害である。何か行動を起こそうと準備をしている間に目的がわからなくなったり、いくつかの作業を平行して行うことが困難になる。

④高次脳機能障害：読む、書く、聞く、話すという言語、言葉にかかわる障害の失語、視覚や聴覚など五感に異常がないにもかかわらずそれらの刺激を正しく認識できない失認、指示の内容は理解しているが動作や道具の使い方が違う失行がある。

### 2）BPSD（周辺症状）

BPSD は、認知障害を起因として、環境やケアなど外部刺激によって発生する行動や心理的な障害である。行動は、徘徊、暴力、不潔行為、心理面は抑うつや被害妄想、帰宅要求などがある。中核症状は、脳病変による症状であり治療による改善を認めないことが多いが、BPSD は、外部刺激を変えることで患者の変化を認めることがあり、認知症のケアにおいて重要な視点である。患者がとる行動の意味を考え、患者に寄り添うケアを行うことで心理状態や行動の改善が生じる。

（高橋寛光）

【文献】
1）WHO：ICD-10　精神および行動の障害─臨床記述と診断ガイドライン. 融道男他監訳. 医学書院. 2005.

# 脳内ホルモン

Neurotransmitter

脳の神経組織は、ニューロン（神経細胞）とグリア（神経膠細胞）で構成されている。ニューロンには樹状突起、細胞体、軸索、軸索終末があり、軸索終末と別のニューロンの樹状突起、あるいは細胞体、軸索との間で情報を伝達する。脳内における情報の伝達は、細胞外からの情報を受け入れ、受け入れた情報に応じて細胞内で固有の機能を発揮して行われる。また情報伝達は、1つのニューロンが、別の1つのニューロンに伝達するというのではなく、複雑なネットワークを形成している。脳内で情報を伝達している物質を神経伝達物質、脳内ホルモンと総称している。脳内には、細胞膜上の受容体を介して細胞内にシグナルを伝達するホルモンの他、細胞外から細胞内へ伝達するため直接細胞内の核内受容体に作用するステロイドや甲状腺ホルモンなどがある。

シナプスの前終末で、アミノ酸、アセチルコリン、モノアミン、ペプチドなどを放出しており、シナプス後膜の受容体に結合し、次のニューロン内で電気的、分子的な反応を引き起こしている。一部の神経伝達物質はニューロンを興奮させ、別のものはニューロンの活動を抑制、あるいは神経伝達物質による影響を調整するように働いている。これらの特徴を活用しているのが向精神薬である。脳内ホルモンは数百から数千あると推定されているが、主なものを下記にあげる。

## ▷ アミノ酸系

グルタミン酸、GABA（γ-アミノ酪酸）、グリシンが含まれる。グルタミン酸とGABAのバランスが重要である。

① グルタミン酸は、ニューロンの活動を活発にし、情報伝達を促進するため、記憶や学習を司っている。またドパミン神経系の活動を調節する機能を有する。

② GABAは、脳の興奮を鎮め、精神を安定させる抑制性神経伝達物質である。興奮や緊張、不安を鎮める働きがある。

③ グリシンは、神経の興奮を鎮め、ノンレム睡眠を深くすることによって睡眠の質をよくする作用がある。

## ▷ アセチルコリン

海馬機能を賦活し記憶や学習を促進す

る。また探索行動や学習中に分泌量が増加する。また意識や知能、覚醒や睡眠などに関わる。[3]

### ▷モノアミン系

ノルアドレナリン、ドパミン、セロトニンが含まれる。モノアミン系の脳内ホルモンは情動に大きな働きをしている。

①ノルアドレナリンは、覚醒レベルを高めることによって注意機能や意欲を高める作用がある。ストレスによって活動が高まり、過剰に分泌されると怒りやすくなる。

②ドパミンは、目的を達成して嬉しい時や、美しいものを見て感動した時などに分泌される。集中力や作業記憶・やる気などの精神機能を高め、脳を覚醒させる。ドパミンの減少によってパーキンソン病になり、ドパミンが過剰になることによって幻覚などの症状が生じる。

③セロトニンは落ち着きと安らぎを与え精神の安定をもたらすホルモンである。不足するとイライラしたり、気持ちが沈んだりする。またセロトニンの不足によって不眠やうつ病を引き起こす。男性と比較すると女性はセロトニンが少ないことが知られている。また近年では、セロトニンは脳内だけではなく、消化管、血中にも多く分泌されていることから、セロトニンを多くするような食べ物が注目されている。

### ▷ペプチド

エンドルフィン、オキシトシン、甲状腺刺激ホルモン放出ホルモンなど。

①エンドルフィンは、α（アルファ）、β（ベータ）、γ（ガンマ）の三種類あることが知られているが、中でもβ-エンドルフィンは痛みを取りのぞき、気分の高揚や幸福感が得られる作用がある。マラソン選手の「ランナーズ・ハイ」という現象が起こるのもこの脳内ホルモンの影響である。

②オキシトシンは、心が癒やされる、幸せな気分になるという効果がある。男女の愛情や信頼とも関わることから「絆ホルモン」と呼ばれている。[3]そして分娩時には子宮を収縮させ、産後、乳汁分泌を促すホルモンでもある。

③甲状腺刺激ホルモン放出ホルモンは、視床下部から放出されている。甲状腺ホルモンだけではなく、ドパミンなども放出させることが明らかになっており、やる気と関連している。

（森千鶴）

【文献】
1) 神庭重信. 加藤忠史編集：脳科学エッセンシャル——精神疾患の生物学的理解のために. 専門医のための精神科臨床リュミエール 16. 中山書店. 2010.
2) 伊豫雅臣：期待される新規作用機序の抗精神病薬——ドパミン仮説からグルタミン酸仮説へ. 臨床精神薬理. 10 (11). p.1979-1985. 2007.
3) 池谷裕二監修：脳と心のしくみ. 新星出版社. p.70-71. 2015.

# バーンアウトシンドローム

Burnout Syndrome

【 関連項目 】 ストレス、適応

### ▷バーンアウトとは何か

　バーンアウトという概念は、1974 年に米国の精神科医フロイデンバーガーが初めて学術論文で提唱した。燃え尽き症候群とも呼ばれるバーンアウトは、ヒューマンサービススタッフとして積極的に仕事をしていた人が、まるで「燃え尽きたように」意欲を失い、休職ついには離職してしまう状態である。

　バーンアウトの症例は多数報告され、多くの人たちが経験的にバーンアウトを実感していた。マスラーク、パインズら多くの研究者がバーンアウトの解明に取り組んだ。

### ▷バーンアウトに関する研究

　医療や福祉、教育などの対人専門職の心の問題として広く知られるようになったバーンアウトは、1980 年代後半からナースの業務における研究テーマとして多く取りあげられた。

　バーンアウトの研究を行うにあたり、日本ではバーンアウト測定尺度として、パインズらの BM（Burnout Measure）とマスラークらの MBI（Maslach Burnout Inventory）を主に用いている。特に、MBI を元に田尾らが作成した日本語版尺度は、バーンアウト研究に多く使用されている。マスラークは、バーンアウト が「情緒的消耗感」、「脱人格化」、「個人的達成感の後退」の３因子構造であることを示した。バーンアウトの因子構造についてはまだ解明されておらず、現在もバーンアウト発生のメカニズム解明に向けた研究が行われている。

### ▷バーンアウトの原因

　バーンアウトの原因としては、ヒューマンサービススタッフにかかわりの深い構成概念が考えられる。まず個人要因として性格、神経症傾向、年齢、役職などがある。環境要因で取りあげられるものは、バーンアウトがストレス反応の 1 つとして位置づけられていることから、従来、職務ストレスの研究分野で議論してきた要因が多い。例えば過重労働、役割ストレス、対人関係などである。

　バーンアウトがストレス反応の 1 つであるならば、ストレス理論やストレスモデルが活用できる。セリエは、ストレスを「外部環境からの刺激によって起こる歪みに対する非特異的反応」と考え、

ストレス要因（ストレッサー）を外部環境からの刺激と定義した。ナースのバーンアウトを発生させるストレッサーは職場にあると考えられるため、NIOSH（米国国立労働安全衛生研究所）の職業性ストレスモデルが参考になる。このモデルは、ストレス反応が起こるのは職場のストレッサーが主要因であり、それに個人要因・仕事外の要因・緩衝要因が影響を及ぼし、状況を放置すれば疾病につながることを示している。

## ▷バーンアウトと抑うつ

バーンアウトの主症状は、「情緒的な資源の枯渇」であり、バーンアウトがヒューマンサービス特有の職務ストレスと考えられてきたのは、サービスをやりとりする関係の中で、多大な情緒的資源が要求されるからである。この意味で、ヒューマンサービスという職務のどの部分が多大な情緒的資源を要求し、そして「情緒的な資源の枯渇」した状態に至るかを検証することが、バーンアウトという概念を明らかにする上で必要なアプローチである。バーンアウトと抑うつ症状の相関は高く、また抑うつ症状は情緒的消耗感と脱人格化と強い関係にあるとの知見がある。バーンアウトと抑うつとは異なる概念ではあるが、ストレス症状として重なる側面が多い。

## ▷バーンアウト対策

1980年代後半から盛んになったナースのバーンアウトに関する研究は、SOC（首尾一貫感覚）、感情労働、自己効力感、コミュニケーション能力、対人関係スキル、コミュニティ感覚、精神的健康度、ソーシャルサポートなど、バーンアウト発生に関連するいくつかの構成概念を見いだした。

しかし、その後研究は徐々に衰退した。その理由は、バーンアウトの原因として多様な仮説が抽出できたものの、肝心のバーンアウト対策についての研究が進まなかったことによる。今後のバーンアウト対策として重要なことは、これまでの仮説を臨床の場で丁寧に検証することである。

## ▷バーンアウトの予防

多様な原因で起きるバーンアウトに対しては、予防が重要である。まず対象となる個人のバーンアウト度とその原因を特定する調査が必要である。

その結果に基づき、①再配置（勤務場所を変える）、②リスクがある個人への介入（カウンセリングなど）、③組織への介入（システムの構造・機能を見直す）などの対策を考えることが重要である。

（水野正延）

【文献】
1) 田尾雅夫. 久保真人：バーンアウトの理論と実際──心理学的アプローチ. 誠信書房. p.15-19. 2000.
2) 日本専門看護師協議会監修（宇佐美しおり. 野末聖香編）：精神看護スペシャリストに必要な理論と技法. 日本看護協会出版会. p.326-327. 2009.
3) 日本コミュニティ心理学会編：コミュニティ心理学ハンドブック. 東京大学出版会. p.493-497. 2007.

# 発達モデル
## Development Model

【関連項目】自我

## ▷ 発達モデルを理解する意味

　精神機能の中枢機能として「自我」がある。自我は、一般的には、知覚、思考、行為などの各精神機能を司る精神活動の中心とされており[1]、その人の生まれ育った環境や密接にかかわった人たちのあり方が大きくかかわっている[2]。よって自我は、乳児期からの精神機能の成長発達によって形づくられ、特徴づけられたものであるともいえる。これまで精神の成長・発達について、様々なモデルが提唱されてきた。ナースはこれらのモデルを活用し、患者の精神機能（自我機能）の発達状態をアセスメントし、その自我を支え、高めていくかかわりをすることが重要である。

## ▷ 精神障害を有する人の理解を助ける発達モデル

　人間の精神発達を自我の成長・発達の視点から段階づけたのがフロイトやエリクソンの発達モデルである。これらの発達モデルは、人生の中で遭遇する発達的危機を乗り越え、発達課題を達成することで、良好な精神の健康を獲得するとしている。反対に、発達危機を乗り越えられない場合は、精神の健康が損なわれる場合が生じ、特に人生早期の課題が達成されていないと、それが引き金となって精神障害が起こることも考えられる[1]。

　精神障害を有する患者は、対人関係をうまく構築できないことが多く、ナースが患者の言動の意味や内面の思いを理解することが難しい場合がある[1]。そのような患者を理解するための1つの方法として、発達モデルを用いることがその一助になる。しかしながら、それが全てではないことも付け加えておきたい。

## ▷ フロイト：精神分析に基づく性の発達モデル

　フロイトは、「人間の生物的発達の基礎は性の本能であり、その本能は社会の中で抑圧されている」と述べている。また、この発達段階の中で、パーソナリティ（人格）の3要素（イド・自我・超自我）が形成されるとも述べている[3]。

　フロイトは、各々の発達段階における性的本能をうまくコントロールしていくことで人格が発達していくが、コントロールができない（虐待等で母親との信頼関係が構築できない、新しい環境に働

**表1　フロイトにおける性の発達段階説**

| | 時期 | 発達の特徴 |
|---|---|---|
| 口唇期 | 生後〜1歳6ヶ月 | 母親から乳を与えられる時期。口唇を使い吸うという行為を通して、人との交流を図る |
| 肛門期 | 1歳6ヶ月〜3歳 | 排泄機能のコントロールができるようになる時期。排泄を通して、環境に対する主張的で能動的な姿勢が芽生える |
| 男根期 | 3〜6歳 | 性的関心が異性の親に向けられ、同性の親を憎むようになる。また、両親への同一視を通して性役割を獲得する |
| 潜伏期 | 6〜12歳 | 男根期で芽生えた同性の親への憎しみから生じた去勢不安のため、性への関心が一時的に抑圧される |
| 性器期 | 12歳以降 | 口唇、肛門、男根といった小児性欲の部分的欲動が統合され、対象の全人格を認めた心理的な性愛が完成する |

小野寺敦子：手にとるように発達心理学がわかる本.かんき出版.p.43.2009.より一部改変[3]

**表2　エリクソンの心理社会的発達モデル**

| 段階 | 心理社会的発達課題と危機 | 重要な対人関係 | 特徴 |
|---|---|---|---|
| 乳児期0〜1歳 | 基本的信頼　対　基本的不信 | 母親（養育者） | 誰か（親、養育者）を心から信頼できるという気持ちを持てるようになることが大切な時期 |
| 幼児前期1〜3歳 | 自律性　対　恥・疑い | 両親（養育者） | 自分の意志で排泄や生活をコントロールできることを学ぶ時期 |
| 幼児後期3〜6歳 | 自主性　対　罪悪感 | 家族 | 自分で考えて自分で行動することを覚える時期 |
| 児童期6〜12歳 | 勤勉性　対　劣等感 | 近隣、学校 | やればできるという体験をして、勤勉に努力することを覚える時期 |
| 青年期12〜20歳代半ば | 自我同一性　対　自我同一性の拡散 | 仲間集団、リーダーシップのモデル | 自分はどのような性格なのか、将来どのような生き方をしたいかを模索しながらアイデンティティを確立していく時期 |
| 成人前期20歳代後半〜30歳代半ば | 親密性　対　孤独 | 友情、性、競争、協力の相手 | 特定の異性と親密な関係を持つことで相手を尊重し、大切に思う気持ちを育む時期 |
| 成人後期30歳代後半〜60歳代半ば | 世代　対　停滞 | 分業と共有の家族 | 次世代の人々（子ども、孫、生徒など）のために知識・経験・愛情を継承していく時期 |
| 高齢期60歳代後半以降 | 自我の統合　対　絶望 | 人類 | 今までの人生を振り返り、自我の統合を図る時期 |

小野寺敦子：手にとるように発達心理学がわかる本.かんき出版.p.47.2009.より一部改変[3]

きかけられず、溶け込めない等）場合、その後の人格の発達に影響を及ぼすと考えた（表1）。

▷**エリクソン：心理社会的発達モデル**

エリクソンは、人間の年齢に応じた心理社会的発達モデルがあることを指摘し、そのライフサイクルを8つに分類した（表2）。更に、それぞれの時期に心理社会的発達課題と危機があることを提唱した。この心理社会的発達課題を達成できないまま次の段階に進んでしまうと、健康な自己（自我）を発達させることができないと述べている。[3]（大熊恵子）

【文献】
1) 田嶋長子. 神郡博（野嶋佐由美監修）：発達理論を活用して患者を理解する技術. 実践看護技術学習支援テキスト 精神看護学. 日本看護協会出版会. p.128-239. 2002.
2) 萱間真美：精神看護学　こころ・からだ・かかわりのプラクティス. 南江堂. p.104,2010.
3) 小野寺敦子：手にとるように発達心理学がわかる本. かんき出版. 2009.

# 犯罪加害者のメンタルヘルス
## Mental Health for Crime Offender

【関連項目】性暴力行為、低自己統制、他者への共感性、認知の歪み

犯罪加害者とは、他人に対する加害行為を行ったものをいい、ここでは性暴力行為の加害者を取り上げる。性暴力行為には性犯罪、性的虐待、ドメスティックバイオレンス、セクシャルハラスメント、痴漢、露出狂、盗撮、ポルノ等が含まれ、行動の衝動性や嗜癖との類似性が指摘されている[1]。刑法上の性犯罪には強姦罪、強制わいせつ罪があたるが、望まない性行為を暴力や脅迫で強制することの全てを含むという考え方もある。

「平成26年版 犯罪白書」によると、2013年における一般刑法犯検挙人員に占める再犯者の比率は46.7％であり、再犯防止対策が重要な政策課題となっている[2]。性犯罪者に対して、個々の再犯リスクを適切に把握し、刑務所等収容中から出所等後まで一貫性のある性犯罪者処遇プログラムや子どもを対象とする暴力的性犯罪の出所者に対する所在確認・面談等により、効果的な指導・支援を実施する取り組みを行っている[3]。

## ▷ 加害行為の発生要因 [1,4,5]

社会学的理論は、犯罪は個人を取り巻く社会的環境、家族、学校、仲間、職場、コミュニティ、社会の様々な要因の相互作用の結果生じるとしている。所属する集団で重要とされる人生の目標が合法的に達成できない時に緊張状態に陥る一群があり、この緊張状態にある者が非合法的な手段を選択する可能性がある。また、集団の中で一度犯罪者としてラベリングされると、更生や再犯防止には逆効果になるとしている。

生物的理論は、神経伝達物質のセロトニン及びノルエピネフリンの低下が反社会行動と関係していることや、性犯罪と側頭葉機能障害の関係を示唆している。

心理学的理論には、「犯罪は他の行動と同様に学習されたものである」とする学習理論や、「満たされない願望や欲求の表現である」と説明する機能理論がある。機能理論は、その要因を愛情関係や自己表現の満たされなさ、置かれた状況に対する不適応感、劣等感、家庭環境への不満感、抑圧された葛藤から生じる不幸感などとしている。

## ▷ 加害者の心理

加害者の心理的特徴として、低自己統制と他者への共感性の欠如があり、日常

生活で起こる出来事に感情的になる衝動のコントロールの弱さや、欲求の強さに引きずられて短絡的な行動をとる傾向がある。自己統制とは、自己の感情、衝動や欲求を自分で制御し、自分の行動を正しい方向に向かわせる力である。[5]

自己統制の形成には、発達過程における環境的要因、特に親の教育態度との関連が示唆されている。発達初期に自分の行動を認めてくれる大人と相互関係を持つことにより、自分が主体となって選択し、決定して行動するという自己の能動性に自信を持つようになり、言葉や思考力、自己統制力が発達するのである。

しかし、対象者の多くは対人関係の中で不適切な養育や、虐待、いじめなどを経験している。このことから十分に自己統制力が育成されず、自分の弱さを認められずに、否定的な感情体験に「心の壁」を築いてしまう。この結果、自分の感情や心の痛みに気づかず、他者の心の痛みにも無関心になると考えられる（共感性の欠如）。

### ▷加害者の治療

犯罪加害者の治療の目的は、他者の安全な生活を妨げずに、加害者自身も適度な満足感を持って生活できるようになることである。[4]

治療上重要なのは、信頼関係の形成であり、本当のことを話せる安心で安全な治療枠組みが必要である。対象者は逸脱行為によって強制的に治療を受けざるをえなくなっていることが多く、他者に対して不信感や警戒心が強い。このため、対象者の不信感や警戒心の背景にある思いを受け止め、基本的に公正で、予測可能で、努力が報われる実感のある状況をつくることが大切である。更に、性暴力行為には一貫して否定的な立場をとり、性暴力を振るわないほうが自分の欲求が満たされると思えること、性暴力を振るっても欲求は満たされないと思えることに、対象者が気づけるようにかかわる。

多くの場合、対象者は「被害者もその気があったはずだ」などの認知（物事の捉え方、考え方）の偏りがうかがえる言葉を表出する。

認知行動療法に基づいた教育的プログラムで、対象者は自己を見つめ、性暴力とは何かを学び、自らの暴力行為の危険性を増加させる認知の偏りやリスクに気づき、再犯防止のために自分の行動を変える実現可能な方法を計画し、実践する。

多くの場合、自分の安定した居場所がないことによる被害感、低い自己評価、社会的な劣位感、敵意など否定的な感情が加害行為の動機となっていることから、自己効力感を持って再犯防止に取り組めるように支援することが重要である。

（伊藤桂子）

【文献】
1）藤岡淳子
2）法務省
3）法務省
4）藤岡淳子
5）大渕憲一

# 犯罪被害者のメンタルヘルス

## Mental Health for Crime Victim

【 関連項目 】急性ストレス反応、心的外傷後ストレス障害、スーパービジョン、カウンセリング

犯罪被害者とは、犯罪やこれに準ずる心身に有害な影響を及ぼす行為によって害を被った者及びその家族・遺族をいう。ほとんどの場合突然犯罪に巻き込まれ、生命や身体の被害、財産の被害などと共に、心に大きな影響を受ける。

2005年に「犯罪被害者等基本法」が施行されたことにより、国や地方自治体、国民は犯罪被害者を支援する義務があると定められ[1]、それまであまり顧みられなかった犯罪被害者の精神的健康の回復への取り組みが推進された。犯罪被害者の支援窓口として、各都道府県・政令指定都市の犯罪被害者等相談、各都道府県警察の被害者相談、民間被害者支援団体などがある。

### ▷ 被害直後の心理状態

「犯罪被害者実態調査報告書」によると、犯罪被害を受けた直後の精神状態や感情について、「驚いた、信じられないと思った」86.9％、「不安だった」84.1％、「運が悪いと思った」68.3％、「誰かにそばにいてほしかった」53.2％、「自分を責めた」48.8％、「恥ずかしかった」40.7％、「痛みや感情を感じなかっ

た」39.1％の順に多かった[2]。この結果は、多くの被害者が被害直後に驚愕、不安、心細さ、自責、羞恥、感覚や感情鈍麻などの精神的変化を体験している実態を表している。これらの反応の多くは、犯罪という異常な事態に直面したために生じる正常な急性ストレス反応（ASR：Acute Stress Reaction）であり、被害後、数時間〜数日持続する[3]。主な症状として、体験直後に呆然自失となり、意識野の狭窄や注意力低下、理解力低下、失見当識が現れる。その後、周囲の状況から引きこもる、回避する、不安や困惑、興奮など様々な反応が出現する。また、犯罪被害が重篤なものであればあるほど、本当に起きたことだとは思いたくない気持ち（否認）が強く働き、事件にあったという事実を精神的に受け入れるのが容易ではない。援助者又はナースは、被害直後の被害者は普段と異なる精神状態であるということを前提に対応することが重要である。

### ▷ 犯罪被害者の受ける二次被害

二次被害とは、被害者に対する周囲の者の反応によって生じる被害者の精神的

苦痛である[4]。具体的には、事件に関して警察や検察で何度も同じことを聞かれる、マスコミの過熱した報道によるプライバシー侵害、周囲の人々からの嫌疑、誤解、非難、中傷、噂などにさらされることによって生じるものである。このような二次被害は、被害者の罪悪感や自責感をより強め、回復を阻む要因になる。

## ▷ 心的外傷後ストレス障害（Post-Traumatic Stress Disorder：PTSD）

犯罪被害による精神的な影響として、心的外傷体験とPTSDがあげられる。

前述したように、深刻な犯罪被害や大きな事件に遭遇した者の多くがなんらかのストレス症状を自覚し、急性ストレス反応が生じる。そして一般的には時間経過と共に症状が緩和して軽減する。しかし、被害者の一部は、症状が1カ月以上続き、PTSDに移行する。海外の先行研究では、身体的暴力や性暴力被害によるPTSDの有病率は約10〜65％と報告されており、災害や事故等の被害に比べて発症率が高い。

PTSDの典型例では、再体験症状、回避／麻痺症状、過覚醒症状が現れ、ほかの精神障害とは明らかに区別できる[3]。「再体験」は、外傷となった出来事を、そのときの苦痛を伴って思い出したり（フラッシュバック）、悪夢で繰り返し見たりすることである。「回避／麻痺」は、トラウマ体験に関連する記憶、思考、感情やそれらを呼び起こす人・会話・場所・物事・状況への回避と感情の麻痺である。

「過覚醒」は、イライラ感、無謀又は自己破壊的な行動、過度の警戒心、過剰な驚愕反応、集中困難、睡眠障害である。

## ▷ 回復のための精神的ケア

被害からの回復には、傷つけられた尊厳の回復が重要である。援助者は患者の尊厳を尊重するという一貫した姿勢を保つ。被害直後は、患者の様子を確認し、患者に寄り添い、心理教育的なケアを行う。短期的には急性ストレス障害、中長期的にはPTSDへの対応を視野に入れ、薬物療法、支持的な心理療法、認知行動療法などを行う。

深刻な内容の体験を聞くことは、援助者にとっても二次受傷となり、心理的変化を生じうる。援助者は自らの反応を自覚しつつ、スーパービジョンやカウンセリングを活用して、自身の心理的なバランスをとる必要がある。　　　　（伊藤桂子）

【文献】
1）内閣府：犯罪被害者等基本法.
2）警察庁：犯罪被害者実態調査報告書（概要）. 2003.
3）WHO：ICD-10　精神および行動の障害—臨床記述と診断ガイドライン. 融道男他監訳. 医学書院. 2005.
4）藤岡淳子：犯罪・非行の心理学. 有斐閣. p.229-238. 2007.

# ひきこもり
## Social Withdrawal

【 関連項目 】早期介入

### ▷ ひきこもりの定義

　我が国においては、若者の「ひきこもり」は 1990 年頃より広く認識されるようになり、「ひきこもり」という言葉が日常語として用いられている。「ひきこもり」は診断名ではなく、1 つの状態像を意味する言葉である。厚生労働省はひきこもりの定義を、「様々な要因の結果[1]として社会的参加（義務教育を含む就学、非常勤職を含む就労、家庭外での交遊など）を回避し、原則的には 6 カ月以上にわたって概ね家庭にとどまり続けている状態（他者と交わらない形での外出をしていてもよい）を指す現象概念」であるとしている。

　ひきこもりは、原則として統合失調症の陽性あるいは陰性症状に基づくひきこもり状態とは一線を画した非精神病性の現象である。しかしながら、実際は確定診断をする前の統合失調症が含まれている可能性は低くない。

　ひきこもりは男子が多く、ひきこもりが生じた年齢は、児童期から 30 歳代までで平均 20 歳前後である。

　ひきこもっている若者の数に関する内閣府の平成 22（2010）年の調査では、狭義のひきこもり（ふだんは家にいるが近所のコンビニなどには出かける、自室からは出るが家からは出ない、自室からほとんど出ない）は約 23.6 万人で、準ひきこもり（ふだんは家にいるが自分の趣味に関する用事のときだけ外出する）は約 46 万人であり、両者を合わせた広義のひきこもりは 69.6 万人と推計している。またひきこもり状態にある子どものいる世帯は、約 25.5 万世帯と推計している[2]

### ▷ ひきこもりの原因

　ひきこもりが、単一の疾患や障害の概念ではなく、実態が多彩であるように、ひきこもりに至る原因も多様である。生物学的要因、心理社会的要因が絡みあって生じていると考えられており、家族状況や文化的要因、社会的要因の関与も大きい。きっかけとして、学校・職場でのいじめなどの対人関係やさまざまな挫折体験から始まる。また、多彩な精神疾患が関与していることもある。そして原因やきっかけがはっきりしないことも多い。

## ▷伴いやすい症状や行動

ひきこもりと不登校は関連が深く、不登校からひきこもりに発展する場合が少なくない。またそれに伴う症状は、不安、緊張、焦り、抑うつ症状、不眠や過眠、昼夜逆転などの睡眠障害がある。更に、いじめをきっかけとして対人恐怖からひきこもりに発展する場合がある。依存的になる、甘えるなどの行動や、家庭内暴力に結びつく場合もある。また、ひきこもりは非精神病の現象とされているが、ひきこもり状態にある人は、何らかのメンタルヘルス不調や精神疾患、発達障害などが関連していることがあるので早期に治療に結びつく支援が必要である。

## ▷ひきこもりへの支援

就学や就労などの社会生活を営む上で困難を有する子ども・若者に対する支援の必要性が高まるなかで、ひきこもりは支援の対象であり、教育、福祉、保健、医療、就労などに対し、さまざまな機関が連携し、ネットワークを整備するための取り組みを展開している。

ひきこもりの長期化は、さまざまな要素が関連しており、ひきこもり状態から抜けだすことは困難であるが、その原因を突きとめようとするよりも、現在の状況をどのように変化させていくかを考えて支援することが重要である。ひきこもり状態の長期化は、社会参加の機会を逸し、自立を妨げるだけでなく、家族機能にも影響し家族の崩壊につながる可能性がある。

ひきこもりの当事者本人が相談や治療の場に出向くことが難しいために、家庭訪問を中心とするアウトリーチ型の支援が有効な方法の１つである。それでも、当事者が訪問を拒否する場合がある。その場合は、必要な社会資源を活用し、タイムリーに連携していくことが重要である。支援方法としては、ひきこもりが当事者自らの対処行動であることを理解し、ひきこもりを維持している状態を受け入れて理解しようとする姿勢が必要になる。

日常生活の破綻がある場合は、過ごし方の特徴を把握し、具体的・直接的な援助を行うことが重要である[3]。ひきこもりの問題が顕在化したときにはすでに家族は疲弊し、あきらめが生じている場合が少なくない。当事者が家族以外との接点を持ち、家族が孤立しないよう家族以外の人や社会とつながりを持てるかかわりが必要である。当事者および家族の諸事情を考慮した個別性のある支援を継続して実施し、変化の動機づけを高め、家族全体の機能を高めていく支援が重要である。

（萩典子）

【文献】
1）厚生労働省：ひきこもりの評価・支援に関するガイドライン.
http://www.ncgmkohnodai.go.jp/pdf/jidouseishin/22ncgm_hikikomori.pdf
2）内閣府政策統括官：若者の意識に関する調査（ひきこもりに関する実態調査）報告書. 2010.
3）川野雅資監修・編：精神看護学 第二版. 日本放射線技師会出版会. p192-193. 2007.

# PTSD

Post Traumatic Stress Disorder：心的外傷後ストレス障害

【 関連項目 】トラウマインフォームドケア、心的外傷後成長（Post Traumatic Growth：PTG）

## ▷ PTSD の概念

PTSD とは、衝撃的な強いショックや精神的ストレスの体験が心にダメージを引き起こし生じる特徴的なストレス症候群である。それらの体験は時間が経過してからも記憶に残り、強い恐怖や無力感、戦慄などの激しい衝撃をもたらすような体験をトラウマ（心的外傷）と呼ぶ。

トラウマは日常的にも使用されるが、単に強い恐怖や不安などのように、時間や経験によって薄れていく一時的な感情とは異なり、心に受けたダメージや傷が残り続ける状態をさす。トラウマは体験直後から1カ月以内に起こり、時間と共にその反応が軽減や解消される急性かつ一過性に生じる ASD（急性ストレス障害）と4週間を超えて持続する PTSD に分類できる。

自然災害や大規模人的災害、戦争などの非日常的な出来事だけでなく、事故、暴力、幼年期の虐待、性的被害、犯罪被害など日常的な出来事も原因になる。生命への脅威、重度の身体受傷、他者の故意による身体受傷、グロテスクな光景や家族などの近親者への暴力の目撃、毒性物質への暴露を知ること、他人の死や負傷を引き起こしたことなどが外傷ストレッサーとなり、生じる反応の一部が PTSD となる[1]。

## ▷ PTSD の歴史

PTSD の概念の基礎になったのは、戦争神経症などの疾患で、1970 年代の米国におけるベトナム戦争の帰還兵の精神的後遺症や性犯罪被害者の問題が社会的問題となったことにより研究が進み、新しい疾患概念として PTSD が生まれた。日本においては阪神・淡路大震災や地下鉄サリン事件の被害者が特徴的なストレス反応を引き起こしたことを契機に、PTSD が広く知られるようになった。

## ▷ PTSD の症状

PTSD の診断については DSM-5 や ICD-10 が定めている。具体的症状として以下がある。

①**解離症状**：トラウマと関連した刺激や、体験を想起させる状況や場所、人などを避けようとし、トラウマが自分自身の意識から切り離された現実味のないものとする意識の状態。苦痛を避けようとして、一切の感情を遮断してしまう。社会や他

者への信頼が喪失し、将来に希望が持てず閉ざされたように感じ、感情の幅が狭まり、何に対しても楽しみや興味が持てない状態になる。一見言動に表立った変化がない場合には軽少だと誤解される場合があり、サポートや治療が遅れることがある。

②**侵入症状（再体験）**：トラウマが本人の頭の中で意思とは関係なく侵入し、事故や事件の状況がよみがえり、トラウマが誘発され再体験してしまう。再体験の特に激しい症状をフラッシュバックと呼び、現実味が薄れトラウマの状況が再現される。その時の痛みや、音、臭いなどの感覚が生々しくよみがえることがあり苦痛が大きい。

③**過覚醒症状**：トラウマに関連しない、些細な刺激や物音に対して過剰な反応を示す過敏状態で、慢性的に緊張状態にある。自律神経の緊張状態が続き、不安で何事にも集中できない、不眠、警戒心の高まり、いらだちなど感情の不安定さが生じる。

#### ▷ PTSD の検査・治療

トラウマが PTSD に至っているかの検査は、2 種類の検査がある。PTSD 臨床診断面接尺度（CAPS）[2]は米国で開発した面接法で、60 分から 90 分かけて訓練を受けた専門家が実施する。

改訂出来事インパクト尺度（IES-R）は、PTSD の症状の強さの現れを調べる自記式質問紙法である。

PTSD の治療の目的は、症状を軽減し生活をトラウマ以前の状態に近づけることにある。トラウマそのものを消し去ることはできないが、体験を乗り越え、元の生活に近づけることは可能である。治療は面談による心理教育、精神療法、薬物療法が有効である。[4]

心理教育では、トラウマについての基礎知識の習得を目的とし、治療開始後も患者自身が治療の効果や心の変化を自覚し、治療の方向性を確認できるように実施する。精神療法は、暴露療法などの認知行動療法と EMDR（眼球運動による脱感作と再処理法）が有効である。薬物療法では SSRI が第一選択薬に推奨されている。回復には長期間を要し、早期回復を期待しすぎることは、心理的負担をかけることになる。医療機関や支援機関団体のサポートを受けながら身近な人が長期に回復の支えとなっていくことが重要である。　　　　　　　　（萩典子）

**【文献】**

1) 中根允文. 飛鳥井望：臨床精神医学講座　外傷後ストレス障害（PTSD）. 中山書店. p.3-40. 2000.
2) 飛鳥井望・廣幡小百合・加藤寛ほか：CAPS（PTSD 臨床診断面接尺度）日本語版の尺度特性. トラウマティック・ストレス 1（1）. p.47-53. 2003.
3) 高橋三郎監修：精神科診断面接マニュアル SCID　第 2 版. 日本評論社. 2010.
4) 金吉春：心的トラウマの理解とケア　第 2 版. じほう. 2006.

# 非言語的コミュニケーション
## Nonverbal Communication

【関連項目】精神病理、家族療法、家族心理教育、治療的コミュニケーション、カウンセリング

▷ **非言語的コミュニケーションとは**

非言語的コミュニケーションとは、言葉以外の様々な表現方法を用いるコミュニケーションである。人は人生早期に、重要他者からの世話という究極の非言語的コミュニケーションを通じて、安心感や安全感を得、自己や他者への基本的信頼を獲得し、それが人生を生きぬく基盤になる。

象徴的相互作用論では、コミュニケーションは人がシンボルを介して他者と相互作用しながら、意味の伝達にとどまらず意味をつくりあげていく過程であり、人の発達はそれらを通じた社会化の過程である[1]。言語はシンボルの最たるもので、表1に示す非言語的コミュニケーション[2]もシンボルであり、その人が所属する社会文化的な背景の理解がないと、その意味を正確に捉えることが難しい。

▷ **非言語的コミュニケーションのインパクト**

マレービアンは、感情的反応を、「快―不快」、「覚醒―無覚醒」、「支配―服従」の3次元に分類し、「暗示的コミュニケーション」との関係を明らかにし、人が物事を判断する時の非言語情報の果たす役割の大きさを説いた[3]。

彼は、これらの暗示的コミュニケーションと言語的コミュニケーションにメッセージの矛盾がある場合の好意や支配の程度に与えるインパクトは、顔の表情＞声の調子（音声表現）＞言葉の順で強いことを明らかにしている[3]。

▷ **精神病理とコミュニケーション**

ベイトソンは、統合失調症患者とその母親とのコミュニケーションの観察から、言語的・非言語的メッセージ間の矛盾の持続が発病や病気の維持に関連していると考えた[4]。近年、救急・急性期のアプローチとして注目されているオープンダイアログは、ベイトソンの考え方を基盤にした家族療法である[5]。

▷ **看護にとっての非言語的コミュニケーション**

前述したように、メッセージの多くは非言語的に伝えられ、特に感情はそうである。しかし統合失調症やうつ病などの患者は表情認知の障害のため、ナースの非言語的コミュニケーションをうまく認知できない可能性がある。また統合失調

表1 非言語的コミュニケーションの分類

| 類型 | 種類 | 具体的な非言語的コミュニケーションの内容 |
|---|---|---|
| 音声による表出 | 言葉に付随する表出 | 発声に伴う声の調子や音量、イントネーション、言葉の滑らかさや発言のタイミングなど |
| 音声によらない表出 | 身体的な表現 | 他者との目の合わせ方（断続的か持続的か）や目の高さ、視線の方向、身振り手振り、姿勢、タッチング、表情など |
| | 物理的な距離 | 人と人との間にある空間の距離や角度 |
| | 心理的な距離 | 親しみ、近しさ、疎遠、近寄りがたさなど |
| | 人が身に着けている物や外観 | 衣服の色、質感、季節感、日常的かあらたまった服装か、整容、整髪などの身だしなみなど |
| | 物理的環境 | 部屋の造りや広さ、家具の大きさや質感、調度品の種類や数、照明、ペットなど |
| | 自然環境 | 天気、光、温度、湿度などの自然環境 |
| | 人的環境 | 部屋の広さに対しての人の数、その場にいる人の親しさや信頼の度合いなど |

上出寛子, 大坊郁夫, 谷口淳一, 磯友輝子：非言語的コミュニケーションによる対人関係の解読：社会的スキルとパーソナリティの関連から．信学技報, 3, p.13, 2008. を参考に作成

症の患者では陰性症状のためにナースが患者の非言語的メッセージの意味を捉えにくくなる。そのため川野ら[6]は、ロールプレイングを用いた治療的コミュニケーションの教育で、自己や他者の非言語的コミュニケーションに注意を払う重要性を強調している。

非言語的コミュニケーションは、患者─ナース関係を構築し発展させることや、看護を提供する時に欠かせない。具体的には、ナース自身が自分の感情を調整する、患者の状態を理解する「内的調整」[7]、相手を尊重し理解しようと意図的に行われる沈黙や相手がつくる沈黙への専門的な解釈[8]、相手の世界を脅かさない接近法としての同調、相手の理解や苦痛・苦悩の緩和を目的に行う"Healing Touch"[9]、傾聴や受容などである。

精神の病をもつと乳児期に養育者の非言語的・言語的メッセージを介した世話を通して確立された基本的信頼が揺らぐことがある。ナースは患者の発達段階や

その人らしさ、生育歴や社会文化的な文脈の理解に基づき、言語的・非言語的コミュニケーションを通じて、患者が安心感を持てるように看護する必要がある。

（松枝美智子・安藤愛）

【文献】
1) Blumer, H.(後藤将之訳)：シンボリック相互作用論──パースペクティヴと方法. 勁草書房.1991.
2) 上出寛子.大坊郁夫.谷口淳一.磯友輝子：非言語的コミュニケーションによる対人関係の解読：社会的スキルとパーソナリティの関連から.信学技法. 3, p.13, 2008.
3) Mehrabian A.(西田司.津田幸男.岡村輝人.山口常夫訳)：非言語コミュニケーション. 聖文社.1986.
4) Bateson G.(佐藤良明訳)：精神の生態学.改訂第2版.新思索社. 2000.
5) ヤーコ・セイックラ.トム・エーリク・アーンキル(高木俊介,岡田愛訳)：オープンダイアローグ.日本評論社. 2016.
6) 川野雅資.石川純子：ロールプレイングを用いたコミュニケーション教育. 看護教育. 53(10). p.844-849. 2012.
7) 牧野耕次.比嘉勇人.甘佐京子.山下真裕子.松本行弘：精神科看護師による境界の調整の技術的要素. 人間看護学研究. 9. p.117-125. 2011.
8) 増満誠：精神科看護師が語った看護場面における沈黙の意味の解釈と対応の変化に影響を与える要因. 2010年度福岡県立大学大学院看護学研究科修士論文. 2010.
9) Mariah Snyder. Ruth Lindquist ed.：Complementary & Alternative Therapies in Nursing. Springer Publishing Company. 2009.

# 不安
## Anxiety

【関連項目】認知行動療法、恐怖症

不安は、様々な学問分野で検討している概念である。不安とは、明確な対象が存在しない、漠然とした恐れと定義される。自己が危険にさらされ、存在がおびやかされた時に起こる感情の状態の1つである。

はっきりとした外的対象のある恐れの感情は恐怖であり、不安も恐怖も感情の一種である。NANDAの看護診断名に「不安」が定義されている。

### ▷不安のアセスメント

不安は、健常者にも存在する感情である。その程度が高じた病的な不安は、頻度や強度が高く、自己コントロールが不可能になる。病的な不安は、様々な精神障害で現れ、焦燥感やイライラ感などにつながり、患者に大きな苦痛を与える。また不安は、身体症状（動悸、頻脈、発汗、頻尿、肩こり、頭重感、頭痛など自律神経症状）を伴うことが多い。

不安は心理的な出来事（心因）、過労、睡眠不足、身体的要因がきっかけで生じるが、きっかけがない場合もある。不安は複雑な諸条件が重なり生じると考えられる。日常生活上の様々なストレスが背景にあり、特に人間関係のトラブルが原因になることが多い。また神経質で不安を持ちやすい性格特性もある。

### ▷不安尺度

不安を測定する代表的なスケールに、STAI（State-Trait Anxiety Inventory）がある。スピルバーガーが開発した不安測定のための基礎的な尺度であり、日本人研究者により「状態－特性不安検査」として改良された。STAIは手術患者や放射線治療を受ける患者などの不安測定、また実習場面における看護学生の不安測定にも用いられている。その他に、対人不安意識尺度や愛教大コンピュータ不安尺度、大学生活不安尺度などがある。ペプロウは不安の強度を、軽度・中等度・強度・パニックの4つのレベルであらわしている。

### ▷不安障害の診断

ICD-10における不安障害の診断基準では、社交不安障害と分離不安障害がある。社交不安障害は、他者の前で普通に行動・発話ができない過度の不安・緊張・羞恥心である。分離不安障害は幼児期から児童期に多く見られる。

分離不安は、例えば親が部屋を離れると泣くなどの現象で、これは正常なことであり通常生後2歳までに治まる。それ以降、そのような反応を見せる場合は分離不安障害といえる。この様に分離不安と分離不安障害を区別する。

▷ **不安の治療**

治療は薬物療法と精神療法がある。薬物療法は、抗不安薬、SSRI（選択的セロトニン再取り込み阻害薬）がある。抗不安薬はベンゾジアゼピン受容体に働くことで、不安を取り除く。

SSRIは精神科領域で最も使われている抗うつ剤の1つである。精神療法は、カウンセリング、支持的精神療法がある。特に、認知行動療法と対人関係療法は、人間関係の破綻を原因とする不安に効果的である。認知療法・認知行動療法とは、認知に働きかけて気持ちを楽にする精神療法（心理療法）の一種である。

▷ **不安のある患者への看護**

漠然とした恐れと定義される不安の原因は複雑な場合が多い。看護場面では、まず患者に不安が存在することに気づかなければならない。不安は患者にとって不快な感情であるため、除去・軽減を図るケアを行う必要がある。ナースは患者に不安が存在することを把握したら、次は不安の程度をアセスメントし、原因を推測する。不安が正常な範囲にあるのか病的な不安であるのかを見極めるが、病的な不安の場合は患者の日常生活に大きな支障を来すことがあるので援助が必要である。

不安が正常な範囲にある場合は、患者の側に立ち、寄り添う姿勢を示す。静かに寄り添い、時にタッチングも効果的である。患者の言葉を傾聴し、誰でも不安を感じることがあることを理解して、共感的な態度で接する。手術などに関し知識不足による不安に対しては、説明の補足や患者の思い込みを修正する。

例えば音楽・アロマセラピー・イメージ療法・リラクセーションなど患者に適した不安を緩和する方法を探す。病的な不安であり治療が必要であるとアセスメントした場合は、上記のかかわり方を継続しながら、専門家と協働し、支援する。

（水野正延）

【文献】
1) 日本看護診断学会監訳
2) 堀洋道監修（松井豊編）
3) ゲイル・W・スチュアート他（安保寛明・宮本有紀監訳）
4) R.L. テイラー（吉牟田直他訳）
5) WHO

# 服薬管理
## Medication Management

**【関連項目】病識**

### ▷病識と服薬に対する態度の関連

　精神疾患患者は自己を見つめる機能が乏しく、特に統合失調症者においては「病識欠如」が臨床上もっとも多くみられる所見の１つである。

　統合失調症者を対象とした報告では、多くの統合失調症者が不快な副作用の出現を懸念して服薬の自己中断に至ることが多い[1]。また、服薬に対して否定的な態度を示す患者では、服薬を受け入れている患者と比べて、再入院の割合が高い[1]。服薬に対する態度に関連する要因の一つが「病識」である。「病識」とは、自己認識の一部であり、単に精神症状を自覚することや、自分を精神疾患と認識することだけではなく、病的体験を自己に関連づけていくことである。自分の中でどのように位置づけるのか自己概念の意味を含む[2]。自己の病気を十分に自覚していない、病気そのものを受け入れられない患者では、服薬の必要性が理解できず、服薬が継続できない[1]。

　したがって、自己の病気の自覚を深め、自分が服薬を継続することの意味を考え、服薬の必要性を認識することが、精神疾患患者の予後を左右する重要な条件である。

### ▷精神疾患患者における服薬管理の意義

　精神疾患は慢性疾患の一つであり、自己の病気と向き合い、病気や障害を自己の一部として受け入れていくことが必要である。また、自己の病気と向き合うことは、現在の自己を知ることである。その中には、治療を受けていることも含まれている。治療を受けている自己と向き合いながら、自分にとっての治療の意味や必要性を理解し、治療を受け入れ、主体的に治療に参加することが必要である。したがって、ナースは入院中から患者が主体的な治療行動に向かえるように支援する。

　ナースは病気の理解や治療の必要性について心理教育などのアプローチを通して、患者が服薬を受け入れるようにする。しかし、患者が単に「薬は大切」「薬は飲み続けたほうがいい」と表面的に理解するのではなく、薬を飲む前の自分と薬を飲んでいる今の自分を対比しながら、薬の効果について考え、薬の効果を実感するような関わりが必要である。

また患者が主体的に治療を受けるということは、自ら治療の必要性を理解し、通院し、薬を内服していくことを意味する。自分の病気や治療を受けとめきれず、服薬を自己中断する患者に対し、ナースが服薬を強要することは、服薬に対する拒否的な感情を高めることになりかねない。これからの社会生活の中で治療を受けていくことについて、患者とともに考えていく姿勢が重要となる。

実際の臨床の場面では、心理教育や看護面接、薬剤指導を通して、病気の自覚や服薬の必要性を促している。このような指導を通して、服薬がナース管理から、患者自身の管理へとスムーズに移行することができるようになる。服薬自己管理を開始する際には、患者が服薬についてどのように考えているかを確認するなど、患者の服薬に対するアセスメントが必要となる。その際、Drug Attitude Inventory（DAI：以下DAI）が有用である[3]。DAIは薬物療法に対する感情や服薬の必要性、医師との関係、治療への主体性、予防に関する設問に患者自身が回答する質問用紙である。DAIによって患者が服薬についてどのように考えているのか把握することができる。また患者が記入したDAIを用いて、服薬に対する態度について患者と話し合うことによって、服薬や病気に対する理解度を確認できる。さらにDAIを用いて、患者が実感した薬物の効果を言語化してもらうことで、患者自身が病状の変化を自覚

することにもつながる。

これらのことを通じて患者の服薬に対する態度をアセスメントし、服薬自己管理を進め、患者が服用している薬物と処方箋の確認を行い、実際に服用している薬物を患者自身が保管することで、治療に対し拒否的な態度が少なくなる。

また、薬物を自己管理する過程で、例えば、薬を飲み間違えた場面や飲み忘れた場面を具体的に想定して、そのときの対処方法をナースとともに考えるというシミュレーションをすることも可能である。また頓服薬の追加のタイミングや方法を患者自身が理解し、体得することが可能になる。様々な支援を通して患者自身が退院後の安定した生活や自分自身の状況をイメージできるようになる。また、服薬自己管理をしながら、薬を飲み間違えた時の対処方法を具体的な場面を想定して考えることで、「日々の生活のなかで、薬を間違えずに飲み続けるにはどんなことに気をつければいいのか」を考えるきっかけにもなる。

したがって、服薬自己管理そのものが治療を受ける自己と向き合うことにつながる。

（菅原裕美）

【文献】
1) Kyoko Higashi, Goran Medic, Kavi J. Littlewood, Teresa Diez, Ola Granström and Marc De Hert:
2) Markova, I & Berrios, G,E.
3) 宮田量治．藤井康雄．稲垣中．八木剛平

# プロセスレコード

## Process Records

Process Records（プロセスレコード）は、患者とナースのコミュニケーションの一場面を切り取り、その時の言葉をそのまま用いて記録し、分析・考察するものである[1]。これにより患者とナースの関係を振り返り、その相互過程を明らかにして、ナースのコミュニケーション技術の向上や自己洞察の他、患者理解を深めることができる。これらのことを実現するためにナースは患者との間に信頼関係を確立し、より効果的な援助関係を構築していくためのコミュニケーションをとる必要がある。

### ▷ プロセスレコードの歴史

ペプロウは、看護場面における対人関係、特にナースと患者間の相互作用に着目したプロセスレコードを開発した。その後、ウィーデンバックは、5つの自己評価項目を追加し、ナースの内省や自己学習としての側面に重点を置くと共に、「看護場面の再構成」という名称を提案した。そして、オーランドは、ナースが患者の行動を知覚分析し、それに基づいて、ナースがどのような言動をとったかを、出来事の後で、内省的な観察を加え

て記述する方法へと改良した。また、我が国においては、宮本がナースと患者の対人関係が援助手段として適切であったかどうかを評価するために、両者の相互作用の特徴を吟味する必要があると提唱し、ウィーデンバックの提示した5つの評価項目に、「再構成法における自己評価の要点」を追加した。それぞれの理論家の概要を以下に示す。

### ▷ ペプロウ

【目的】

患者との相互作用の中で、「患者の反応」と「ナースの反応」を観察することにより、患者の理解を深める。それと同時に、ナース（自分）の反応が患者に及ぼした影響について検討すること

【記録の内容・方法】

①ナースが近づいた時の患者について観察したことを記述〈患者の反応〉

②ナースが最初に言ったこと、患者について感じたことや思ったことを記述〈ナースの反応〉

③ナースの言ったことや態度に対する患者の反応を記述〈患者の反応〉

④患者の反応に対するナースの反応を記

録〈ナースの反応〉

⑤予め決められた期間、上記の形式を継続し記録する。その際、ナースの感情や身ぶり、患者に与えたもの（患者と接した時の自身の気分や方法を含めて）を正確に記述する

⑥これらの記録を後で自ら分析し、気づいたことを〈ナースによる自己分析と考察〉に記述する

⑦更に全体を通してカンファレンスを行った上で、〈指導者による評価〉を記述する

▷ **ウィーデンバック**

【目的】

　患者との相互作用の中で患者のニードを把握し、専門職としてのナースの基本的な応対能力を高めること

【記録の内容・方法】

①〈患者の言動〉患者の言語的・非言語的表現に関してナースが知覚した内容を記述

②〈ナースの反応〉患者の言動を知覚し、それによってナースに生じる思考や感情を記述

③〈ナースの活動〉自動的な活動と熟慮に基づく活動の側面に分けて記述

▷ **オーランド**

【目的】

　出来事を客観的に振り返ることによって、ナースが看護を行う際に必要な新しい知識や技術、価値観を見いだすこと

【記録の内容・方法】

①患者とナースの間にズレが生じたり、

気がかりが残る場面を選択する

②〈私（ナース）が知覚したこと〉〈私（ナース）が考えたり感じたりしたこと〉〈私（ナース）が言ったり行ったりしたこと〉に分けて記述

③表1 の 5 つの視点に基づき自己評価・分析を行う

表1　自己評価・分析の 5 つの視点

1. 再構成のために特にこの看護場面を選んだのはなぜか
2. 患者にとって必要な援助を見極め、それを実施するために、自分の知覚、感情、思考をどのように活用したのか
3. 自分の行ったことを通して、どのような成果を得ようと試みたか
4. 得た結果に至ったのは、どのような原因によるのか
5. 再構成を行い振り返ってみることによって、どのような洞察を得たか

▷ **プロセスレコードの作成のポイント**

①違和感やモヤモヤした気持ち、気がかりだった場面を取り上げると、自己分析や自己洞察が得られやすい。

②「状況の説明及び再構成の目的」を必ず書く。

③「患者の言動」「自分の言動」：知覚したこと、感じたことをありのままの言葉で丁寧に書く。

④非言語的なサインを必ず書く（表情・姿勢・ジェスチャー・口調など）。

⑤記述者の看護行為、発言、判断、観察したことに対し、プロセスレコードを記入してみて、自己の分析・考察を書く。

（中村裕美）

【文献】
1) 小宮敬子. 鷹野朋実. 森真喜子：関係をアセスメントする─プロセスレコードの活用. 精神看護の展開 精神看護学 2 第 4 版. 医学書院. p.28. 2013.
2) ウィーデンバック,E.（外口玉子. 池田明子訳）：臨床看護の本質─患者援助の技術. 現代社. p.110. 1973.

# 包括的暴力防止プログラム

Comprehensive Violence Prevention and Protection
Programme：CVPPP

【関連項目】隔離と拘束、攻撃

## ▷暴力に対する介入

精神科医療における暴力は、暴言、他者に向けた身体的な攻撃行動、物を壊すなどの場合がある。精神科における攻撃行動への対応は、背景の1つに精神疾患があり、そのため「攻撃的な行動がなくなるような援助をする」ことが看護行為の1つである。犯罪行為としての暴行（刑法上の暴行は人に向けた有形力の行使と定義される）によるものは警察など保安力で制圧し逮捕することが解決策になるが、精神科医療では看護の視点を持つ必要がある。

このために精神科看護では「医療者が医療の一環として患者の暴力を扱う[1]」という立場をとる必要があり、医療的視点での暴力介入法が援助のスキルとして求められてきた。

## ▷暴力介入プログラム

欧米では1980年代から患者の攻撃性に対して専門的な訓練が始まった。現在ではCPIのNonviolent Crisis Intervention®[2]など世界各国に多数の攻撃性に対処するためのプログラムがある。米国や英国の指針では、保護が必要となるような患者の身体的攻撃行動に対して介入する際には、専門的なトレーニングを積んで行うとの明確な規定もある。

我が国は、2005年に包括的暴力防止プログラム（ＣＶＰＰＰ）シーブイトリプルピー[3]として初めて暴力防止プログラムを開発した。

## ▷CVPPPの理念

CVPPPは暴行を取り押さえるといった抑制術ではなく、あくまで「保護する、援助する」ことが目的である[4]。この意味において「患者を抑え込む」ものではない。欧米のプログラムのようにパーソンセンタードアプローチが中心となっている。

こうした技術を持つことにより暴力に至る前に介入する、双方がけがをする危険が減る、落ち着いて介入ができる、専門的な技術として自信が持てるようになる、隔離・拘束を減らす、人の尊厳を保つようにかかわることで虐待など不適切なかかわりを防止する等の効果が期待されている。

## ▷CVPPPの概略

### 1）リスクアセスメント

患者の危険性ばかり重視すれば投薬や

隔離や拘束が増える。またリスクを低く見積もれば思わぬ攻撃に対処できず危険な状況となる。適切なアセスメントが重要になる。

### 2) ディエスカレーション

ナースの言語的・非言語的なメッセージの発信の仕方によって、患者はナースを、管理・抑圧する人物と思うだろう。例えば、強制しようとしたり、急な動きをして威嚇していると思える動作をすることは、患者がナースが攻撃者だと感じることになる。ディエスカレーションは、「協働」と「交渉」をキーワードに、できる限り管理的にならないで患者に落ち着きを取り戻してもらうことを目指す。

### 3) 身体的介入（ブレイクアウェイとチームテクニクス）

緊急事態に対する最終手段としての対応であるから、むやみに行ってはいけない。また患者を援助するためという理念を基に介入する必要がある。身体的介入には逃げるためのブレイクアウェイと保護するために3人以上のチームでかかわるというチームテクニクスがある。

ブレイクアウェイは、1人でいる時の離脱法であるが、できる限り相手にダメージを与えないという考え方を基にしたもので護身術と似て非なるものである。

チームテクニクスは、患者を守り・助け・支援するために3人以上の適切な人数で、倫理的な配慮と窒息やけがを防止しながらかかわる方法である。

### 4) デブリーフィング

デブリーフィングは、暴力的な出来事の後に患者、スタッフ共に振り返りを行うことで事故の分析と再発防止に向けたプランを作成すること、またストレス状況から解放される目的で行う話し合いのことである。CVPPP は、構造化にこだわらず、公平で信頼できると思えるスタッフがスーパーバイザーとなって話を聞くことを重要視する。あくまでも事情聴取とは異なることに注意をする。

### ▷ CVPPP の研修

CVPPP は、合計4日間のトレーナー養成研修を受講することで「CVPPP トレーナー」として認定される。トレーナーは自施設内でのみ技術を教え伝えることができる。4日間の研修で、講義、実技、ロールプレイ演習などを含む。2014年度末で約6000人の認定者がいる。

### ▷ CVPPP インストラクター

CVPPP インストラクターは、専門の研修を受けトレーナー養成研修で講師をすることができる者を指す。2014年度末で約180名が登録されている。

（下里誠二）

【文献】
1) 樋口範雄
2) Calabro,K. et al
3) 包括的暴力防止プログラム認定委員会編
4) 下里誠二. 松尾康志. 北野進. 大井延之

# 防衛機制
## Defense Mechanism

【 関連項目 】自我、ストレス、ストレス対処行動

## ▷防衛機制とは

　フロイトは、心に関する「構造論」を提唱した。それは、欲求や欲動という「イド」という部分、道徳や両親のしつけなどによる「超自我」の部分、その両方を考慮しながら、現実に適応した行動をとろうとする「自我」という部分からなる。人間は、生きていく上において外界から様々な刺激やストレスを受ける。その時、自我を守るために、「自我防衛機制」を用いるとフロイトは提唱した。

## ▷防衛機制の種類 [1]

**抑圧**：不安や不快な感情、苦痛な体験、破局を招く観念や衝動などを意識の世界から追いだし、無意識の世界に閉じ込めようとする働きである。うっかりミス、夢、言い間違い、症状などの形で現れる。例えば、「出席したくないなと思っていた会合の案内状を、うっかり捨ててしまっていた」などである。

**抑制**：抑制は、意識して意図的に忘れる、思いだすまいとする働きである。

**否認**：その事実をありのままに承認できず否定する。自分にとって不都合なことは「認めない」という心の働きである。

**逃避**：耐え難い苦痛や不安を直視して対処するよりも、空想や病気に逃げ込み、緩和を図ろうとする。

**投影**：自分の感情や考え、衝動などが受け入れ難いため、他の人がそうした感情や考え、衝動を自分に対して向けていると見なす働きである。例えば、「患者が自分を嫌っているからといって担当から外れたのは、実は、自分がその患者を嫌っているからである」などである。

**置き換え**：不快な感情や考え、衝動などを本来の対象から別の代わりの対象に向け、欲求水準を下げて感情や衝動を満足させる機能である。「やつあたり」などがこれにあたる。例えば、「会社で嫌なことがあった夫が、帰宅して妻にささいなことで文句を言う」などである。

**反動形成**：自分の感じている不快な感情や罪悪感を反対の態度や行動で表し、本来持っていた感情や罪悪感とは一見逆の感情を持っているとする働きである。「慇懃無礼」などがこれにあたる。例えば、「新人看護師が、嫌いな先輩看護師と夜勤をしなければならない時に、お世辞を言いながら先輩と話をする場合」などがある。

**取り入れ**：望ましいと思われる他の人々の特別な性格や態度を自分の中に取り込み、他者と自己が一体であるかのような錯覚を指す。取り入れと類似した防衛機制に同一視がある。例えば、「俳優と同じ服装をして、自分が俳優になったつもりになること」などがある。

**打消し**：不安や罪悪感を生じさせるような考え、あるいは行動をとった後、これとは反対の感情や考え、行動をとり、最初の不安や罪悪感を取り消そうとする心の働きをいう。お祓いなどがこれにあたる。例えば、「子どもを怒って叩いた母親が、後になって罪悪感を感じ、子どもを甘やかす」などがある。

**退行**：一定の成長発達段階に達した人が極度に困難な状況に立ち至った時、人生の初期に逆戻りし、そこで得られた満足に充足感を覚え、心の均衡を保とうとする働きである。

**知性化**：ある事柄に対して特定の欲求や感情が生じた時、それを直接意識化せず、知識や論理的思考に置き換えて自分に受け入れやすくする心の働きである。例えば、「男女の恋愛について具体的に友人と話したい時に、直接意識化せずに、哲学者などの先人の理論などで恋愛を語る場合」などがある。

**合理化**：自分の考えや行動を正当化するために社会的に許容され、しかも自分の良心に反しない行動をとるための「言い訳」をする心の働きである。イソップ物語の『キツネとぶどう』がその例である。

**昇華**：攻撃的欲動や性的欲動などの衝動を超自我の要請に応じて社会的に認められる形に変え、その衝動を満足させる心の働きである。

▷ **防衛機制と精神症状**

フロイトは、防衛機制と精神症状との関連についても述べている。「ある形の防衛と特定の疾病との間に密接な関係が存在しうる可能性が考えられる」とし、ヒステリーでは「抑圧」を、強迫神経症では「分離」と「取り消し」、恐怖症では「置き換え」が関係しているとした。[2]

これらの自我防衛機制は、人間の自我を守り、社会生活に適応していくためには重要なものであるが、それ
ばかりを使用していると、本来の自分が見えにくくなる可能性があり、注意を必要とする。[3]

また、自我防衛機制が破綻した時に精神病になるという考えがある。そのような時は、新しい防衛が組織されるまで、患者は外からの看護を必要とするといわれており[2]、自我防衛機制や自我を強める看護が必要である。

（安藤満代）

【文献】
1) 稲岡文昭（樋口康子・稲岡文昭監）：精神の健康を理解するための諸概念. 精神看護 第2版. 文光堂. p.31-35. 2004.
2) 西園昌久監：現代フロイト読本2. みすず書房. p.587-588. 2008.
3) ウィニコット, D.W.（牛島定信訳）：情緒発達の精神分析理論. 岩崎学術出版社. 1977.

# マインドフルネス
Mindfulness

【 関連項目 】 カウンセリング

## ▷ マインドフルネスとは

　マインドフルネスは、米国マサチューセッツ大学のジョン・カバット・ジンが中心となり、宗教性のない具体的な方法としてマインドフルネス・ストレス低減法（Mindfulness -Based Stress Reduction：MBSR）を開発した[1]。マインドフルネスとは、ある特定の方法で注意を向けることで現れる気づき、と考えられる。その特定の方法とは、「意図的に、価値判断を行わずに、今、この瞬間に集中する方法」である。心の中に湧き起こってくる感情や思考に対して、直接注意を向けて、受容しながら見つめ、観察する。そのことで、ストレスに直面した時、距離を保ちながら問題を解決していく。

　シャピロら[2]は、マインドフルネスの基本的構成要素から成るモデルを提示した。構成要素の１つ目は「意図」である。マインドフルネスを始めようとする人は、何のためにマインドフルネスを始めようとするのかに関する意図を持っている。例えば、ストレスが多いと感じているサラリーマンであれば、ストレスを低減するためにマインドフルネスを始

めようとする。あるいは、家族に優しく接することができるようになるためにそれを続けようとするかもしれない。しかしそれを続けていくと、最初は自分の感情をコントロールすること（「自己制御（self-control）」）を意図していたが、徐々に「自己開発（self-exploration）」や「自己解放（self-liberation）」のためにマインドフルネスをするようになる。

　２つ目は「注意」である。注意するということは、瞬間瞬間の、内的または外的体験の操作（operation）を観察することを含んでいる。認知のゆがみの影響を受けることなく、ありのままを見ることである。そして３つ目は「態度」である。これは、どのようにマインドフルネスを実践するかに関係している。態度には、自分自身だけではなく、世界や将来に対しても、慈悲や受容、好奇心を持って接することなどが含まれる。

## ▷ マインドフルネスの実践方法の例

　MBSR の基本的な形式は、毎週２〜2.5 時間のグループ療法を 8 セッション行う。セッションは、マインドフルネス

そのものや、ホームワークを行い、グループ内での話し合いなどを通して学習する。その8セッションには、以下の内容が含まれている。[3]

**第1週　自動操縦**：レーズンをゆっくり味わって食べることで、今までは注意もしなかったこと（自動操縦）に注意を払うことを体験する。又、注意を身体の各部所に移動させていくボディスキャンを練習することで、目的を持って注意を身体の異なる部分に移動させることが簡単であり、かつ難しいことを知る。

**第2週　心の中の障害物を扱う**：身体に注意を集中することで、心のつぶやきがいかに日常生活の出来事への反応をコントロールしているかが明確になる。

**第3週　呼吸**：呼吸に対して意図的に注意を向けることは、注意の新しい可能性として、注意を意図的に用いると集中できることを体験する。

**第4週　今、この瞬間に留まる**：「ある事柄を避けたり、逆にこだわったりする時、心は散漫になる」ということを学習する。今、この瞬間に留まる方法を提供し、異なる場所から物事を見ることができるようにする。

**第5週　受け入れてそのままにする**：評価したり、変化させようとせず、あるがままの体験に重点を置くことで、新しい見方を広げ、体験とかかわる新しい方法をつくりだす。

**第6週　思考は事実そのものではない**：否定的な思考と感情が一緒になって体験を見ていることに気づく。思考の反復的パターンに気づくことは、思考から一歩離れることを可能にする。

**第7週　いかに自分を大切にできるか**：活動が、気分と幸福に影響を与えることを理解する。今この瞬間に対処的な行動をすることが重要であることに気づく。

**第8週　学んだことを将来に活かす**

▷ **マインドフルネスの応用**

　上記のようなMBSRの有効性に関する研究が蓄積されてきた。[4]全般性不安障害、社会不安障害、うつ病、摂食障害、薬物乱用などの精神的問題の改善に対する効果が示されている。更に、慢性疼痛、高血圧、不眠症、がん患者の心理的問題の改善などにも、その効果が示されている。マインドフルネスは様々な現場における心身の問題の解決や健康の維持向上に有効である可能性が示唆されており、今後ますます発展していくと考えられる。

（安藤満代）

【文献】

1) Kabat-Zinn, J.：Full catastrophe living: using the wisdom of your body and mind to face stress, pain and illness. Delacorte.1990.

2) Shapiro,S.L.Carlson,L.E.Astin,J.A. Freedman,B.：Mechanisms of Mindfulness. Journal of Clinical Psychology. 62（3）. p.373-386. 2006.

3) レベッカ・クレーン（大野裕監修. 家接哲次訳）：30のキーポイントで学ぶ マインドフルネス認知療法入門. 創元社. p.93-96.2010.

4) Watson,M.Kissane,D.（内富庸介. 大西秀樹. 藤澤大介監訳）：がん患者心理療法ハンドブック. 医学書院. p.69-77. 2013.

# メタ認知
## Meta Cognition

▷ **メタ認知とは**

　私たちは他者に自分の気持ちや考えを伝え、理解してもらう時に、自分の気持ちや考えを整理する。そしてどのような言葉を用いると自分の気持ちや考えを適切に伝えられるのかについて考える[1]。このように自分の気持ちや考えに着目して自らの認知の仕方を把握し、自らの認知の過程をモニタリングあるいはコントロールする機能をメタ認知という。すなわちメタ認知は、認知についての認知のことである。メタ認知は、自分自身や他者の認知的活動、課題等についての知識や信念を示すメタ認知的知識と自分の状況を把握するメタ認知的モニタリングと目標に向かって個々の認知過程を制御するメタ認知的コントロールをメタ認知的経験といい、これらが構成要素になっている[2]。メタ認知を働かせることで、自分の考えはどのように考えていたのかを客観的に見ることにつながる。つまり、批判的な思考や省察的思考が深まることにつながる。また、自分自身の考えを深めることによって、自分とは異なる他者の考えを理解することになる。そのことで

他者はなぜそのように考えたのか、どのような状況から導きだしたのかを深く考えることができるようになる。ソクラテスが「無知の知」が人間の究極の知恵と説き、吉田兼好が「我を知らずして、外を知るということわりあるべからず。されば己を知る者を知れる人というべし」と述べたことは、自分自身をよく知るためにメタ認知を働かせることの重要性を述べていると捉えることができる[3]。

▷ **メタ認知的知識**

　三宮[4]はメタ認知的知識を以下のように区分している。

1) 人間の認知特性についての知識：自分自身の認知特性に関する知識や個人間の認知特性の比較に基づく知識、一般的な認知特性についての知識

2) 課題についての知識：課題の性質が認知特性に及ぼす知識

3) 方略についての知識：目的に応じた効果的な方略に関する知識

▷ **メタ認知的モニタリング**

　メタ認知的モニタリングは、認知についての気づきやフィーリング、予想、点

検、評価など行う[4]ことで、自分を客観的に見つめる目を持つことを意味している。自分の状況や自分が捉えた問題について、現在どのような状態なのか、自分の問題の捉え方は妥当なのかを俯瞰的に見る見方である。メタ認知的モニタリングを行うことで思考を深めることができる。

### ▷メタ認知的コントロール

メタ認知的コントロールは、認知について目標を立て、計画、修正を行うこと[3]である。自分の捉えた問題を解決するためには、どのような方略で行うかを考えて実施しようとする時に、現在の状況をモニタリングすることによって、よりよい方向に向かうにはどうすべきかを考え、調整することである。メタ認知的モニタリングをすることによって、メタ認知的コントロールが深まり、自己コントロールし、自己の状況をより的確な行動に導くことができる。

### ▷ワーキングメモリ

ワーキングメモリは、情報を一時的に保ちながら操作する脳の機能であり、メタ認知はワーキングメモリの容量が関与している[5]。現在の自分が捉えた問題に対する解決方法が、よい方向に向かっているかを考える時に、問題の捉え方が問題ではなかったか、解決しようとするためにとった方法は妥当だったか、また方法をうまく活用できているかを考えることが、メタ認知である。このように一時的に自分の考えを保持して、その処理及び複数の作業に対するコントロールを同時に遂行する時にワーキングメモリを使うと考えられている。3〜4歳に達していない子どもが複雑な状況を理解することが困難なのは、ワーキングメモリ容量が発展途上にあり、前頭葉皮質が未成熟なためと考えられている[5]。

### ▷メタ認知を高める援助

モリッツらが開発し、日本語版を石垣がメタ認知トレーニング(MCT)、[6][7]MCT+ として作成している。集団用は8モジュール、個人用は10モジュールで構成され、それぞれ心理教育とトレーニングを専門的トレーナーが実施する。この他、様々な取り組みがなされているが、患者が捉えたことの言語化を促したり、それについての考えを確認することによって、対象者のメタ認知的モニタリングを促すことができる。ナースはこのようなことを意識的に取り入れるようにすることが望ましい。

（森千鶴）

【文献】
1) 三宮真智子
2) 小森三恵
3) 守口善也(苧阪直行編)
4) 三宮真智子
5) 苧阪直行
6) 石垣琢磨
7) 石垣琢磨. 則包和也. 川添郁夫. 丹野義彦. 細野正人

# メンタルヘルスリテラシー
## Mental Health Literacy

### ▷ リテラシーとは

Literacy とは文字を読み書きできる能力のことを意味する。日本では「リテラシー」を、必要な情報を収集し、活用する力という意味で使っている。

ヘルスリテラシーの用語は、1986年のオタワ憲章以降に広く知られるようになった。WHOは、ヘルスリテラシーを「良い健康を維持促進するために情報へアクセスし、理解し、活用する力を決定する認知的・社会的スキル」と定義している。もともとは同意書や処方箋、問診票のような文書の情報を理解する能力や医療関係者の説明を正しく理解し、正しく行動する能力であるとされていた。健康政策の健康日本21ではヘルスプロモーション理念を受け「参加」「コミュニケーション」「情報」というヘルスリテラシーと関連する言葉を盛り込み、人々への健康増進のための能力付与を目的とした取り組みを行っている。[1]

ヘルスリテラシーは、収集した知識を行動に移すという過程からリテラシーを段階的に、①機能的ヘルスリテラシー、②相互作用的ヘルスリテラシー、③批判的ヘルスリテラシーの3つに分類している。機能的ヘルスリテラシーとは、日常的に用いる基本的な読み書きのスキルを意味する。相互作用的ヘルスリテラシーは、情報収集スキルやコミュニケーションパターンに適応する社会的なスキルを意味する。批判的ヘルスリテラシーは、得た情報を批判的に分析し、周囲の出来事を適切に把握しコントロールすることを意味する。

近年ではヘルスリテラシーの概念がさらに発展し、ライフスタイルと生活環境を変えることによって個人とその周りのコミュニティの健康をも向上する行動をとるための知識、スキル、自信を獲得することも含んでいる。

### ▷ 精神保健におけるリテラシー

一般的に、精神疾患患者は攻撃的で理解困難で危険である、といったイメージを、さらには精神科自体にも否定的なイメージを持たれることがある。これらのスティグマは精神科への受診を遅らせることの1つの要因である。メンタルヘルスリテラシーを向上させることが精神保健において早期発見、早期治療の観点

からも重要である。

メンタルヘルスリテラシーとは、特にメンタルヘルスに関する知識や情報を正しく収集し理解し、それを活用することができる力のことを意味する。また、情報収集の手法やセルフケア方法の習得、メンタルヘルスに関する課題に対する適切な判断なども含む。

メンタルヘルスリテラシーを提唱したジョーム[2)3)]によると、メンタルヘルスリテラシーは、①精神疾患に対する認識、②メンタルヘルスに関する情報の探索方法の知識、③リスクファクターと原因に関する知識、④セルフケアの知識、⑤専門家の援助に関する知識、⑥スティグマ、の6つの要素で構成されている。

現代社会ではインターネットの普及で知りたい情報をいつでも入手可能である。情報に容易にアクセスできることは、セルフケアや早期発見・早期治療という観点から有用である。しかし、膨大な情報の中から適切な情報にアクセスできない場合や正しい理解ができない場合はスティグマを生み出し、メンタルヘルスに関する自身の問題を隠す傾向があることが指摘されている。つまり、間違った情報により精神疾患への偏見が生まれ、精神疾患は表出させてはいけないことだと誤った認識に繋がる。

### ▷ メンタルヘルスリテラシーの向上

メンタルヘルスリテラシーを向上させるための取り組みでは、精神疾患に関する啓発活動の継続と活動普及が有用であ[4)]る。特に、疾患に関する知識習得や情報収集に限らず、不調を感じた場合に専門家の援助を誰にどのように求めたら良いのか、という治療に繋がる情報提供が必要である。厚生労働省は「心の健康問題の正しい理解のための普及啓発検討会報告書」をまとめ普及活動を行ってる。

全体的な普及活動アプローチに加えて、学校や職場にてメンタルヘルス、障害、病気について考える機会をつくることも有用である。ターゲットを絞って、議論する機会を設けることによってそれぞれが考え、理解することがスティグマの観点から見て効果的である。

さらに、ナースの精神疾患への認識が低いことも調査により明らかになっているため、医療専門職として疾患の理解と[4)]治療、必要なサポートについて整理をする必要がある。

労働者のメンタルヘルス対策を講じるにあたっては、労働者が自身のメンタルヘルスリテラシーを向上させることはもちろん、事業所の産業保健スタッフやメンタルヘルス担当者がメンタルヘルスに関する知識を得て、活用することである。このように各分野でメンタルヘルス対策を考える上で、今後ますますヘルスリテラシー向上に向けた取り組みに期待が高まるであろう。 （益子友恵）

【文献】
1) 大竹聡子
2) Jorm AF et al
3) Jorm AF
4) 仲根秀之. 仲根允文. 吉岡久美子

# 妄想
## Delusion

【 関連項目 】症状マネジメント、抗精神病薬、心理教育、共感

## ▷妄想とは

妄想とは、実際にはないものをあると確信して、それが訂正不能なことである。妄想は、健常者でも程度の差はあれ現れ、自尊感情の程度や変動性が妄想的観念と関連するといわれている[1]。大学生の女性は男性より自尊感情が低く、自分を脅かすような出来事に対する否定的な認知や感情が自己評価と自尊感情を低下させ、不安や苦痛への防衛として脅威を他者に責任転嫁し妄想観念を抱くことが明らかになっている[1]。妄想の内容は、その人の願望や、自尊心を保つための防衛を反映していることが多い。

## ▷妄想が出現する精神疾患

妄想が出現する疾患は統合失調症が代表的であり、うつ病、双極性障害、物質関連障害、人格障害、甲状腺機能低下症で約70％に、SLEの回復期初期の50％程度に現れる。妄想は幻覚と並び陽性症状の一種である。統合失調症では被害妄想や関係妄想、血統妄想などが、うつ病では罪業妄想や貧困妄想などが、双極性障害のそう病相では誇大妄想が、認知症では物盗られ妄想や嫉妬妄想が多く、疾患特異的な側面がある。

## ▷妄想の種類と内容

妄想は了解可能か否かの視点から、了解不能な一次妄想（真正妄想）と了解可能な二次妄想に分類できる。例えば、過去に他者に危害を加えられた経験がある人が、現在は危害を加えられていなくても被害妄想をもつのは了解できるので二次妄想である。過去にそのような体験がない場合や、世界没落体験などのように突拍子もない妄想であれば了解が難しい。すなわち一次妄想である。妄想の内容による分類とその例を表1 に示した。

## ▷妄想の治療

治療は、統合失調症の場合は定型及び非定型の抗精神病薬、うつ病では抗うつ薬もしくは非定型抗精神病薬のアリピプラゾール、双極性障害では気分安定薬、身体疾患による妄想には原因疾患の治療を基本とし、病状が安定するまで一時的、補助的に抗精神病薬を用いることがある。認知行動療法、支持的精神療法を組み合わせると効果がある。

## ▷妄想がある患者の看護

ナースは、妄想の内容の根底にある、

表1　妄想の種類とその例

| 妄想の種類 | 妄想の例 |
| --- | --- |
| 迫害妄想 | 迫害、危害を加えられていると思い込み訂正不能 |
| 関係妄想 | テレビ等で言われていることを自分と関係があるように思う |
| 誇大妄想、発揚妄想 | 大金持ち、重要人物などと思い込み訂正不能 |
| 罪業妄想、微小妄想 | 大罪を犯した、自分は取るに足りない存在だと思い込み訂正不能 |
| 虚無妄想 | 余命が少ない、または、全てを失ってしまったと思い込み訂正不能 |
| 心気妄想 | 重大な病気にかかってしまったと思い込み訂正不能 |
| 嫉妬妄想 | 愛情の対象が浮気をしていると思い込み訂正不能 |
| 性的妄想、恋愛妄想 | 著名人に愛されていると思い込み訂正不能 |
| 影響妄想 | 幻聴で聞こえていることに積極的に従う |
| 宗教妄想 | 神の使いである、神の庇護のもとにあると思い込み訂正不能 |
| 思考所持妄想 | 思考吹入：考えを吹き込まれる、考想奪取：考えを抜き取られる、考想伝播：考えが周囲に伝わる |

Michael Gelder, etal, 山内俊雄監訳, 丸山敬訳：オックスフォード精神医学. 丸善, 2007, p.7-8 の本文. を参考に作成

患者の真のニードを見極めて看護を行う。患者が体験していることに真摯に耳を傾け、感情への共感や価値への共感を行い、患者が何を求めているのかを対話によって明確化する。例えば、「諜報機関から命を狙われている」と怯えた表情で言う患者に対しては、「命を狙われていると思ったらとても怖いですね」と応答するのが感情への共感である。また、「あなたはご自分が国にとってとても重要な人物で、実際そうありたいとお考えなんですね」と応答するのが価値への共感である。そしてその根底には、無価値感や自尊心の低下があり、価値ある1人の人間として尊重されたいというニードがあると理解する。また、妄想内容だけを詳細に聞くことは、妄想を更に確信させることにつながるため、患者に関心があることを伝え、現実的な話題を提供したり、現実検討ができるように関わる。そして、患者の、治療へのアドヒアランスを高めるための心理教育や、妄想に振り回されず、質の高い生活を維持できるように、症状マネジメントを促進する。また、現実的な生活が少なかったり、他者との交流が乏しく孤独感があると、その苦痛から逃れるために妄想の世界に没頭することがある。そのような場合は、ナースが心理的にも物理的にも患者のそばにいて安心感を与え、脆弱な自我を支える補助自我の役割を果たしながら、患者の希望に添って患者が楽しいと感じる経験や人との交流を少しずつ増やしていく。妄想内容やその程度によっては自傷・他害のリスクにつながる可能性があるため、自傷・他害念慮の有無、切迫性、緊急性を査定する、リスクアセスメントの視点が欠かせない。

（松枝美智子・山本智之）

【文献】
1) 諏訪典子, 緒賀郷志：自尊感情の変動性が大学生の被害妄想的観念に及ぼす影響. 岐阜大学教育学部研究報告. 人文科学. 61(1). p.99-109. 2012.

# 薬物依存症

## Drug Dependence

【 関連項目 】アディクション

### ▷薬物依存症の診断

ICD-10 は、薬物依存症を「物質を反復的に使用した後に生じる一連の行動、認知、および生理現象で、物質への強い渇望、使用をコントロールすることの困難さ、有害な結果が見込まれるにもかかわらず、固執的に使用、他の活動や義務よりも物質使用に高い価値を見出すこと、耐性の増加、またときには身体的離脱症状などがその典型である」と定義している[1]。

### ▷薬物乱用とは

薬物を社会的容認から逸脱した目的と方法で自己使用することである。覚せい剤や麻薬など法律で規制されている薬物であれば、1 回の使用でも乱用である。また、未成年者の喫煙や医薬品の目的外使用も乱用にあたる。ICD-10 は文化的・社会的価値基準を含んだ薬物乱用という用語をやめ、有害な使用としている[1]。

### ▷薬物依存とは

薬物乱用の繰り返しで生じた脳機能の異常のため、やめようと思っても簡単にやめられない生物学的状態である。薬物依存には精神依存と身体依存の 2 つがあり、依存性薬物であれば、全ての物質で精神依存を形成する。また、特定の薬物においては精神依存と身体依存を形成する。依存性薬物を摂取すると精神依存が形成され、これに伴い反復摂取するため、生体内から薬物が消失して退薬症候が発現することで身体依存が形成される。

退薬症候が発現すると強い苦痛を伴う。その苦痛を避けるために薬物摂取の渇望が増強し再使用に至り、精神依存も増強する。精神依存では、退薬症候は発現しないが、薬物を再び摂取したいという渇望（craving）が湧き、その渇望をコントロールできずに薬物探索行動におよび、薬物を再使用してしまう。身体依存、精神依存どちらにせよ、渇望に基づく薬物探索行動、再摂取という形で表面化する。

### ▷薬物中毒とは

急性中毒と慢性中毒との 2 つがあり、急性中毒は依存と関係なく、薬物の直接的薬理作用による精神的・身体的異常状態で、薬物を使用すれば誰でも陥る可能性がある。慢性中毒は、薬物依存状態で、薬物使用を繰り返すことによって生まれる精神的・身体的異常状態である。

## ▷薬物依存症の病態

依存性物質はシナプス伝達に影響を与える神経伝達物質の受容体に作用している。依存性薬物には様々なものがあり、中枢神経系を興奮させる薬物は、アンフェタミン類、コカイン、LSD などがある。中枢神経系の働きを抑制する薬物は、大麻、アルコール、ベンゾジアゼピン類、有機溶剤などで、依存性物質の種類によって、受容体の種類や作用部位が異なるが、共通して作用し機能異常を起こす神経系が存在している。

この神経系は中脳の腹側被蓋野の中脳辺縁系投射をするドパミン作動性ニューロンから始まり、側坐核、前脳基底核および内側前頭皮質領域などに投射されている中脳辺縁系ドパミン神経路（A10神経系）が中心となり、これらの領域に存在する GABA 神経系、グルタミン酸神経系などにより形成される。

アンフェタミン類の場合の報酬効果は、側坐核でのドパミン再取り込み阻害作用によって引き起こされる。アンフェタミンは、ドパミントランスポーターから神経終末内に入ることで、ドパミンを逆流的にシナプス間隙に放出しドパミン過剰状態とする。そのため、ドパミン受容体に結合したドパミンも増え、脳を強制的に興奮状態とする。

このような脳内報酬系での生物学的変化が薬物依存症の原因と考えられており、薬物依存症というと、性格や社会的背景の問題と捉えがちだが、脳内報酬系の異常という生物学的基盤があることを理解する必要がある。[2]

## ▷薬物依存症の治療

薬物依存症は慢性疾患としての側面が強く、薬物をやめ続けることを維持していくことが重要である。しかし、薬物をやめようと決意しても、薬物依存形成のサイクルから抜け出すことが難しく、仮に抜け出せても薬物に依存していた環境に近づくことで、その決意が崩れやすい。

また、何十年も断薬を続けた人が1回の使用で薬物依存の状態に戻ってしまうことがある。薬物依存症者の治療目標は、薬物使用によってもたらされた自分自身の問題に直面し、薬物中心の生活から脱却し、薬物に頼らなくても自己表現ができ、人間関係が築けるようになるまで、人間的成長を遂げ、薬物のない新しい生活習慣を身につけることである。[3]

薬物依存症の治療は専門の医療機関における入院治療や外来治療が中心である。社会における回復で重要なことは、ダルク（Drug Addiction Rehabilitation Center：DARC）などのリハビリ施設や NA（Narcotics Anonymous）などの自助グループに参加し続けて、薬物を使わない生活を続けることである。

（田中留伊）

【文献】
1）WHO
2）森千鶴. 田中留伊
3）福井進. 小沼杏坪編

# リエゾン精神看護

## Liaison Psychiatric Nursing

【 関連項目 】 精神看護専門看護師

### ▷ 誕生した背景とリエゾン精神看護師の役割

リエゾン精神看護学は、コンサルテーション・リエゾン精神医学の発展に続く形で欧米において発展してきた。日本の看護教育におけるリエゾン精神看護の教育は、1983年に聖路加看護大学（現聖路加国際大学）大学院精神看護学専攻から始まり、その後、徐々に広がりを見せている。[1]

リエゾン（liaison）とは、連携、連絡役という意味があり、身体疾患を有する患者の看護に精神看護の知識や技術を適用し、当該科のナース及び他の医療スタッフと連携をとりながらケアを提供するといった精神看護領域と他の看護領域を「つなぐ」機能を果たしている。[1] また、もう1つの側面として、患者及び患者ケアにあたっている医療チームメンバーの間を「つなぐ」役割も担っている。[1] このように、一般総合病院において、医療チームとの連携を図りながら、身体疾患を持つ患者の精神看護を専門としているのがリエゾン精神看護師である。

リエゾン精神看護師は、精神看護専門看護師のサブスペシャリティとして位置づけられている。

2012年度の診療報酬改定により、「精神科リエゾンチーム加算」が新たに加わり、その算定基準の1つとして、当該保健医療機関内に、" 精神科リエゾンに係る所定の研修を修了した専任の常勤看護師 " がいること、すなわちリエゾン精神看護師の常勤が定められている。

### ▷ リエゾン精神看護の目標

リエゾン精神看護を提供することで、看護の質の向上が期待できる。具体的には、以下の3点があげられる。[2]

①精神看護の知識や技術をその他の領域の看護に適用し、スタッフ間の連携を図ることによって、患者に包括的で質の高い看護サービスを提供できる

②ナースが生き生きと意欲を持って仕事に取り組むことができるように、ナースのメンタルヘルス（精神保健）の向上を支援する

③精神看護学的視点から新たな看護サービスを開発し、求められる看護に対応しうるサービスを提供する

## ▷リエゾン精神看護の対象者

川名は、リエゾン精神看護の対象者として、①一般総合病院の中で、身体的問題及びそれに関連した問題による負荷（ストレス）のために種々の精神反応を起こすことになり、ナースの常識的な思いやり、いたわり、教育など精神的ケアだけでは対応が難しくなった患者、②もともと精神疾患があるために一般病院のナースにとって対応が難しい患者、③それらの患者をケアしなければならないことにストレスを感じているナース（自身のメンタルヘルスに不安や悩みを抱えているナース）をあげている。[3]

ナースにとって対応が難しい患者へのケアを行うだけではなく、ナースのメンタルヘルスへの支援を行っていることも特徴である。

## ▷リエゾン精神看護師の特徴的な機能はナースのメンタルサポート

ナースがよりよいケアを患者に提供するためには、ナース自身のメンタルヘルスをよりよく保つことが必要である。

しかし、ナースのストレスに関する調査によると、職場の人間関係、仕事の質（仕事の重さ・リスクの高さ、感情労働の側面など）、業務量や長時間労働などがストレッサーとしてあげられており、質・量ともにストレスの高さが指摘されている。[4]

リエゾン精神看護師は、このようなナースへのメンタルヘルス支援を提供する役割も担っている。具体的には以下の活動があげられる。[5]

・ストレスの高いナースへの個人相談
・関係者間の調整と管理者への働きかけ
・医療スタッフ間で起こる葛藤の調整と支援
・患者の自殺場面に遭遇した、大きな医療事故に関与した、患者からの暴力・ハラスメントを受けた等、仕事上の強いストレスによって心的外傷体験をしたナースへのサポートグループの立ち上げと運営

また、リエゾン精神看護師は、メンタルヘルスの問題を抱えているナースだけではなく、ナースを取り巻く看護師長などの管理職、同僚、そして看護チームや多職種チームの反応やストレス状況などシステム全体をアセスメントしている。その上で、メンタルヘルスの問題を抱えているナースとその周辺の人々への直接ケアや管理中心・コンサルティ中心のコンサルテーションへつなげることや、関連部署部門との連携、調整など必要な介入を組み立てている。[4]　　　（大熊恵子）

【文献】
1) 野末聖香：リエゾン精神看護 患者ケアとナース支援のために. 医歯薬出版. 2004.
2) 野末聖香(萱間真美編)：精神看護エクスペール16 リエゾン精神看護 リエゾン精神看護の機能と役割. 中山書店, 2006.
3) 川名典子(萱間真美・野田文隆編)：リエゾン精神看護における実践モデル. 精神看護学 こころ・からだ・かかわりのプラクティス 南江堂. 371-374. 2010.
4) 福田紀子(野末聖香編)：看護師のメンタルヘルス支援. リエゾン精神看護 患者ケアとナース支援のために. 医歯薬出版. 258-282. 2004.
5) 野末聖香編：リエゾン精神看護の機能. リエゾン精神看護 患者ケアとナース支援のために. 医歯薬出版. 15-17. 2004.

# リカバリモデル
## Recovery Model

【 関連項目 】 ストレングスモデル、エンパワメント

### ▷ リカバリの始まりと定義

精神障害者のリカバリが注目されたきっかけは、1980年代後半の米国の脱施設化の取り組みである。その後、患者が地域で暮らすようになったが、すぐに病状が悪化し、入院せざるを得ない状況になっていた。このような処遇に対して、当事者自身が「地域でQOLを保ちながら暮らしたい」という当たり前の権利を求めるようになり、リカバリ概念を提唱し始めた[1]。

更に彼らは自分自身のリカバリの手記を書くようになった。その1人のディーガンは、「リカバリは一つの過程であり、生活の仕方、姿勢であり、日々の課題への取り組み方である。それは完全な直線的過程ではない。（中略）求められることは、課題に立ち向かうことであり、障害による限界の中で、あるいはそれを乗り越えて、新たな価値ある誠実さと目的を再構築することである」[2]と記述している。

また、日本の当事者も「リカバリとは、従来の"回復"といった意味ではなく、そのたびそのたび主体的に人生を新たに生き直す、または人生を歩んでいくことを意味します。その中で、絶えず刻々と変わる状況の中で悩み、編み換えていくものだと考えます。そのため、リカバリは精神障害者だけの特別なものではなく、広く人全体に言える現象ではないかと思います」[3]と述べている。

このように、リカバリとは、疾病や障害によって失ったもの（その人らしい人生や希望、誇り）を自らの手に取り戻すことを意味し、これは当事者発の思想である[1]。

しかし、リカバリは個人が独力で達成できるものではなく、多くの支援が必要であり、そのプロセスに伴走する専門家の新しい働きが必要とされる[1]。

以上から、リカバリとは、患者の個人的で主観的なプロセスであり、専門職の支援や人とのかかわりを通して、患者自身が能力を生かして自己選択でき、これからの人生における新しい意味と目的を見いだしていくプロセスである。

## ▷ リカバリを促進するためのかかわり

### ①患者とのパートナーシップを形成する。

パートナーシップとは、患者とパワーを共有し、対等の立場に立つことである。そのためには、「患者がどのような思いでいるのか、困りごとや希望をいだいているのかを傾聴すること」「対象者に敬意を払い、尊重すること」「患者の能力を信頼し、内側から回復していく力がある存在として捉え直す（パラダイムシフトする）こと」が必要である。

### ②患者のストレングスを見いだし、それを伝える。

患者は、本来、力を持っている存在であるが、入院環境や精神障害によって、それを発揮することができない状態にある可能性がある。力を発揮するために必要とされているのがストレングスである。

患者が自分のストレングスを他者から伝えられることで、自分の価値や可能性を信じられるようになり、自身の希望や困りごとに立ち向かっていこうという力を発揮することができるようになる。よって、ナースが患者のストレングスを見いだし、それを患者に伝え続けること、支持することが重要なかかわりである。

### ③患者が希望に向かっていくために何ができるのかを一緒に考え、計画を立案する。

患者が自分のこれからの人生設計をどのように考えているのか、また、どうなりたいのかを話し合い、更にそのための計画を一緒に考え、実施できる環境を調整する。

### ④患者が実践していることを見守り、必要な時にアドバイスをする。一緒に失敗もする。

患者が計画を実践している時にナースは対象者を陰から見守る姿勢をとることが必要である。その時、患者が失敗することもあるが、なぜそうなったのかを共に考え、患者自身が新しい計画を立案し直すことができるようにかかわることがリカバリを促進するために必要である。

リカバリの主体は患者であり、ナースはその伴走者であることを忘れてはならない。

（大熊恵子）

【文献】
1) 田中英樹：リカバリー概念の歴史. 精神科臨床サービス. 10(4). p.8-13. 2010.
2) Rapp,Charles A. Goscha,Richard J.（田中英樹監訳. 伊勢田堯他訳）：ストレングスモデル—精神障害者のためのケースマネジメント 第2版. 金剛出版. 2008.
3) 原田幸一：私にとってのリカバリー. 精神科臨床サービス. 10(4). p.463-465. 2010.

# リラクセーション

Relaxation

【 関連項目 】マインドフルネス、ストレス

## ▷ リラクセーションの効用

　我々の日常生活は、日々ストレスを感じることが多い。そのような中でリラックスすることは、心身を休め、次の仕事に向かうために重要なことである。

　人は危険や脅威を感じた場合に、交感神経が優位に働き、心拍数の増加、筋の緊張などの反応がある。リラクセーションは、この反応に拮抗するものであり、交感神経が優位の状態から意識的に副交感神経を優位にする方法である。リラクセーション反応の結果、心拍数の減少、末梢性の血管拡張、横隔膜呼吸、脳内のアルファ波活動、筋緊張の減少などの変化が起こる。リラクセーション反応を引きだすための技法として、呼吸法、漸進的筋弛緩法、自律訓練法、バイオフィードバック、禅、ヨガ、瞑想法、イメージ法、催眠、アロマセラピー（芳香療法）など、様々にある。

## ▷ リラクセーションの技法

　リラクセーションのいくつかを具体的に説明する。[1]

　**呼吸法**：鼻から息を吸い、口からゆっくりと吐きだす腹式深呼吸を行うことである。鼻腔を通しての吸気は鼻腔内の神経末端を刺激し、神経系を落ち着かせる効果を持つ。呼吸法は、心身の安定化とコントロールを図る容易な方法であり、過呼吸及び過換気症候群、パニック発作、不安、抑うつ的な状態、筋肉の緊張、頭痛、倦怠感、不眠、いらつきなどの改善が期待できる。

　**漸進的筋弛緩法**：身体を複数の筋群に分けて、初めにその中の一部分（例えば利き手）の筋肉を収縮させたあと、弛緩させるという方法で行う。各筋群の緊張と弛緩を交互に繰り返すことによってリラックスさせていき、徐々に身体の主要な筋肉を含めた全体をリラックス状態に導く。緊張した感覚と弛緩した感覚を把握し、筋肉の緊張を和らげると身体的なコントロールができるようになる。

　**自律訓練法**：決められた言語公式を頭の中で繰り返すことで、自己暗示と受動的注意集中を高め、心身を緊張状態から弛緩状態へ誘導することを目的にしている。自律訓練法は、心理的なリラクセーションから入り、練習を進めていくに従って段階的に生理・心理的なリラク

セーションが得られるように構成された心理生理学的弛緩法である。内容は、背景公式の安静練習から始まり、全部で第6公式まである。第1公式から順に「四肢重感」、「四肢温感」、「心臓調整」、「呼吸調整」、「腹部温感」、「額部涼感」がある。1回5分程度行い、1日数回行うことが望ましいとされる。1週間に1つの公式をマスターする場合もある。その例を表1に示す。実際に行う際には、適応の禁忌、準禁忌、非適応があるので、それに注意して行う必要がある。

**誘導イメージ療法**：目的は、気持ちが穏やかで、心配から開放された状態に患者を導くことである。一度、患者がリラクセーションの最適なレベルを獲得できると、「特別な場所」をイメージしたり、想像するように求める。この目的は、心の中でイメージすることを患者に促すことであり、心の安全と結びつき、現在の心配から免れることができる。よく用いるものとして海岸のイメージがある。この特別な場所のイメージがリラクセーション反応に固定され、その結果、リラックスした状態になるためのもう1つの手がかりになる。

▷ **看護実践上の活用**

近年では、臨床においてリラクセーションを活用している。その1つにアロママッサージがある。昼夜逆転傾向がある認知症高齢者にアロママッサージを実施したところ、睡眠導入につながり、表情が穏やかになる[2]。精神科慢性期病棟

表1　自律訓練法の標準練習段階

| 公式 | 練習の種類 | 用いる言葉 |
| --- | --- | --- |
| 背景公式 | 安静練習 | 気持ちが落ち着いている |
| 第1公式 | 四肢重感練習 | 両手足が重たい |
| 第2公式 | 四肢温感練習 | 両手足が温かい |
| 第3公式 | 心臓調整練習 | 心臓が自然に静かに規則正しく打っている |
| 第4公式 | 呼吸調整練習 | 自然に楽に息をしている |
| 第5公式 | 腹部温感練習 | お腹が温かい |
| 第6公式 | 額部涼感練習 | 額が気持ちよく涼しい |

荒川唱子．小板橋喜久代：看護にいかすリラクセーション技法ホリスティックアプローチ．医学書院．p.72. 2001.より作成

佐々木雄二：Chapter5 精神生理学的基礎　精神生理学弛緩法としての自律訓練法，松本清一監，改訂版　妊産婦体操の理論と実際，144-153, 1994.

佐々木雄二，伊東明子：リラクセイションという観点からみた自律訓練法，現代のエスプリ311　リラクセイション，至文堂，83-91, 1993.

において足浴やマッサージクリーム塗布などのフットケアによって、リラックスできたと同時に日課参加への意欲が高まる[3]。さらに、アロマオイルを用いた足浴とマッサージを看護師に実施したところ浮腫軽減という生理学的な変化が現れる[4]。看護の臨床現場でリラクセーションを行う場合は、その効果と副作用を考えて、危険がないように十分注意して使用する必要がある。

（安藤満代）

【文献】

1) 安藤満代(吉松和哉・小泉典章・川野雅資編)：メンタルウェルネス．精神看護学Ⅰ──精神保健学．ヌーヴェルヒロカワ．p.131-139. 2015.

2) 山田眞希子：認知症高齢者の睡眠障害に対するアロママッサージの効果．日本精神科看護学術集会誌．55(1). p.254-255. 2012.

3) 宮地みち代．藤田悦子：精神科慢性期病棟におけるフットケアの効果─日課参加意欲と情緒的変化について．日本看護学会論文集．精神看護．35. p.226-228. 2004.

4) 松本明美．藤田三恵：アロマオイルを付加した足浴とマッサージによる浮腫軽減及びリラクゼーションの効果について．看護実践学会誌．26(1). p.64-72. 2014.

# リワーク
## Return to Work : Rework

【 関連項目 】 デイケア

リワークとは return to work の略語であり、「仕事へ戻ること」すなわち「復職」を意味する。一定期間なんらかの理由で休職していた労働者が職場へ復帰することをいう。本来は、様々な疾患、病を伴う者の職場復帰を意味するが、近年はうつ病などの精神障害、メンタルヘルス不調者の職場復帰を指すことが多い。広義では、休業中のケアから職場復帰後のフォローアップまでの職場復帰の過程を含め、リワークと呼ぶことがある。

我が国で「リワーク」という活動を職場復帰サポートの方法として初めて実践したのは、1997 年に NTT 東日本関東病院精神神経科が行った職場復帰支援プログラムである[1]といわれている。

### ▷ 日本における休職の実態

2012 年の労働者健康状況調査[2]によると、メンタルヘルス不調により連続 1 カ月以上休業、または退職した労働者がいる事業所は 8.1 % である。また、従業員が 1000 人以上の事業所におけるその割合は 90 % 以上になり、事業所にとっては大きな問題となっている。そのうち、職場復帰した労働者がいる事業所の割合は、55.0 % と約半数で、休職、復職に対する各事業所の取り組みや支援は十分とは言えない。

### ▷ 復職の過程

復職支援とは、療養生活から本格的な職場復帰へ無理なく移行できる取り組みである。復職には医療機関での薬物治療や休養だけでは困難なことが多く、復職後に再度休職する者が多い。そのため、職場復帰を目的とした認知行動療法やリハビリテーション、作業療法など実際の職場環境に沿った「リワークプログラム」を実施することが臨床的な病状及び復職後の適応経過において効果的である[3]。

厚生労働省は、メンタルヘルス不調により休業した労働者に対する職場復帰を促進するため、「心の健康問題により休業した労働者の職場復帰支援の手引き[4]」を作成した。第 1 ステップは、「病気休業開始及び休業中のケア」である。休業を開始したら、労働者が休職期間中に安心して療養に専念できるよう支援する。支援としては、休職制度の整備を行うとともに、労働者へ制度に関する情報提供を行う。

第2ステップは、「主治医による職場復帰可能の判断」である。復職の際は、休職前と同様のレベルまで回復していることが望まれるのではなく、就業上の具体的配慮の条件が付与されることが多い。

第3ステップは、「職場復帰の可否の判断及び職場復帰支援プランの作成」である。労働者とその周りを取り巻く環境を把握し、必要な情報の収集と評価を行った上で職場復帰ができるかを適切に判断し、職場復帰を支援するための職場復帰支援プランを作成する。このプランの作成は、産業保健スタッフ等を中心に、管理監督者、休職中の労働者の間で連携して協力体制を構築する。例えば、休職中に試し出勤としてリハビリ出勤を行う場合や、短時間勤務から始めて徐々に勤務時間を延長する段階的復職制度などである。

第4ステップは、「最終的な職場復帰の決定」である。労働者の状態を確認し、最終的な就業上の配慮を含めた復職の決定をする。医学的に見て復職に問題がない程度に回復したかどうか検討し、最終的な復職を決定する。復職復帰判断基準の例として、①労働者が職場復帰に対して十分な意欲を示している、②通勤時間帯に1人で安全に通勤ができる、③会社が設定している勤務時間の就労が可能である、④業務に必要な作業（読書及びコンピューター作業、軽度の運動など）を遂行できる、⑤作業等による疲労が翌日までに十分に回復している、⑥適切な睡眠覚醒リズムが整っている、⑦昼間の眠気がない、⑧業務遂行に必要な注意力・集中力が回復している、などが挙げられている。

第5ステップは、「職場復帰後のフォローアップ」である。職場復帰後もフォローアップを行い、適宜職場復帰支援プランの評価や見直しを行う。復職には完治を望むのではなく現状を把握し適応することを目標とする。

秋山ら[5]によると、復職を困難にする要因として、年齢や性別などの基本属性の他、疾病要因、個人的な要因、職場の人間関係や業務負荷などの復職時の職場要因、家族要因などがある。このような要因により再休職する者が多い中、リワークプログラムなどの復職へ向けた支援と、職場環境の整備を含めた復職後のフォローアップが非常に重要である。

産業保健スタッフは、療養中のサポートやリワークプログラム、復職後のフォローアップを含んだ復職支援としての「リワーク」、さらには職場改善までも考慮した取り組みを行う。　　　（益子友恵）

【文献】
1) 有馬秀晃：現代社会とうつ病(25) 治療について―うつ病のリワーク. 最新医学. 68(5). p.1002 -1007. 2013.
2) 厚生労働省：平成24年労働者健康状況調査.
3) 大木洋子他：リワークプログラムの効果研究―国内研究のアウトカムと海外研究の動向. 臨床精神医学. 41(11). p.1561-1571. 2012.
4) 厚生労働省：心の健康問題により休業した労働者の職場復帰支援の手引き
5) 秋山剛他：リワーク・復職を困難にする要因. 臨床精神医学. 41(11). p.1551-1559. 2012.

# 臨界期
## Critical Period

【関連項目】アットリスク精神状態（ARMS）、早期介入

臨界期とは一般には境界、境目、転換点を表している。発達過程においては、ある刺激や経験が与えられることによって、その効果がもっともよく表れる刺激に敏感な時期であり、ある時期を中心にその前後の一定期間をさす。物質が刺激によって何らかの反応を起こす時点についても臨界期という言葉を使用する。

▷ **精神病臨界期**

精神病の発症後の数年間がその後に強く影響し、予後や社会機能を決定する重要な分岐点であることがわかっている。この精神病の発症早期の数年間は臨界期（Critical Period）と呼び、早期介入・支援・治療の重要な時期と考えられている。この時期はおよそ発病から2〜5年以内で、この間に適切な治療を行うことが重要である。

統合失調症の発症には、少なくとも2つの重要な期間があり、1つは病気の潜在的な発症の時期で、もう1つは統合失調症に特有な症状が出現する臨床的顕在発症の時期である。この一定の臨界期と呼ばれる期間は症状の回復をある程度期待できる時期である。慢性化・重症化した症例の多くは、発症後2年以内に状態が固定化し、発症後早期の社会機能の低下、病気の初期段階での再発や自殺が多いことなど、臨界期の経過が長期予後に強く影響するといわれている。病気の始まりから精神病状態の発現までを前駆期と呼び、明らかな精神症状の出現に至る前に、行動や機能の変化が生じ顕在発症へ至る。前駆期はあくまで後方視点概念で精神病状態への移行を含んでいる。

精神病の前駆症状として、集中力および注意力の低下、意欲や動機づけの低下、エネルギーの喪失感、抑うつ気分、睡眠障害、不安、社会的ひきこもり、猜疑心、役割を果たす機能の低下、焦燥感などがある。しかし、このような多様な症状は思春期、成人期前期の若者に広く認められる非特異的な症状であり、しばしば診断が困難になる要因の1つで、適切な治療の遅れにつながりやすい。精神障害のもっとも早い状態をいかに早く発見し、適切な治療に結びつけるかが重要になる。

### ▷アットリスク精神状態と臨界期

　精神病を発症するリスクが高い精神状態をアットリスク精神状態（ARMS）と呼び、発症危険精神状態を前方視的にみて精神病状態への移行への危険が高い状態像をさしている。頻度の乏しい、短時間の幻覚体験やあいまいな知覚異常体験、一過性の被害念慮、まとまりのない思考体験を含む「①微弱な精神病症状群」、1週間未満で自然軽快する短期間の精神症状を体験する「②短期間欠型精神症状群」、親が統合失調症である、あるいは本人が統合失調症型のパーソナリティ障害などの素因性が高いこと、過去1年間に就労・就学できないなどの役割機能が大幅に低下する場合の「③素因とリスク因子群」の3つの群で構成し、状態要因と素因要因をあわせて判断する[2]。

### ▷評価とDUP

　このような症状の評価はメルボルンにある早期精神病予防・介入センターの PACE（Personal Assessment and Crisis Evaluation）クリニックが開発したARMSの包括的評価がある。これは発症リスクのある精神状態の基準に該当するか否かを判定し、精神症状と機能の経時的変化を長期的に評価できる。また米国で開発された前駆症状のための構造化面接と前駆症状評価尺度があり、陽性症状、陰性症状、解体症状、一般症状の症状についての重症度を数字で評価することで、障害された機能がわかりやす

い。それが翻訳されて日本語版が出版されている[3]。

　統合失調症発症から薬物療法を含む治療開始までの期間を精神病未治療期間（DUP：Duration of Untreated Psychosis）と呼ぶ。多くの研究からDUPが短いほど後の社会機能や予後が良いことが明らかである。それにより早期発見、早期治療に結びつけるための機運が高まった。ARMS群に対するDUPの短縮は必要不可欠であり、早期介入、発症予防が重要である。しかし、ARMSの症例の多くは若者で、経過が多様で、必ずしも統合失調症や精神病性障害を発症するとは限らないので、家族を含む対応や若者の発達段階や心性に十分配慮した支援が必要である。

　諸研究により臨界期とDUPの影響が注目されている。臨界期である発症後早期の段階での介入・支援、ARMS群への早期介入・支援が重要である。統合失調症などの精神病の前駆症状の研究は、精神医学の黎明期から続いており、ARMS概念を用いた研究の発展により、リスクのある状態を早期に発見し統合失調症の早期介入・支援に対する有効な手段の解明が期待されている。　　（萩典子）

【文献】
1) ジェーン・エドワーズ. パトリック・D・マクゴーリ. （水野雅文. 村上雅昭監訳）：精神疾患早期介入の実際 早期精神病治療サービスガイド. 金剛出版. p.43-53. 2003.
2) Henry,J.Jackson. Patrick,D.McGorry. （水野雅文. 鈴木道雄. 岩田仲生監訳）：早期精神病の診断と治療. 医学書院. 2010.
3) 山内俊雄.鹿島晴雄総編集：精神・心理機能評価ハンドブック. 中山書店. 2015.

# レクリエーション

## Recreation

【 関連項目 】作業療法

### ▷精神科におけるレクリエーションとは

　余暇とは、人が自由に自らの活動を選択することのできる時間の枠組みであり、余暇に行う活動は全て余暇活動である。[1]

　これに対しレクリエーションとは、仕事や勉強の疲れを癒やし、気分転換を図る遊びやゲーム、運動などのことであり、精神的・肉体的に回復するための活動のことである。

　つまりレクリエーションには「元気になる」ための活動という意味が含まれている。レクリエーションを治療的に用いた心理社会的治療をレクリエーション療法という。精神科では、1900 年代初頭からレクリエーションを治療として取り入れてきた。

　気晴らし的な活動が始まりとされているが、楽しむ、気分転換するということを主な目的として病棟内でのゲームなどの娯楽や外出して郊外活動をするもの、スポーツなど、幅広く行われてきた。レクリエーションの担い手のほとんどはナースによるものであった。

　1965 年に作業療法士が国家資格化され、1974 年に精神科作業療法が診療報酬化されてからは、作業療法士を中心に作業療法の中で娯楽や気分転換の要素を含んだ療法の一環として行われることが多くなっている。

　レクリエーションの種類は多岐にわたる。季節感を味わえる企画として、花見や盆踊り、クリスマス、運動会といったイベントが行われている。また作業的なプログラムとして、絵画、音楽、書道、合唱、体操、スポーツなどが行われている。夏祭りや盆踊りなどは地域の住民も参加できる催しとなっている場合があり、病院と地域の交流の場となっている。

### ▷ナースが行うレクリエーション

　ナースは、日々の入院生活を生かしたラジオ体操や院内散歩などのレクリエーションを行う他、七夕や豆まき、カラオケ大会などの中規模のイベントを病棟単位で行う。

　普段、臥床がちに過ごす患者が囲碁をする時には何時間も集中して椅子に座っていられたり、姿勢の悪い患者がカラオケを歌う時は背筋をピンと張っていたり

**表1　看護師が実践するレクリエーションの効果**

| 看護の視点に関するもの | |
| --- | --- |
| 患者の状態の客観的な評価<br>健康的な部分へのフォーカス | 個別的かつ集団的な<br>観察の場 |

| 患者のケアに関するもの | |
| --- | --- |
| 生活リズムの改善 | 精神的安定 |
| 体力の回復 | 集合の自発性 |
| 感情表出の場 | 人との触れ合いの場 |
| コミュニケーションの活発化 | 楽しみの実感 |
| レクリエーション療法への反応 | 対人交流の増加 |
| 行動の変化 | |

| 患者－看護師関係に関するもの | |
| --- | --- |
| 信頼関係構築の促進 | |

文献2) より引用

するなど、レクリエーションを通じて普段の入院生活とは異なる患者の姿を発見することがある。ナースが実践するレクリエーションの効果について石川らは表1のように報告している。[2]

レクリエーションは、主に①準備、②開催、③評価の3段階がある。

①の準備は、レクリエーションを開催するために様々な準備をする時期である。何のためにレクリエーションを行うのか、対象はどのような集団で、何人ぐらい参加するか、関わるスタッフは何名か、時間や場所の設定などレクリエーションが円滑に進むように準備をする。

②の開催は、レクリエーションの実践である。タイムスケジュールに合わせて進行し、レクリエーション中の参加者の様子を観察し、安全に配慮する。参加者が片付けに参加する場合は、片付けもレクリエーションの一環である。

③の評価は、レクリエーション終了後に、準備や開催の評価を行う。評価をしっかりとすることで、次のレクリエーションを発展させることができる。

レクリエーションは、日常的に行われながらも看護計画とつながりを持ち、離床や自尊心の向上といった治療目的に沿ったプログラムが必要である。

一方で、治療効果にこだわり過ぎてしまうと「楽しみ」や「生きがい」といったレクリエーション本来の目的が損なわれてしまう可能性がある。治療的な側面と気分転換の側面のほどよいバランスが重要である。

レクリエーションにおける患者の情報は、治療や看護に生かすことができる。そのためレクリエーションに中心的にかかわっている作業療法士との連携が不可欠である。レクリエーションと入院生活の情報をナースと作業療法士が共有し、絶え間ない治療環境を構築する姿勢が必要である。

（高橋寛光）

【文献】
1) http://www.caa.go.jp/seikatsu/shingikai2/kako/spc12/houkoku_c/spc12-houkoku_c-1.html
2) 石川幸代. 原田瞳：精神科病棟において看護師が実践するレクリエーションに関する研究の動向. 共立女子短期大学看護学科紀要. 第7号. 2012.

# レジリエンス

Resilience

**【関連項目】ストレス**

## ▶レジリエンスとは

語源はラテン語の跳ねる（salire）や跳ね返す（resilire）であり、反動で跳ね返る（to recoil or leapback）という意味である。1900年代に物理学の分野において、ストレスと共に用い始め、ストレスは「外力によるひずみ」を意味し、レジリエンスは「外力によるひずみを跳ね返す力」を意味する。その後、1970年代から小児精神医学の領域で、両親の精神疾患や貧困等の不利な生活環境にありながら、それを跳ね返す力を持っている一部の児童の特性を指す際に用いた。また、1980年代からは成人を含めた精神疾患に対する抵抗力を意味する概念として注目を集めた。医学や看護学、心理学的な意味では、ストレスフルな状況や逆境に陥った際に、それを跳ね返す力、そこから早く立ち治る力、精神的な回復力・しなやかさ・防御力・抵抗力という意味で用い、「回復力」「弾力性」等と訳すが、訳語を用いずにレジリエンスと表記することが多い。

## ▶レジリエンスの定義

レジリエンスの概念を初めに示したラター[1]は、「深刻な危険性にもかかわらず、適応的な機能を維持しようとする現象」と定義し、深刻な状況に対する個人の抵抗力とした。マステンら[2]は、「困難で脅威的な状況にもかかわらず、うまく適応する過程・能力・結果」と述べている。レジリエンスの概念は非常に幅広く、統一した見解がないのが現状である。また、研究者がレジリエンスの概念を個人内特性と捉えるか、変化の過程または結果と捉えるかは研究目的によって異なり、定義も変化する。しかし、総じて精神的健康を良好に保つための要因であることは明らかである。

## ▶ストレスコーピングとの違い

ストレスに直面した時、自己の安定を図るために様々な対処をすることがストレスコーピングであり、目的は心理的ストレス反応の低減である。レジリエンスは、ストレス状況下において、一時的に傷つくが、そこから立ち直っていく過程や結果であり、ストレスコーピングを含んだ個人内要因および環境要因を活用しながら、ストレス状況に適応することである。また、グロバーグ[3]は、「逆境に直

面した時にそれを克服し、その経験によって、強化される場合や変容される人が持つ適応力である」と述べており、そのプロセスから学び、自我の成長までをも包括する広い概念といえる。

### ▷我が国におけるレジリエンスの研究

大学生を対象とした小塩の研究では、レジリエンスの特性は、「新奇性追求」、「感情調整」、「肯定的な未来思考」であり、レジリエンスと自尊感情に正の相関があることを示している。

また、小花和[5]は先行研究が示した構成要素を分類し、個人内要因と環境要因に分類した。個人内要因は、年齢や性別、気質などの「個人要因（I AM）」と問題解決能力などの「獲得される要因（I CAN）」に分かれ、環境要因は、生活環境などが相互作用し発達する「周囲から提供される要因（I HAVE）」とした。これらの要因は単独では影響力がないと述べている。つまり、本人の特性や能力といった個人内要因と環境要因の両方が重要であり、相互に作用しレジリエンスを形成していると考えられる。

### ▷レジリエンスの構成要素と形成

米国心理学会はレジリエンスの構成要素として、①現実的な計画を立てそれを成し遂げていく力、②自分を肯定的に捉えて自分の能力を信頼できる力、③コミュニケーション能力と問題解決能力、④強い感情や衝撃をマネジメントできる力の4要素を述べている。

また、レジリエンスを形成する方法として、①家族や友人・他人とよい関係をつくる、②危機を克服できない問題と捉えることを避ける、③変化を人生の一部として受け入れる、④目標に向けて進む、⑤はっきりとした行動をする、⑥自己発見のための機会を探す、⑦自分に対する肯定的な見方を持つ、⑧物事の捉え方について展望を持つ、⑨希望に満ちた見解を持つ、⑩自分自身を大切にすることをあげている。

### ▷レジリエンスの有用性

ストレスを避けることができない現代社会において、レジリエンスを形成することや高めることは、全ての人に対して有用である。精神科領域においては、精神疾患発症の予防や、回復の促進につながる。レジリエンスは、ストレス脆弱性モデルの読み替えではなく、患者に内在する回復力が賦活される要因と過程である。ナースは人間が本来持っている回復力・抵抗力をどのように引きだしていけるかという視点が必要であり、これは自己治癒力を高めることにつながる。その際、個人内要因に目がいきがちであるが、環境要因やソーシャルサポートなどの広い視野を持つことが重要である。

（田中留伊）

【文献】
1）Rurrer,M.
2）Msaten,A. S. Best,K. M. Garmezy,N.
3）Grotberg,E. H.
4）小塩真司. 中谷素之. 金子一史. 長峰伸治
5）小花和 Wright 尚子

# 労働者のメンタルヘルス
## Mental Health for Laborer

【関連項目】ストレス、産業カウンセラー、女性管理職のメンタルヘルス

## ▷メンタルヘルスとは

メンタルヘルスとは、精神面における健康、心の健康を意味し、精神衛生、精神保健ともいう。メンタルヘルスを維持・増進することで、前向きな気持ちをもつことができ、やる気などの意欲を引き出し、いきいきとした生活を送ることにつながる。

厚生労働省はメンタルヘルス不調を、精神及び行動の障害に分類される精神障害や自殺のみならず、ストレスや強い悩み、不安など、労働者の心身の健康、社会生活及び行動上の問題を幅広く含むものであると定義している[1]。

偏頭痛や過敏性腸症候群などが該当する心身症は、心理社会的要因が原因で起こった身体的な疾患をさす。一方で、メンタルヘルス不調とは、うつ病、自律神経失調症といった精神疾患や心身症はもちろん、仕事上のストレスやストレスによるアルコール依存症、睡眠障害などを含めた心の健康が損なわれた状態を意味する。

## ▷日本の労働者のメンタルヘルス

近年の少子高齢化、産業のIT化やグローバル化、成果主義の導入など、労働者を取り巻く環境の構造的変化が著しく、労働者のストレスやメンタルヘルス不調に関する問題が多く報告されている。労働者の自殺者数は年間8000人～9000人前後で推移しており、精神障害の発症、あるいは自殺として労災認定が行われている。また、労働者のメンタルヘルス不調は今後も増加すると考えられるため、その対策が急務である。

労働者健康状況調査[2]によると、現在の仕事や職業生活に関することで強い不安、悩み、ストレスとなっていると感じる事柄がある労働者の割合は、2007年の調査は58.0%であったのに比べて2012年は60.9%と増加している。その原因は、職場の人間関係の問題、仕事の質の問題、仕事の量の問題、会社の将来性の問題、定年後の仕事・老後の問題、仕事への適正の問題などの理由がある。

しかし、ストレス要因はすべてが害になるのではない。労働者にとってある程度のストレス要因は緊張感を生み出し、失敗をした場合も次の仕事に生かす学習につながる。そういった職場のストレス

要因は、良い環境では成長の糧になり、働きがいを育む。そのため、ストレス要因がない職場づくりを目指すのではなく、ストレスに対処する力を向上させることや、働きやすく働きがいのある職場環境をつくることが労働者のメンタルヘルスケアに必要である。

## ▷ メンタルヘルスケアの実施状況

2012年の労働者健康状況調査[2]によるとメンタルヘルスケアに取り組んでいる事業所の割合は47.2％で2011年調査より上昇しつつあるが、メンタルヘルスケアに取り組んでいない事業所も52.8％と半数を超えている。取り組み内容は、労働者への教育研修・情報提供、管理監督者への教育研修・情報提供、社内のメンタルヘルスケア窓口の設置などである。

厚生労働省は、「労働者の心の健康の保持増進のための指針[1]」を定め、職場におけるメンタルヘルス対策を推進している。その中で4つのケアとして、①セルフケア、②ラインによるケア、③事業場内産業保健スタッフ等によるケア（具体的なメンタルヘルスケアの実施に関する企画の立案や事業場外資源を有効に利用できるようなネットワークの形成や窓口をつくることなど）、④事業場外資源によるケア（情報提供や助言などのサービスの活用、職場復帰のための支援の活用など）、を挙げている。

自分で疲れを感じたら休養をとる、不調の場合は相談する、など労働者自身が健康管理を行うことが必要である。上司は部下を観察し、いつもと様子が違うといった不調を感じた場合は、相談に乗り、事業場内・外のスタッフへつなぐ。

2015年12月より、産業医が選任されている労働者50人以上の企業は、労働者を対象に1年に1回ストレスチェックを実施することが義務になった。ストレスチェックの結果を労働者に通知し、自らのストレスの状況について気づきを促し、個人のメンタルヘルス不調のリスクを低減させることや、面接や就業上に措置を講じることに活用する。また、検査結果を集団的に分析し、その結果を踏まえて職場環境を改善することが期待されている。

産業保健スタッフは、ストレスや疾患を抱えながらも健康的に働くことのできるよい職場環境をつくるために、現状を把握しアセスメントし、事業主、労働者とともに考え対策を講じることである。

（益子友恵）

【文献】
1）厚生労働省：労働者の心の健康の保持増進のための指針.
2）厚生労働省：平成24年労働者健康状況調査.

## さくいん

### あ

| | |
|---|---|
| ARMS の包括的評価 | 233 |
| ICF モデル | 131 |
| IP | 38 |
| アウトリーチ型サービス | 2 |
| アクト | 2 |
| アサーションカウンセリング | 5 |
| アサーショントレーニング | 5 |
| アセチルコリン | 188 |
| アットリスク精神状態 | 233 |
| アドラー | 100 |
| アミノ酸系 | 188 |
| アメンチア | 17 |
| アルコール依存症におけるリハビリテーション | 9 |
| アルツハイマー型認知症 | 186 |
| アレキシサイミアの心理的特徴 | 10 |
| アレキシサイミアの生理的メカニズム | 10 |
| アレキシサイミアの評価 | 10 |
| アロママッサージ | 229 |
| アンガーコントロールトレーニング | 13 |
| アンガーマネジメント | 71 |

### い

| | |
|---|---|
| EE の判定（測定）方法 | 15 |
| EMDR | 201 |
| 怒りの感情 | 12 |
| 怒りのコントロール | 12 |
| 意識混濁 | 16 |
| 依存反応の転移 | 173 |
| イネーブリング | 9 |
| 居場所感 | 19 |
| 医薬品医療機器等法 | 46 |
| 意欲の低下 | 21 |
| 医療観察法のクライシスプラン | 61 |
| 医療観察法病棟 | 104, 133 |
| 陰性症状 | 72 |
| interdisciplinary モデル | 154 |

### う

| | |
|---|---|
| ウィーデンバック | 208, 209 |
| 打消し | 213 |

| | |
|---|---|
| うつ状態 | 26 |
| うつ病エピソード | 26 |
| うつ病の再発率 | 26 |

### え

| | |
|---|---|
| SSRI | 205 |
| SC | 124 |
| SDM | 24 |
| エディンバラ産後うつ病自己調査票 | 93 |
| NA | 223 |
| NTIC（非トラウマインフォームドケア） | 179 |
| FAS | 15 |
| FMSS | 15 |
| FTM | 144 |
| MTF | 144 |
| MDT | 105 |
| MBSR | 214, 215 |
| エリクソン | 95, 193 |
| LEE | 15 |
| 円環的質問法 | 39 |
| 嚥下造影検査 | 68 |
| 嚥下のメカニズム | 69 |

### お

| | |
|---|---|
| オープンダイアログ | 202 |
| オーランド | 208, 209 |
| 置き換え | 212 |
| オペラント条件づけ | 77 |

### か

| | |
|---|---|
| 開拓利用の段階 | 183 |
| 外力によるひずみ | 236 |
| 加害者の心理的特徴 | 194 |
| 学習症の特徴 | 34 |
| 学習症への対応 | 35 |
| 学習性無力感 | 178 |
| カタルシス | 33 |
| 活動を共有する | 167 |
| 渇望 | 8 |
| 仮面うつ病 | 26 |
| 関係嗜癖 | 6 |
| 看護カウンセリング技法 | 33 |

241

| | |
|---|---|
| 患者同士の援助能力 …………………… 167 | |
| 患者同士の治療的可能性 ……………… 166 | |
| 患者の代弁者 ……………………………… 87 | |
| 感情への共感 …………………………… 221 | |
| 鑑定入院 …………………………………… 23 | |
| 鑑別不能型身体表現性障害 …………… 116 | |

**き**

患者同士の援助能力 …………………… 167
患者同士の治療的可能性 ……………… 166
患者の代弁者 ……………………………… 87
感情への共感 …………………………… 221
鑑定入院 …………………………………… 23
鑑別不能型身体表現性障害 …………… 116

**き**

記憶障害 ………………………………… 187
機械的拘束 ………………………………… 37
危機介入 …………………………………… 44
危機理論 ……………………………… 44, 45
危険ドラッグの歴史 ……………………… 46
擬似体験 …………………………………… 33
規制薬物 …………………………………… 47
基本訓練モデル …………………………… 29
記銘 ………………………………………… 16
キャプラン ………………………………… 45
急性ストレス障害 ……………………… 200
急性ストレス反応 ……………………… 196
共依存 ……………………………………… 6
共感性の欠如 ……………………… 194, 195
共感と同情の違い ………………………… 49
強迫観念 …………………………………… 52
強迫儀式 …………………………………… 53
強迫行為 …………………………………… 53
強迫症 ……………………………………… 52
強迫反すう ………………………………… 53
恐怖 ………………………………………… 54
拒絶症 ……………………………………… 56
拒薬 ………………………………………… 56
金銭管理能力 ……………………………… 58
金銭管理能力評価尺度 …………………… 58
緊張病性興奮 ……………………………… 78

**く**

クーパースミス ………………………… 101
Quality of Life …………………………… 86
クライエント ……………………………… 32
グラスゴー・コーマ・スケール ………… 17
クロザピン ……………………………… 180
クロザリル患者モニタリングサービス 180

**け**

ケアマネジメント ……………………… 128
傾聴の効果 ………………………………… 64
傾聴の構成概念 …………………………… 64
系統的脱感作 ……………………………… 55
系統的脱感作法 …………………………… 77
幻嗅 ………………………………………… 66
健康危機管理 ……………………………… 45
幻視 ………………………………………… 66
幻聴 ………………………………………… 66
見当識 ……………………………………… 16
見当識障害 ……………………………… 187

**こ**

後期離脱症候群 …………………………… 8
攻撃性 ……………………………………… 70
攻撃性の AHA ……………………………… 70
抗コリン作用 ……………………………… 69
高次脳機能障害 ………………………… 187
行動嗜癖 …………………………………… 6
行動上の問題 ……………………………… 76
行動制限の規定 …………………………… 36
合理化 …………………………………… 213
誤嚥性肺炎 ………………………………… 68
コーピング ……………………………… 126
心の健康問題により休業した労働者の職場
　復帰支援の手引き …………………… 230
子育て世代包括支援センター …………… 81
子ども・子育て支援法 …………………… 81
子ども虐待の後遺症 ……………………… 83
子ども虐待の予防 ………………………… 82
コラム法 ………………………………… 185
コンサルタントの 8 つの役割 …………… 85
コンサルテーション …………………… 143
コンサルテーション・リエゾン精神医学… 224
コンサルテーションの 4 つのモデル …… 85

**さ**

再トラウマ体験 ………………………… 178
再発防止理論 ……………………………… 13
作業療法士の業務 ………………………… 88
サポートグループ ……………………… 147
様々な居場所 ……………………………… 18

| | |
|---|---|
| サリヴァン ……………………………… 100 | 社会的入院患者 …………………………… 156 |
| 産業カウンセラーの設置 ……………… 91 | 社会不安障害 ……………………………… 55 |
| 産業保健スタッフ …………………… 90, 91 | 社会療法 …………………………………… 42 |
| 産後うつ病のケア ………………………… 93 | ジャパン・コーマ・スケール ………… 17 |
| 産後うつ病の症状の特徴 ……………… 92 | 重大な他害行為 …………………………… 22 |

**し**

| | |
|---|---|
| GAS ………………………………………… 41 | 集団 ………………………………………… 108 |
| CFI ………………………………………… 15 | 集団精神療法の構造 …………………… 109 |
| CVPPP インストラクター …………… 211 | 集団精神療法の治療的要素 …………… 108 |
| ジェームズ ……………………………… 100 | 重度精神障害 …………………………… 140 |
| 自我障害 …………………………………… 95 | 手段的日常生活動作 …………………… 132 |
| 自我同一性 ………………………………… 95 | 準ひきこもり …………………………… 198 |
| 自我統合 …………………………………… 95 | ジョイント・クライシスプラン ……… 60 |
| 資源的コンサルタント ………………… 84 | 昇華 ………………………………………… 213 |
| 持効性抗精神病薬注射製剤 …………… 72 | 障害者虐待防止法 ……………………… 111 |
| 自己効力感 ……………………………… 107 | 障害者権利条約 ………………………… 114 |
| 自己防衛的な感情 ………………………… 54 | 障害者差別解消法 ……………………… 111 |
| 自殺既遂 …………………………………… 97 | 障害者総合支援法 …………… 110, 111, 115 |
| 自殺対策基本法 …………………………… 96 | 条件反射制御法 …………………………… 7 |
| 自殺のリスクアセスメント …………… 97 | 象徴的相互作用論 ……………………… 202 |
| 自殺のリスク要因 ………………………… 96 | 小児期の性同一性障害 ………………… 144 |
| 自助グループ …………………………… 146 | ショートケア …………………………… 137 |
| 施設症の背景 ……………………………… 98 | ジョーム ………………………………… 219 |
| 持続性身体表現性疼痛障害 …………… 116 | 職場復帰支援プログラム ……………… 230 |
| 自尊感情 ………………………………… 220 | 触法精神障害者 …………………………… 22 |
| 市町村保健センター ……………………… 50 | 女性管理職の心的葛藤 ………………… 113 |
| 失感情症 …………………………………… 10 | ジョン・カバット・ジン ……………… 214 |
| 実行機能障害 …………………………… 187 | 自律訓練法 ……………………………… 228 |
| 指定通院医療機関 ……………………… 105 | 心気障害 ………………………………… 116 |
| 自動思考 ………………………………… 184 | 神経性無食欲症 …………………………… 57 |
| 自閉スペクトラム症の中核症状と関連症状 … 103 | 神経伝達物質 …………………………… 188 |
| 自閉スペクトラム症の治療 ………… 103 | 心神耗弱 …………………………………… 22 |
| 嗜癖（しへき） …………………………… 6 | 心身症 …………………………………… 238 |
| 司法精神医療 ……………………………… 22 | 心神喪失 …………………………………… 22 |
| 司法精神看護師 ………………………… 104 | 心神喪失等の状態で重大な他害行為を行っ |
| 社会学習理論 ……………………………… 13 | た者の医療及び観察等に関する法律 … 22 |
| 社会機能 …………………………………… 40 | 振戦せん妄 ………………………………… 9 |
| 社会恐怖 …………………………………… 55 | 身体依存 …………………………………… 8 |
| 社会生活技能訓練 ………………………… 28 | 身体化障害 ……………………………… 116 |
| 社会的学習 ……………………………… 167 | 身体的介入 ……………………………… 211 |
| 社会的参加 ……………………………… 198 | 身体表現性障害患者の苦痛 …………… 117 |
| | 身体表現性自律神経機能不全 ………… 116 |

心理教育の援助 ………………… 118
心理教育の対象 ………………… 118
心理教育の内容 ………………… 119
心理教育の方法 ………………… 118
心理社会的発達モデル ………… 193

### す

睡眠障害の看護 ………………… 121
睡眠障害の検査法 ……………… 120
睡眠障害の認知行動療法 ……… 121
睡眠障害の分類 ………………… 120
睡眠障害の薬物療法 …………… 121
スーパーバイザー …………… 122, 123
スーパーバイジー …………… 122, 123
スーパービジョンの3つの機能 ……… 122
スキーマ ………………………… 184
健やか親子21 …………………… 80
スティグマ ……………………… 219
ストレスコーピング …………… 236
ストレスチェック ……………… 239
スリッパリースロープス ……… 179

### せ

生活機能モデル ………………… 88
生活者 …………………………… 88
脆弱性―ストレス―保護因子モデル … 174
精神依存 ………………………… 8
精神運動興奮 …………………… 78
精神科看護における行動制限 ………… 74
精神科救急医療システム整備事業 …… 134
精神科作業療法 ………………… 88
精神科重症患者早期集中支援管理料 … 3, 157
精神科スーパー救急 …………… 135
精神科退院前訪問看護 ………… 153
精神科リエゾンチーム加算 …… 224
精神科領域におけるSDM ……… 24
精神鑑定 ………………………… 23
精神疾患を有する者の保護及びメンタルヘ
　ルスケアの改善のための諸原則 …… 114
精神障害者地域移行・地域定着支援事業 … 156
精神障害者の居場所感尺度 …… 19
精神病未治療期間 …………… 150, 233
精神病臨界期 …………………… 232

精神分析的な集団療法 ………… 43
精神分析療法 …………………… 172
精神分析理論 …………………… 32
精神保健に関する行政の窓口 ……… 50
精神保健福祉センター ………… 51
精神保健福祉法 ……… 36, 74, 110, 114
性転換症 ………………………… 144
性の発達段階説 ………………… 193
性別適合手術 …………………… 145
積極的傾聴 ……………………… 65
セリエ …………………………… 126
セルフモニタリング …………… 77
漸進的筋弛緩法 ………………… 228
戦争神経症 ……………………… 200
前頭側頭型認知症 ……………… 187
全般性発達遅延 ………………… 162
せん妄の評価 …………………… 149
専門看護師 ……………………… 142

### そ

双極性障害 ……………………… 27
早期離脱症候群 ………………… 8
そう病評価尺度 ………………… 79

### た

退行 ……………………………… 213
対象者 …………………………… 22
対人相互行動 …………………… 107
耐性 ……………………………… 8
代理強化 ………………………… 106
多剤大量療法 …………………… 72
脱法ドラッグ …………………… 46
WHODAS2.0 …………………… 41
ダルク …………………………… 223
段階的復職制度 ………………… 231
単剤化 …………………………… 73

### ち

地域活動支援センターの3類型 ……… 160
地域包括支援センター ………… 161
チーム医療 ……………………… 154
知性化 …………………………… 213
知的学習のつまずき …………… 34
知的能力障害の子どもとの接し方 …… 163

| | |
|---|---|
| 注意の障害 ……………………… 148 | ナイトケア ……………………… 137 |
| 長期入院精神障害者の退院阻害要因 ⋯ 152 | **に** |
| 治療共同体 ……………………… 42 | 二重過程モデル ………………… 62 |
| 治療抵抗性精神障害 …………… 180 | 二重拘束理論 …………………… 38 |
| 治療的コミュニケーション技法 ……… 168 | 日常生活動作 …………………… 132 |
| 治療方針決定モデル …………… 24 | 日常生活への般化 ……………… 105 |
| **て** | 日本産業カウンセラー協会 …… 90 |
| DAI ……………………………… 207 | 日本の精神障害者の自殺 ……… 97 |
| TAS-20 ………………………… 10, 11 | 妊娠・出産包括支援事業 ……… 80 |
| DSM-5 …………………………… 102 | 認知機能障害 …………… 174, 175 |
| DV のサイクル ………………… 176 | 認知行動療法 …………………… 28 |
| DUP ……………………………… 233 | 認知行動理論 …………………… 13 |
| ディエスカレーション ………… 211 | 認知の障害 ……………………… 148 |
| デイケア ………………………… 137 | 認知のゆがみ …………… 27, 184 |
| デイケアプログラム …………… 136 | **ね** |
| 定型抗精神病薬 ………………… 72 | ネウボラ ………………………… 81 |
| デイナイトケア ………………… 137 | **の** |
| デーケンの 12 段階説 ………… 62 | 脳血管性認知症 ………………… 186 |
| 敵意のある転移 ………………… 173 | 脳内報酬系 ……………………… 223 |
| 適応機制 ………………………… 171 | **は** |
| 適応障害 ………………………… 171 | パーソンセンタードアプローチ ……… 210 |
| デブリーフィング ……………… 211 | パートナーシップ ……… 129, 227 |
| 転移神経症 ……………………… 172 | バーンアウト …………… 170, 190 |
| **と** | バーンアウト対策 ……………… 191 |
| 同一化の段階 …………………… 182 | 配偶者からの暴力の防止及び被害者の保護 |
| 投影 ……………………………… 212 | 等に関する法律 ………… 176 |
| 動機（モチベーション）……… 20 | 曝露反応妨害法 ………………… 77 |
| 動機づけ ………………………… 20 | パターナリズム ………………… 129 |
| 道徳療法 ………………………… 42 | パラダイムシフト ……………… 129 |
| 逃避 ……………………………… 212 | パワレス ………………………… 30 |
| ドパミン ………………………… 20 | 犯罪加害者 ……………………… 194 |
| 外口 ……………………………… 183 | 犯罪被害者 ……………………… 196 |
| 特定不能の知的能力障害 ……… 162 | 犯罪被害者等基本法 …………… 196 |
| 徒手拘束 ………………………… 37 | 汎適応症候群 …………………… 126 |
| トラウマ ………………………… 200 | バンデューラ …………………… 106 |
| トラベルビー …………… 122, 183 | バンデューラの実験 …………… 106 |
| transdisciplinary モデル …… 154 | 反動形成 ………………………… 212 |
| 取り入れ ………………………… 213 | 反復行動 ………………………… 53 |
| 取り残され不安 ………………… 57 | **ひ** |
| **な** | Hearing Voices network …… 67 |
| ナースのメンタルサポート …… 225 | PC ……………………………… 15 |

| | | | | |
|---|---|---|---|---|
| PTSD | 197, 200 | 暴力リスク | 78 |
| BPSD | 187 | ボウルビィの4段階説 | 62 |
| 微細脳機能障害 | 164 | 保健所 | 50 |
| 悲嘆 | 62 | ホルモン療法 | 145 |
| 悲嘆反応 | 62 | 本能衝動 | 94 |

**ま**

| | | | | |
|---|---|---|---|---|
| 非定型抗精神病薬 | 72 | マインドフルネス・ストレス低減法 | 214 |
| 否認 | 7, 212 | multidisciplinary モデル | 154 |
| 否認の病 | 9 | マレービアン | 202 |

**み**

| | | |
|---|---|---|
| 病識欠如 | 206 | 水飲みテスト | 68 |

**め**

| | | | | |
|---|---|---|---|---|
| 標的行動 | 76 | メタ認知的コントロール | 217 |
| 広場恐怖 | 55 | メタ認知的知識 | 216 |

**ふ**

| | | | | |
|---|---|---|---|---|
| ファシリテーター | 147 | メタ認知的モニタリング | 216 |
| 不安尺度 | 204 | メタ認知トレーニング | 217 |
| 不安障害 | 204 | メチルフェニデート | 165 |
| 不穏 | 78 | メンタルヘルス不調 | 238 |
| 復職支援 | 230 | メンタルヘルス不調者の職場復帰 | 230 |
| 服薬の自己中断 | 206 | | |

**も**

| | | | | |
|---|---|---|---|---|
| 不潔恐怖 | 52 | 妄想の治療 | 220 |
| 物質嗜癖 | 6 | もうろう状態 | 17 |
| 不適応 | 170 | モデリング | 77 |
| 不適切な反応 | 76 | モデリング療法 | 107 |
| 不登校 | 124, 199 | モノアミン系 | 189 |
| フラッシュバック | 201 | 問題解決の段階 | 183 |

**や**

| | | | | |
|---|---|---|---|---|
| フロイデンバーガー | 190 | 薬物依存 | 222 |
| フロイト | 16, 94, 172, 192, 212 | 薬物中毒 | 222 |
| プロセスを支えるコンサルタント | 84 | 薬物による鎮静 | 37 |
| 分離不安 | 205 | 薬物乱用 | 222 |

**へ**

| | | |
|---|---|---|
| | | やる気 | 20 |

**ゆ**

| | | | | |
|---|---|---|---|---|
| 米国精神医学会 | 40 | 誘導イメージ療法 | 229 |

**よ**

| | | | | |
|---|---|---|---|---|
| ベイトソン | 38, 202 | 陽性・陰性症状評価尺度 | 79 |
| ベック | 184 | 陽性症状 | 72 |
| ペプチド | 189 | 余暇 | 234 |
| ペプロウ | 168, 182, 208 | 抑圧 | 212 |
| ヘルスリテラシー | 218 | 抑制 | 212 |

**ほ**

| | | |
|---|---|---|
| 包括的地域生活支援プログラム | 2 |
| 方向づけの段階 | 182 |
| 報酬 | 20 |
| 暴力 | 70 |
| 暴力介入プログラム | 210 |

## ら

来談者中心療法 ……………… 32
ラザルス …………………… 126
ラマーズの 3 段階説 ……………… 62

## り

リエゾン …………………… 224
リエゾン精神看護 ……………… 142
リカバリー ……………………… 2
リカバリ概念 ……………… 226
リシンク …………………… 151
リスクアセスメント ……………… 210
リバーマン ……………… 28, 174
了解 ………………………… 16
両性役割服装倒錯症 ……………… 144
リラクセーションの技法 ……………… 228

## れ

レイン ……………… 38, 71
レジリエンスの構成要素 ……………… 237
レビー小体型認知症 ……………… 186

## ろ

労働者健康状況調査 ……………… 238
労働者の心の健康の保持増進のための指針
 ……………… 127, 239
ローゼンバーグ ……………… 100
ロールプレイング ……………… 203
ロジャーズ ……………… 32, 65, 168

## わ

ワーキングメモリ ……………… 217

## 精神看護キーワード

多職種間で理解を共有するために知っておきたい 119 用語

2017 年 5 月 30 日　第 1 版第 1 刷発行　　　　　　　　　　　　　〈検印省略〉

総　編　集 ▪ 川野雅資

発　　　行 ▪ 株式会社 日本看護協会出版会

　　　　　　〒 150-0001 東京都渋谷区神宮前 5-8-2 日本看護協会ビル 4 階
　　　　　　〈注文・問合せ／書店窓口〉TEL/0436-23-3271　FAX/0436-23-3272
　　　　　　〈編集〉TEL/03-5319-7171
　　　　　　http://www.jnapc.co.jp

印　　　刷 ▪ 株式会社フクイン

●本書の一部または全部を許可なく複写・複製することは著作権・出版権の侵害になりますのでご注意ください。
©2017　Printed in Japan　　　　　　　　　　　　　　　　ISBN 978-4-8180-2050-4